U0315534

李培刚新疗法丛书

THE COLLECTION OF LI PEIGANG NEW THERAPY

# 骨折手术后与后遗症治疗

## POST-OPERATION CARE OF FRACTURE & SEQUELA TREATMENT

李培刚　著

Author: Li Peigang

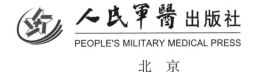

人民军醫出版社

PEOPLE'S MILITARY MEDICAL PRESS

北　京

**图书在版编目（CIP）数据**

骨折手术后与后遗症治疗／李培刚著．-- 北京：人民军医出版社，2017.1
（李培刚新疗法丛书）
ISBN 978-7-5091-9218-4

Ⅰ．①骨… Ⅱ．①李… Ⅲ．①骨折－外科手术②骨折－后遗症－治疗 Ⅳ．① R687.305 ② R683.05

中国版本图书馆 CIP 数据核字 (2016) 第 315179 号

**策划编辑**：李　欢　黄建松　姚　磊　**文字编辑**：赵晶辉　**责任审读**：周晓洲　黄春霞
**出版发行**：人民军医出版社　　　　　　　　　**经销**：新华书店
**通信地址**：北京市 100036 信箱 188 分箱　　**邮编**：100036
**质量反馈电话**：（010）51927290；（010）51927283
**邮购电话**：（010）51927252
**策划编辑电话**：（010）51927300-8710
**网址**：www.pmmp.com.cn

**印、装**：三河市春园印刷有限公司
**开本**：850 mm×1168 mm　1/16
**印张**：18.25　**字数**：493千字
**版、印次**：2017 年 1 月第 1 版第 1 次印刷
**印数**：0001-2000
**定价**：240.00 元

# 作者简介

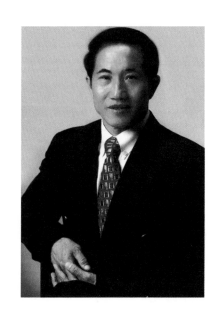

　　李培刚，主任医师，北京联合大学教授。1955 年出生，1972 年入伍任卫生员，1974—1976 年在天津医院学习，1977 年任军医，1984 年到地方工作，1989 年任主治医师，1993 年任副主任医师，1999 年任主任医师。1993—1997 年赴欧洲多国讲学。在骨折手术后骨折迟缓愈合、局部肿胀、肢体肌肉萎缩和关节强直等后遗症的研究中，为骨折手术后骨折愈合和功能恢复增添了新的治疗手段。在颈臂腰腿痛病临床研究中，对骨质增生、颈椎病、椎间盘突出、椎管狭窄诊治等有突破和创新。在类风湿关节炎和强直性脊柱炎的研究中，承担并完成了国家中医药管理局、河北省卫生厅科研攻关课题"106 例类风湿关节炎和强直性脊柱炎的扩大再研究"和"外伤性截瘫的临床研究"，专家鉴定意见认为达到了国内外先进水平，获得河北省卫生厅科技进步一等奖。

　　在创新理论基础上逐渐形成了一套特色疗法"李培刚新疗法"。该疗法以现代医学理论为基础，以人体生理解剖为科学依据，突破了传统医学的理论基础、检查方法和临床诊断，针对疾病的病因、病理及临床表现，运用新的临床检查技术和方法、新的诊断技术、新的治疗原则、新的治疗手法、新的运动机制及有效的锻炼方法治疗多种疾病，取得了很好的治疗效果。2003 年，"李培刚新疗法"通过了中国医师协会组织的由王澍寰院士等专家组成的专家委员会的认证，认为：该疗法在治疗截瘫、偏瘫、脑外伤后遗症、类风湿关节炎、强直性脊柱炎、颈臂腰腿痛病、骨折手术后等方面效果良好，为上述伤病增添了新的治疗手段，具有新颖性，治疗范围广，疗效明显，无不良反应，手法独特，简便易行，具有很好的应用价值，值得向社会推广应用。

# 内容提要

　　本书是《李培刚新疗法丛书》之一，系统阐述了李培刚教授在骨折临床手术治疗后及后遗症方面进行的临床治疗研究。

　　作者分析比较当前中、西医治疗骨折的利与弊，根据骨折原发性损伤和手术损伤后的病理变化及影响骨折愈合的诸多不良因素，采取创新疗法，促进骨折早期愈合，使原发性损伤和手术及固定造成损伤的软组织得到及时的修复。而后结合科学锻炼达到功能恢复。李培刚新疗法对骨折手术后与后遗症治疗的系统性研究增添了骨折治疗的新手段，弥补了以往骨折治疗的不足。

　　本书共分 6 章，内容涵盖骨折总论、李培刚新疗法治疗骨折手术后与后遗症的治疗原则与时机，重点介绍了上肢、躯干、下肢骨折及关节脱位的治疗方法、技术要领，以及科学有效的功能锻炼。本书内容新颖独特，图文并茂，适合骨科、康复科、全科医师以及患者参考阅读。

# 序

几年前，经朋友介绍认识了李培刚大夫，一方面是听说其医术神奇，另一方面也知道他正备受传言误解的困扰，因此让我有了了解真相的好奇。对李大夫的认识是通过较深入的交谈、粗读他的书和亲身感受，因为我没有太严重的"适应证"，李大夫的手法主要是让我感受到周身轻松和轻伤后的加快康复。在我与李大夫的交谈中，我曾带着疑惑和好奇问过很多问题，包括他的家庭、他成长的经历及他对各种医学问题的看法，渐渐对他有了一些了解。

首先打动我的是他的向上向善、要强要好之天性。李培刚大夫从小生活极其坎坷，父母早逝，家境贫寒。他几乎是在自我生存的挣扎中长大，而因此也失去了正统的受教育机会。很难想象一个人没有父母及社会的呵护，在逆境中长大，却仍然执着于自强不息，靠自学成为自食其力的有用之才，而且他选择了医学！看到他对自己、对家庭的强烈责任心，遇到困难的坚忍不拔，对待医术的认真执着，和对病人的极大耐心，我确实被感动。

其次是对他医术的理解。我曾带着问题多次询问并与他讨论，我认为李大夫是在充分熟知人体解剖的前提下用手精确感知各部位存在的问题，并在体表用特殊手法松解、分离开可能发生了粘连而紊乱的纤维组织，理顺各组织关系，恢复正常的肌肉、筋膜和血管的结构与功能，进而对那些以肢体为主的急慢性损伤进行有效的治疗。因为头部也有肌肉、神经和血管问题，内脏也有肌肉、神经和血管问题，如果能对症用手法去除，当然也会有效。"用眼去看病，用手去找病，用手去治病""手到其部，病在其处，手悟心会，法从手出"，这是李培刚大夫临床诊断和手法治疗的根本。依我的理解，李大夫治病的疗效既来自于我们惯于理解的理论基础，也来自于他那往往被人们小看或忽视了的悟性、直觉和长期实践的经验。瑞士著名医学家帕拉塞尔苏斯曾说过，"谁能治病，就是好医生。"尽管李培刚大夫不善交流，不善与人打交道，过于单纯耿直，曾经遭人误解和诋毁，我仍然认为他是个好大夫。而医学需要像他这样勇于突破、敢于创新的好大夫。

现代医学技术巨大的进步和发展虽然强有力地提高了医疗的能力，但并没有让医学"包治百病"，更无法实现人人被"手到病除"，医学仍然存在很大的局限性。对占人类约 70% 的慢性复杂性疾病的诊疗也并不能从现代高技术中最大限度获益，更何况过度诊疗及各种疗法的副作用等等。因此，对待这样一个有多种适应证的又几乎无副作用的医术，我们没有理由拒绝和排斥。

更难能可贵的是李培刚大夫坚持多年将自己的经验体会——"无病预防健身，小病轻病家治，大病重病医治"撰写成《李培刚新疗法丛书》让更多医生和患者受益。这套丛书通俗易懂，既可以作为技术推广的教材，也可作为广大患者自身防病治病的读物，我们又有什么理由不保持开放的心态去理解、去接受呢？因此，我愿意向广大朋友推荐本书。

　　（柯杨：北京大学常务副校长、医学部常务副主任，美国医学科学院外籍院士，教授、博士生导师，兼任国务院医改咨询委员会委员、中华医学会副会长、中华预防医学会副会长等职）

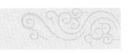

　　骨折是临床常见病和多发病，目前主要有中医正骨、中西医结合治疗骨折（手法复位小夹板固定方法）和现代医学（西医）诊疗骨折（闭合复位或手术切开复位、内外固定、功能锻炼）三种治疗手段，它们在对骨折的处理方法、治疗原则、治疗手段及应用的理论和观点各有不同。中医正骨已有几千年的历史，在当时特殊的历史环境和条件下为诸多骨折患者治疗与康复做出了贡献。但是，由于条件所限，中医正骨在治疗很多部位或类型的骨折时离患者的需求还有很大的差距，并存在局限性和导致功能障碍的发生。20世纪60年代，我国的骨科专家将传统中医正骨与现代西医检查仪器、诊断及麻醉技术有机地结合起来，根据不同部位、不同类型的骨折选择科学有效、先进可靠的手法复位和小夹板固定的方法，开创了中西医结合治疗骨折的方法，使大批骨折患者不用手术即可得到有效治疗，但仍难以达到较好的功能恢复和减轻后遗症。随着医学科学技术的不断进步，现代医学闭合复位或手术切开复位内外固定治疗骨折这一方法现已成为当前主导，该方法主要特点就是强调骨折断端解剖复位和坚强固定，治疗后骨折断端愈合及功能恢复较好。

　　上述三种方法治疗骨折各有独到之处，但同时也各有局限性。中医正骨和中西医结合治疗骨折采用体外手法复位，对骨折断端局部软组织造成再损伤程度小，但常存在骨折断端未解剖对位而愈合畸形，功能恢复受限。手术切开复位内外固定骨折断端愈合及功能恢复较好，但手术过程中会人为对骨折局部皮肤、皮下的各种软组织、神经纤维和毛细血管及骨骼造成再度创伤。骨折愈合后再手术取出内固定钢板时对局部软组织、骨膜和骨组织造成人为再度创伤。术后出现手术瘢痕组织挛缩、粘连，阻滞神经传导和血液供给，影响软组织和骨折断端的愈合，以及长期固定导致的失用性肌肉萎缩、关节周围纤维性强直，出现不同程度的关节功能障碍，有些需要经过数月或数年其功能才能恢复，甚至造成终身运动功能障碍形成残疾。

　　鉴于手术切开复位内外固定治疗骨折出现的诸多后遗症，我进行了大量的临床研究，并根据骨折治疗后的病理变化和诸多影响骨折愈合及骨折肢体局部软组织损伤修复的不良因素，治疗骨折手术后出现的后遗症现象。各种不同治疗方法治疗骨折均存在着一个共性问题，即骨折后遗症的发生，把治疗骨折作为主要问题来解决，把骨折断端接上后就期待骨折愈合、运动功能恢复，而忽略了外伤对骨折肢体和局部的软组织严重破坏性损伤，以及各种治疗骨折的同时对骨折断端和骨折周围软组织人为的创伤。这是一个误区，没有真实、客观、全面了解和掌握综合性损伤的严重性。仅针对骨折进行治疗，忽略和放弃了软组织等损伤的治疗，给骨折愈合和功能的恢复造成了严重影响，从而必然会导致后遗症的发生。因此，我针对上述一系列病理变化和不良现象总结出骨折手术后和骨折后遗症治疗的新方法——李培刚新疗法。该疗法是根据骨折及骨折手术后肢体软组织的病理变化进行针对性治疗的一种手法治疗，其主要作用是消肿止痛，缓解伤肢的肌肉痉挛，剥离骨折断端局部软组织间与邻里之间的粘连，软化原发性损伤和手术创伤形成的瘢痕组织和机化的结节，解除骨折周围淤血造成的组织粘连及伴行的神经根支和伴行血管的压迫，增强肢体肌肉的兴奋度。同时，通过手法治疗扩大各组织间隙，使肢体的组织关系恢复正常，血液循环畅通，营养丰富，从而促使骨折断端愈合及肢体原发性损伤和手术损伤的软组织得以修复，肌肉增长、力量加强，关节功能恢复。经大量临床观察，骨折手术治疗后采用李培刚新疗法的手法治疗，不仅缩短了骨折愈合期，肢体肌肉和关节功能得到快速恢复，而且可有效防止和避免骨折手术治疗后遗症的发生。对于已产生的骨折手术治疗后遗症，运用李培刚新疗法手法治疗，亦可收到较好的治疗效果，达到骨折愈合和功能恢复的目的。

《李培刚新疗法丛书》是笔者几十年临床实践和研究的总结，希望能为临床相关医务人员提供一套新的治疗方法，从而为更多的患者解除病痛。

丛书付梓之际，笔者感谢曾经给予支持、鼓励的各位国内外友人。联合国副秘书长、联合国艾滋病规划署执行主任米歇尔·西迪贝先生（Michel Sidibé, Under-Secretary-General of the United Nations, Executive Director of UNAIDS）对于我的治疗技术的肯定和真诚推荐，让我深受感动。他在来信中写道："在我 2016 年 7 月和 9 月两次访华期间，很高兴能够接受您对我的脚的治疗。现在我的脚已经有了很大改善，可以轻松地走路并不再感到疼痛。我会按照建议继续做练习，以便尽快恢复正常的步态。借此机会，我个人非常愿意推荐您的出色治疗——运用您的创新医学技术来治愈我的脚。祝愿一切都好，并希望您的技术可以让更多的人提高整体健康。"（It was a real pleasure to be under your care for my foot whilst visiting China in July 2016 and September 2016. It is much improved and I am walking with ease and with no pain. I continue to do the exercises that you recommended in order to regain and strengthen my normal gait. By copy of this letter, I would not hesitate to personally recommend you for the excellent work you have done fou me-using your innovative medical techniques to heal my foot. I wish you all the best and hope that many more take advantage of your skills to improve their overall well-being.）

笔者衷心感谢北京大学常务副校长柯杨教授给予的鼓励并为本书作序。原国家卫生部崔月犁部长、陈敏章部长，著名专家尚天裕教授、王澍寰院士、葛宝丰院士等前辈在笔者业务成长和探索创新过程中给予了热心的指导、鼓励和帮助，在此深表感激和怀念之情。

书中如有不当、不妥之处，敬请广大同仁和朋友们批评指正。

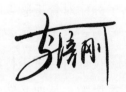

# 目　录

# 第 1 章　骨折总论

## 第一节　骨折治疗方法概述

目前，国外治疗骨折采用的主要方法是手术切开复位内外固定，而国内治疗骨折的方法有中医正骨、中西医结合治疗骨折（手法复位小夹板固定方法）和手术切开复位内外固定三种。这三种治疗手段各有优势，同时也不可避免地各有弊端。因此，我们要了解各种治疗方法，取利去弊，以便找出最佳治疗方法，服务于骨折患者。

### 一、中、西医治疗骨折回顾

#### （一）中医治疗骨折

中医治疗骨折历史悠久，有独特的理论体系，丰富的实践经验。

远在 5000 年前，中华民族的祖先已懂得用砭石切割外伤感染疾病，用植物、矿物药物包扎外治创伤。公元前 16 世纪，甲骨文记录了骨折的名称及小腿、肘、手等部位的损伤。公元前 11 世纪西周时代，创伤骨科已成为当时医学四大分科之一，并主张对创伤骨科进行内外用药，包扎固定治疗。公元前 8 世纪，《吕氏春秋》关于"形不动则精不流"的论述，可谓功能体育疗法的思想萌芽。《礼记》把骨折和一般软组织创伤进行鉴别诊断。公元前 5 世纪，《五十二病方》记录用酒、有消毒作用的药物煮水处理伤口。这时期的一些文献还描写了股骨骨折、小腿骨折和肱骨骨折，指出肱骨再次骨折不易治愈。

秦汉时期，《黄帝内经》中较为准确地描述了全身主要骨骼和关节，并提出了"肾主骨"及气血与骨关系的理论，认为人体骨骼的生长和修复受到自身的生长发育因素及生殖因素的影响，骨骼的损伤及其修复与气血盛衰关系密切。这些理论，成为此后 2000 多年治疗骨折的理论基础。该书还总结性地提出了应用按摩（复位）、包扎固定、内外用药及功能活动治疗骨折的方法。

东汉末年，中国外科鼻祖华佗及其弟子施行了骨科手术，主张通过功能锻炼治疗骨、关节损伤。华佗创"五禽戏"，并指出这种体育疗法能使"气血流通，病不得生……并利蹄足"。至此，中医治疗骨折的基本理论、治疗观点和按摩（复位）、包扎固定、内外用药及功能锻炼四大疗法也初步形成。

东晋时期的著名医学家葛洪进一步提出了应用局部外敷药物后加小夹板固定治疗骨折的方法。他提倡的不超过关节的局部固定法成为中医治疗骨折的主要外固定原则而延续了 16 个世纪。同时，他对开放性创伤和危重创伤病人也有较为科学的认识，提出了开放性创口可受"毒气"感染和继发感染的学术观点，他主张用有杀菌作用的药物和酒、葱白煮水和盐水处理伤口。此外，他还描述了股动脉、肱动脉外伤出血和颅脑损伤，指出这些损伤的危险性。

公元 5 世纪到 6 世纪，当时朝廷太医署已有专职从事治疗骨折损伤的医生，称为"折伤医"。《北史》记录的骨折手术，可谓切开复位手术疗法的萌芽。公元 7 世纪，《诸病源候论》一书指出开放性骨折可因中风、着水、异物污染、死骨和包扎不严导致感染化脓，提出了与现代清创手术原则相似的手术疗法。唐代，太医署内设按摩科负责治疗骨折，强调正确复位治疗骨折的重要性。这时期末，孙思邈还总结了补骨髓、长肌肉、坚筋骨的药物，奠定了内服药物治疗骨折的基础。公元739年，陈藏器报道牲畜骨折后用自然钢屑喂养，在骨折愈合处发现铜的痕迹。类似这种发现，国外1000年后才由英国人贝尔彻(J. Belchier)报道。由于陈氏的发现，导致内服铜类药治疗骨折自唐之后盛行。公元752年，王焘编《外台秘要》对创伤再次进行分类，列创伤重症、骨折、关节脱位、伤筋、内伤和金疮(开放创伤)等症候，初步确立创伤的诊断分类。

唐代医僧蔺道人对前人诊疗骨折做了较为系统总结，著《仙授理伤续断秘方》。他认为，骨折的修复首先要依赖气血来生长，并提出"凡是骨折，皆用热药，以生血气"的学术观点。他治疗骨折时首先是整复，总结了手摸心会，拔伸牵引、端挤提按和按摩等复位法；介绍了肩关节脱位的整复法——靠背椅式复位法及手牵足蹬法整复髋关节脱位。他继承葛洪的经验，用小夹板局部外固定治疗骨折，并且十分强调固定后要活动上下关节，认为如此可以活血化瘀，有利于骨折愈合。他描写了颅骨、胸肋骨、股骨、胫腓骨、前臂骨及肘、手指、足趾等部位骨折，首次报道髋关节脱位有前后脱位的类型。蔺道人很重视药物的应用，不仅创制有活血化瘀、舒筋活络功效的外敷、外洗药方，还根据骨折损伤的轻重，不同的病程、症候、体质辨证地应用攻下逐瘀、活血化瘀、补气补血和调补肝、脾、肾的方药，奠定了辨证论治骨折损伤的理、法、方、药基础。蔺道人的骨折疗法，反映了他的整体观念、动静结合及辨证论治的治疗思想。他对开放性骨折主张用煮过的水冲洗伤口，然后缝合或不缝合而外敷药物，骨折进行复位，再用小夹板外固定治疗。后世的骨折疗法，基本上是循着他的观点和方法发展的。

随着历代医家的不断总结和临床实践，中医治疗骨折相关理论和方法日趋成熟。1189年，张呆报道施行骨折的切开复位手术，发现切除了

大块死骨的胫骨还能再生骨骼。同一时期，《夷坚志》记载了当时一位医生用同体骨移植修补骨缺损取得成功。张呆报道后700年，英国的麦克尤恩(Maceuen，1878年)也报道了死骨切除后再生骨及植骨术的尝试。1247年，宋慈于《洗冤集录》一书中记录了他通过亲身的解剖活动观察到的骨、关节结构，从而促进了骨折的诊断和治疗。1331年，李仲南首先描述腰椎骨折，主张用过伸牵引法复位治疗。1337年，危亦林著《世医得效方》。危亦林的骨折疗法，也是秉承蔺道人的整体观念、辨证论治和动静结合的治疗观及整复、局部外固定、功能活动和内外用药的四大疗法而来，并使其丰富和发展。如他处理关节部位骨折主张在复位固定后"不要定放"，要"时时用屈直"，否则"日后曲直不得"。危亦林描写了肩关节喙突下脱位和腋下脱位两种类型，创立多种应用杠杆原理的复位法；介绍了悬吊法整复髋关节脱位(17世纪欧洲的医学文献也主张用悬吊法治疗髋关节脱位)。危亦林较蔺道人进步之处：一是记载了肘、腕、踝关节部位的骨折损伤，指出踝部骨折脱位有内翻和外翻两大类型，应用揣、拽、搦的手法整复这些部位的骨折；二是他描写了脊椎屈曲型骨折，首创垂直悬吊法整复，并主张用类似于现代腰围一样的夹板固定脊椎骨折于过伸位。580年后戴维斯(Davis，1927)也主张用悬吊法处理脊椎骨折。危亦林处理脊椎屈曲型骨折的原则，至今仍有临床价值。

自葛洪之后到元代危亦林这一时期，中医对骨折的治疗经历了1000多年的反复实践，对四肢骨折脱位和脊椎骨折已有了较完整的治法。其整体观念、辨证论治、动静结合的治疗观点基本形成，整复、局部外固定、功能活动和内外用药的四大疗法也初步确立并积累了经验。

在不断的探索和临床实践中，中医在治疗骨折方面积累了丰富的经验，并不断得到发展。新中国成立后，中国共产党和人民政府制订了一系列挽救民族文化遗产的政策，中医学这门中华民族科学遗产得到了继承和发展。20世纪50年代末，全国各地一些著名的中医正骨医师的经验得

到总结和继承，如北京的杜自明、刘寿山，天津的苏绍三，上海的石筱山、魏指薪，福建的林如高，黑龙江的陈占魁，陕西的朱恭兴、郭汉章，山东的梁铁民等，以河南郭春园总结的"乎乐正骨"经验影响较大。我国广大医务工作者总结和学习中医治疗骨折的经验，开展中西医结合治疗骨折的临床科研工作。1966年，著名骨科专家方先之、尚天裕等编著的《中西医结合治疗骨折》一书出版发行，中西医结合治疗骨折在全国推广，此书还被译成德文、日文，在国际流传；1977年，有11个国家的医师来华学习中西医结合治疗骨折。中医治疗骨折的经验既得到继承发扬，又对世界医学科学产生了影响。

回顾中医治疗骨折的发展简史，从中可以了解到中医治疗骨折史就是其整体观念、辨证论治和动静结合治疗观点的形成发展史，也是其整复、外固定、功能活动和内外用药四大疗法的发展史。中医治疗骨折，注重整体因素，注重功能活动对功能恢复的积极作用，注重不加大损伤的复位手法的应用和有利于发挥肢体内在动力及保证功能活动的外固定方法。随着医学科学的现代化，借助于现代化设备技术，古老的中医骨折疗法已经取得和正在取得飞跃发展，为人类健康事业做出贡献。

### （二）西医治疗骨折

据记载，西医系统地治疗骨折的历史将近2400年。西医医学之祖希波克拉底（Hippocrates）（公元前460—公元前377年）及其弟子有很多有关医学的著作，其中包括骨折和脱位治疗的记载。他采用徒手或机械整复骨折，木制夹板维持骨折整复后的位置。以后希腊学者Galen（131—201年）将Hippocrates的医学带到他行医的罗马。9—12世纪期间，阿拉伯医学比较发达，盛行用外敷药和木制夹板治疗骨折。比较著名的阿拉伯医学家有Rhazes（850—932年），Avicenna（980—1037年），Albucasis（1013—1106年）和Avenzoan（1113—1162年）等。13世纪时希腊和阿拉伯医学包括治疗骨折的方法，迅速地传至意大利、

法国和德国，并得到了发展。再由德国传入英国。16世纪初，英国学者开始系统整理自己的临床经验，编著成书。当时欧洲广泛采用木（柳）制夹板（也有用皮革、树枝、草干等）固定骨折；夹板长多不超过骨折的上下关节，用浸透过鸡蛋清的棉布包扎夹板，同时很重视局部外敷药（含药的软膏或粉末）和定期（每隔1周或10天）局部热敷或按摩。令人感兴趣的是，英国最早的两本医学著作中，采用一问一答的形式，与我国的《黄帝内经·素问》的体裁有相似之处，但《黄帝内经》成书年代较上述两书早450年。18世纪后叶，法国学者J.P.David（1779年）总结自己的经验，认为休息与活动（自主的）对伤后组织修复都很重要，关键在于两者间应有适当的安排。在西医学史上他第一个认识到适当的休息与运动对骨折愈合的积极意义。但从18世纪以后，西医治疗骨折愈来愈偏向于固定而忽略运动。"广泛固定、绝对休息"的学说在骨折的治疗中占了主导地位。这种学说的主要支持者在英国为Pott（1714—1788年），在法国为Desauet（18世纪末至19世纪初），在德国为Bardenheur。他们运用固定骨折上下关节的方法或长期无间歇地牵引法来贯彻"骨折愈合需要完全休息"的主张。以后英国的H.Owen Thomas成为广泛固定学说的继承和发扬者，他竭力主张持续无间歇地和广泛地固定治疗一切骨折（或关节感染），否定运动对骨折愈合和功能恢复的积极意义，他和他的支持者像信奉宗教一样地严格执行固定学说和原则，对以后的骨科学有非常深远的影响。著名骨科学者R.Jone和以治疗骨折闻名于西方的维也纳学者LorenzB6hler、英国的WatsonJones及墨尔本的R.H.Russell都是广泛固定学说的现代忠实继承者和发展者。

然而，法国的Lucas championniere（1843—1913年）发现骨折在不固定的情况下也能愈合，且能愈合得快一些。因此，他一反过去百年来"绝对休息"治疗骨折的学说，主张运动配合按摩治疗骨折。他认为运动不但不妨碍而且能促进骨折愈合，除股骨和胫骨仍用少量局部夹板固定

外，对其他骨折均废除局部固定设施，伤后立即进行运动及按摩疗法。他的疗法固然缩短了骨折的愈合期，但也给不少患者带来畸形愈合，因此，他的方法未能推广。1895 年发现了 X 线。X 线用于临床后，骨折的诊断、整复及术后观察的正确率有了极大的提高。Lucas Championniere 运动学说尝试的失效和 X 线的出现更进一步巩固了 Thomas 固定学说在西医学中的地位。为了追求解剖对位，消灭骨折再错位，西医逐渐全面地放弃骨折局部固定法而代以包括骨折上下关节的广泛固定法或长期无间隙的牵引整复法。在 Thomas 固定学说的影响和指导下，英国的 A. Lane 1893 年和美国的 Shermann 1926 年为了实现解剖整复和彻底固定的理想，广泛采用了手术切开整复和内固定治疗闭合性骨折（手术切开整复和固定是处理骨折手段之一，在当时是一种先进的方法，有一定地位，但运用范围不大）。这种新方法固然治愈了不少手法或牵引不能处理的病例，但也给患者带来了新的麻烦，并加重了旧有存在的问题。手术把闭合性骨折变为开放性，伤口有时发生感染，引起严重骨髓炎。手术对组织增加了破坏，因此延迟愈合或不愈合不但没有减少，反而有所增加。

另外，石膏绷带的出现又给主张"绝对休息"者更多的便利。西欧学者认为运用石膏固定骨折的想法来自东方。早先亚洲的印度和非洲的突尼斯的土著医师惯用黏土或石灰和沙的混合泥，糊在肢体的周围固定骨折。欧洲正式采用石膏绷带系自比利时军医 Anfonius Mathigsen(1805—1878年) 开始，经他朋友 Lap．Vander Loo 1852 年推广的。以后俄国著名的外科医师 Pirogoff 在克里米亚战争中 (1853—1856 年 ) 扩大了石膏治疗战伤及骨折的应用。

随后很长一段时间里，西医处理骨折的理论没有很大的改变。Thomas 的学说仍占压倒一切的领导地位。概括地说，西医认为骨折主要是一个局部问题（有休克或其他广泛损伤者例外），它对全身或全身对它没有重要影响。除极少数有严重全身性疾病的病例外（如年老衰竭、极度

营养不良），骨折均能按期愈合。因此在一骨多折或多骨多折的同一病例中，有一部分的骨折可能愈合得快，而另一部分可能迟缓或不愈合。骨折愈合主要依靠整复和维持整复的手段，整复越好，断端间相距越小，骨折面接触越大，骨折固定越彻底，骨折愈合得越迅速。但值得注意的事实是：现代医学在上述指导思想支配下进行治疗的骨折，骨折愈合的速度显然不如 15 世纪 Giovanni de Vigo 局部骨折固定法的速度快。根据 Giovanni de Vigo (1520 年 ) 记载，当时骨折愈合时间是：肩部骨折 24 天，肱骨骨折 40 天，大腿骨折 50 天，小腿骨折 40 天。1958 年 E. F. Cave 的统计，现代骨折愈合日期大为延长。为什么现代医学对促进骨折愈合这方面反而不如 15 世纪的医学呢？骨折治疗中的合并症，如关节僵硬、肌肉萎缩、肌腱粘连、骨质疏松、骨折迟延愈合或不愈合等，被称之为"骨折病"，一直是使西医骨科学者感到头痛的问题。实际上，骨折病除个别情况外，绝大多数是治疗中带来的。骨折治疗中的合并症开始使人们感到困惑，逐渐对"广泛固定、完全休息"的治疗原则产生了怀疑。手术切开内固定加长期石膏外固定，实际上把手术的不利条件和保守疗法的缺点结合起来，随之产生了两种潮流，一些学者从内固定用具、手术方法上着意改进。Egger 1948 年相信压力对骨折愈合有良好效应，他设计的槽沟钢板，企图通过功能性加压使螺钉在钢板槽沟内滑动来达到骨折稳定及促进骨折愈合的目的。Danis 1949 年的拉力螺钉对骨折断端沿着骨干长轴以加压钢板施行轴向压迫，以保持骨折断端的稳定及让骨骼承受一定的应力来促使骨折愈合。Bagby 1956 年对 Danis 钢板进行了改进，形成了动力接骨板的雏形。

1958 年在瑞士以 Muller 为首的 AO 学派 (association of osteosynthesis) 成立，该学派在英 美 又 称 为 ASIF(association of steel intemal fixation)，设计了全套的内固定用具及手术器械，几乎对全身骨折都可施用内固定来治疗。通过大量的临床实践及系统的随访，他们总结出四条治

疗原则：①骨折要求解剖对位；②坚强的内固定；③无创性手术操作；④无痛性功能活动。这样可以避免骨折的再发生。AO疗法风行全球至今。但是，由于伤肢活动时的传导应力大都不通过固定部位的骨质，缺乏生理性的应力刺激，等于剥夺了骨骼的生物性能，使骨折愈合迟缓，骨折愈合所必需的重新模造也不能正常地进行，因此，往往导致骨质疏松和管状骨的皮质骨变薄。骨折断端被坚强的内固定用具强行架接在一起，从临床及X线判断骨折愈合时，将内固定用具去除，很容易发生再骨折。因此，关于坚强的内固定是否为骨折治疗创造了有利条件，还是带来了新的麻烦这一争论一直持续至今，AO疗法也在这一争论中不断改进和发展。

## 二、中、西医治疗骨折的方法及利弊

世界上所有的事物都不是绝对的，而是相对的。对每一个事物而言，都存在着利与弊、好与坏、主与次、正确与错误、正面与反面、阴与阳之分。同时无论对什么问题都要在其对立之下，去寻求它的统一，它们之间是一种相辅相承的关系。对此，要有正确辨别和掌握是非的能力，才能树立正确的理论基础和观念，发挥它的重大作用，体现出它的真正价值。同时对相反事物和问题要有一个正确认识和对待，如何使弊为利、坏为好、次为主、错误为正确、反为正或阴为阳等因素服务。在骨折的治疗与功能恢复上还存在着动与静、骨与筋、内与外和人与物等诸多矛盾因素，笔者用唯物辩证法和唯物主义的观点对中医和西医学说进行了对比。

### （一）中医治疗骨折及利弊

患者四肢因受暴力致使肢体的肌肉、韧带、肌腱、血管和神经损伤，如外力继续，即造成四肢某部骨干或关节骨折。骨折的类型取决于外伤的形式，骨折的轻重决定于外伤力的大小。中医对骨折采用无麻醉下手法正骨复位，中药外敷、小夹板外固定。肢体骨折后，骨折局部的软组织

和骨折的断端均为严重损伤，此时中医正骨医师仅凭以往对骨折的认识和临床经验，在肢体骨折和软组织严重损伤的基础上，对移位的骨折断端进行大力的对抗牵拉和骨折断端强有力的手法复位。在复位的过程中，医生肉眼观察骨折局部并用手感来判断骨折复位情况，由此结束复位手法。骨折复位后，即采用相应的小夹板外固定。然而我们需要认识到，骨折和软组织严重损伤和疼痛所产生的一种反射性肌肉痉挛，使骨折局部的软组织紧张而僵硬，给手法复位前的对抗牵拉和手法复位带来了极大的困难。在此种情况下，采用强有力的对抗牵拉和手法复位会对骨折断端和局部周围未损伤的软组织造成新的损伤，对已损伤的软组织和骨折断端产生人为的加重损伤和破坏。此时骨折局部各组织间均出现功能紊乱，肢体和局部的血液循环恶化，加之骨折复位后小夹板加固，肢体因骨折、软组织严重损伤和疼痛的反应，不能使肢体关节和肌肉进行主动和被动运动。而原发性骨折的断端和软组织撕、拉、断裂损伤，所渗出的血水液体及血水肿形成，复位时肢体牵拉造成的新损伤和骨折断端移位，手法复位造成的新损伤和破坏，使骨折的断端、骨与肉之间、肉与肉之间、肌肉与肌腱之间各不同层次、不同邻里间产生大面积的淤血机化，各组织间相互粘连，局部组织间隙狭窄，肢体和骨折局部的血液循环较差，因缠裹性压迫而阻滞影响骨折和软组织的愈合及肢体功能恢复。同时原发性、对抗牵拉性和手法复位造成的骨性和骨折周围的软组织损伤的畸形愈合而形成的瘢痕组织挛缩和增厚，也是阻滞和影响骨折、软组织愈合和肢体功能恢复的不良因素。

### （二）西医治疗骨折及利弊

1. 西医治疗骨折 西医治疗骨折的原则是复位、固定、功能锻炼。复位包括闭合复位和手术切开复位。固定包括外固定和内固定。在治疗骨折上，西医学的临床观察、检查更加安全、可靠，治疗范围更广。以下主要讨论的，是手术治疗。无论骨折发生在机体的哪一部位，是哪一种类型，

均可采用手术切开使其解剖对位，内金属器材固定，外采用石膏托或筒固定。西医治疗骨折，从最初的X线透视、X线片检查、临床诊断，到麻醉、手术、术后外固定，均是目前国内外治疗骨折的最佳选择，也是科学、先进和可行的技术。尽管如此，西医在治疗和纠正骨折错位畸形的同时，对骨折的肢体和骨折断端及骨折周围的皮肤、肌肉、血管、神经、韧带和肌腱均产生不同程度的人为损伤，这种损伤是必然的。术后为保障患肢关节和骨干的稳固性及安全性采用了石膏外固定，根据不同部位、不同类型和轻重程度而选择不同的石膏托、石膏架、石膏筒等形式。但术后长期固定的肢体肌肉等纤维组织静止不动，渗出的血把各组织粘在一起，组织关系紊乱，压迫血运造成瘢痕组织挛缩和外固定均阻碍骨折及软组织愈合，影响软组织愈合和肢体关节和软组织功能恢复。

阻滞和影响骨折迟缓愈合和功能恢复的因素如下。

（1）原发性损伤：外伤导致躯干、四肢关节及骨干骨折。骨折的轻重程度取决于外力力的大小。不管哪一种骨折，骨折的同时周围软组织均产生不同程度的合并损伤。骨折严重而复杂者，周围软组织损伤的程度相对严重，骨折轻而简单者，周围软组织损伤的程度相对较轻。原发性骨折周围的软组织撕拉、断、破、裂损伤，因手术按照骨折局部软组织的走行诸层切开、分离，将骨折断端解剖性对位，根据骨折的类型和需要选择合适的金属器材固定，尔后再将不同层次软组织和皮肤诸层缝合，对骨折周围的损伤软组织不做修复，最后采用合适的体外石膏托或筒进行外固定。长时间的外固定，原发性撕拉、断、破、裂损伤的软组织畸形愈合，而在骨折的周围形成瘢痕组织，阻滞了肢体和骨折局部的血液循环，影响骨折的愈合。

（2）手术瘢痕组织挛缩：骨折发生后，在原发性损伤造成的骨折局部和周围软组织畸形愈合的瘢痕挛缩和血水肿机化粘连的不良因素的基础上，手术治疗骨折均会造成广泛的新的损伤。手术切开复位对皮肤、肌肉、肌腱、关节囊、韧带、骨骼和伴行的血管及神经均有新的损伤，经手术将骨折的断端复位，通过钢板、接骨架等金属器材连接成为一体，尔后将骨折外围的软组织和皮肤逐层缝合。因手术引起的血水液体渗出，手术创伤导致骨折周围的软组织出现反射性痉挛，手术人为的损伤造成炎症，骨折的肢体出现严重肿胀，术后因骨折断端的稳定和疼痛的反应，使手术人为的创伤渗出液体不能及时吸收，而在骨折周围形成大面积机化，各层次和邻里之间的软组织相互粘连，同时手术的创面因时间过久而形成瘢痕组织挛缩，导致骨折的浅深层次形成了弥漫性机化、组织间粘连和手术及原发性损伤的组织畸形愈合，局部的软组织质硬磁实、血运极差，而形成瘢痕组织挛缩，因骨折外围的上述不良因素，而影响神经对骨折和软组织损伤的指挥、兴奋和调解及血液循环和新陈代谢，因此延缓了骨折断端愈合和周围软组织的修复。

（3）骨折术后的外固定：骨折手术后为了保障骨折断端的稳定和良好的愈合，术后均采用肢体外或躯干外石膏固定，骨折后原发性创伤造成的肿胀、肌肉痉挛，加上手术切开对骨周围的软组织的人为再度损伤，使不同程度的血、水液体渗出和非特异性炎症产生。骨折的肢体严重肿胀，此时采用体外石膏长期外固定，石膏固定的规则超越骨折上下关节，骨折周围的软组织和皮肤得不到外界的空气和足够的氧气，造成上皮细胞坏死、皮屑脱落。因关节外固定，患肢不能主动和被动运动，骨折肢体的肌肉长期静止，肌肉萎缩。原发性损伤和手术人为的创伤所造成的肌肉痉挛、血水液体的渗出、血肿的形成，软组织因机化、增生肥厚、粘连而挛缩，给骨折和软组织损伤的愈合及功能的恢复带来不利影响，骨折局部和周围软组织之间的弥漫性组织粘连，压迫阻滞骨折局部的神经纤维对骨和软组织的调节及兴奋，影响了肢体和骨折局部的血液循环及营养供给，导致骨折断端和周围损伤的软组织迟缓愈合及修复。

2.西医手术治疗骨折的利与弊

（1）有利因素

①无疼痛性治疗：患者因外伤造成躯干或四肢某处骨折，骨折后急需手术切开复位和内、外固定，防止手术中造成再度疼痛。手术实施之前，为了减轻和避免手术中给病人造成再度创伤和疼痛，给病人采用硬膜外和神经根、干支完全阻滞性麻醉，使骨折局部、周围和上下的各纤维组织均处于绝对松弛状态，保障骨折断端的复位和手术顺利进行。同时尽量避免和减轻对骨、肌肉、神经等组织的损伤，为骨折断端和周围各组织的愈合提供良好的条件和创造优化的环境。因此主张采用无痛性神经阻滞性麻醉方法治疗骨折。

②治疗范围广泛：西医手术切开治疗骨折、内外固定的治疗方法，治疗范围较广，没有它的局限性，可应用于全身任何一个部位及任何类型的骨折治疗。在手术治疗过程中，对不同的骨折类型所发生的一系列问题均可及时、有效地进行对症处理和解决。确保骨折断端移位的整复，内固定器械的选择和使用，保障了骨折手术后骨折断端的局部和肢体的稳固性。并根据骨折的部位、轻重程度、类型、复杂情况和患者的体质，对有利于手术或不利于手术后愈合的因素均有客观的分析，同时采用科学有效的处理方法。西医治疗骨折治疗范围较广，对不同的骨折类型及多发性合并症均可及时有效地处理，体现出西医治骨折的先进性、科学性、可靠性、可行性。

③解剖对位：骨折后，医者在肢体神经完全性阻滞麻醉的情况下，对骨折断端的局部进行手术切开复位。在手术过程中，医者根据骨折局部情况和组织的生理解剖结构进行，力求减少或避免对正常软组织和骨组织的损伤，同时尽量减轻对原发性骨折断端及软组织的再度创伤。手术由浅入深，由皮肤、肌肉、肌腱、关节囊、韧带、血管、神经至骨膜和骨质，通过若干层次的组织，在解除骨折周围及上下各种组织对骨折断端牵拉的同时，可使骨折的断端达到或基本达到解剖对位。对骨细胞的堆积、骨痂的形成、骨小梁的连接和骨折的愈合起着关键性的作用。而中医和中

西医结合手法复位（非手术）治疗骨折，却难以使所有的骨折均达到骨折断端解剖对位的目的。

④有效固定：根据不同的骨折类型，将不同的骨折断端移位纠正整复。为了确保骨折断端的稳定性，有针对性地选择不同的内固定器械进行安全、可靠的固定。此外，为了防止主观或客观及被动和主动等外力因素对骨折肢体及断端局部侵入，使骨折断端和原发性创伤以及手术人为造成的损伤愈合，术后对肢体外及骨折上下的关节进行有效的石膏托、筒外固定，保障了骨折断端和各软组织损伤的顺利愈合。

（2）不利因素

①手术对软组织的人为损伤：当病人因外伤造成某一部位骨折后，为了保障人体生理结构的连续性，要给予及时、有效的手术治疗。但是，手术会带来人为的创伤，首先对骨折肢体局部的皮肤、肌肉、肌腱、肌膜、腱膜、神经、血管、关节囊和韧带等组织造成不同程度的损伤，从而在原发性损伤的基础上，加重或再次对骨折肢体局部软组织损伤，导致非特异性炎症（无菌性）及血水液体的渗出。血水肿的形成、软组织反射性痉挛的产生可影响肢体或骨折局部的血液循环和神经兴奋传导功能，对软组织修复和骨折的愈合极其不利。

②内固定对骨组织的损伤：骨折后，医者可通过手术切开骨折周围的各层组织，针对骨折的类型对移位的骨折断端进行髓内针或接骨板等固定器械固定，使骨折断端被动地连接为一体。客观上骨折断端的对位连接有利于骨折的愈合，而实际上采用髓内针对骨髓的再度损伤和破坏影响了骨内造血功能、骨细胞的再生和形成。接骨板需要固定在骨折断端上下的骨干上。因此，必须在骨折断端的上、下骨体周围打若干个螺丝孔。这些孔虽然不是位于骨体的一个水平线上，不会造成人为的骨折。但是，它无形中对骨质带来极大的损伤和广泛的破坏，破坏了上、下骨干和骨质的连续性。这些孔尽管对骨折断端的对位和牢固起到了固定作用。接骨板对骨折愈合的影响：骨折后，骨折断端需用接骨板将骨折的断端连接

在一起。接骨板要用数个螺丝钉紧紧地固定在骨折的上、下骨体上。但接骨板的固定对骨体和骨干表面的骨膜形成一种逐渐而长期的持续性压迫，阻滞了骨神经的传导功能，同时也阻滞了骨膜及骨体的血液循环和新陈代谢及营养的供应，影响了骨干多孔的修补和骨折断端的愈合。

③软组织机化、粘连和瘢痕组织挛缩对骨折愈合的影响：当病人因外伤致使某个部位骨折时，骨折局部或肢体的皮肤、肌肉、肌腱、神经、血管、关节囊和韧带等纤维性组织均同时受到不同形式、不同程度的撕、拉、碰撞、割等外伤，造成骨折周围上述各组织撕裂、断裂、破裂等，由此导致骨骼和各软组织之间的正常结构出现紊乱，使各组织的功能表现出严重障碍或丧失。损伤组织反射性痉挛，损伤组织间的血水液体的渗出，血水肿形成，加之手术切开浅、深层各组织对骨折断端的对位和固定，人为地对骨折局部已损伤或未损伤的各组织造成再度损伤或破坏。骨折局部和肢体既不能主动运动，也不能被动运动。肌肉出现废用性肌肉萎缩、关节挛缩损伤，局部血、水肿机化，各层次组织间相互粘连，不规则组织的增生肥厚。在骨折周围、上下和浅深层次之间形成一种弥漫性压迫，阻挡血液的循环和阻滞神经的传导，影响各组织损伤的修复和骨折愈合及功能的恢复。

此种现象，在所有的非手术治疗和手术治疗的病人中均可产生，轻重程度取决于造成骨折和软组织损伤的外伤大小，瘢痕体质的病人重于非瘢痕体质的病人。因此，原发性软组织损伤，手术人为的创伤、瘢痕组织挛缩和血水肿机化、粘连及结缔组织增生，是影响骨折断端愈合和软组织修复的罪魁祸首。

④静止不动和广泛固定对骨折愈合和功能恢复的影响：西医中，当病人因外伤致使肢体发生骨折，手术后常规采用内固定、肢体外石膏固定、体外固定，固定范围取决于骨折部位、类型和严重程度。患肢和上下关节绝对固定静止休养。因长期静止固定和休养，致使原发性损伤和手术人为损伤的瘢痕组织挛缩，局部瘀血和血水肿机

化，骨折周围各层次间发生粘连，各组织间隙缩小，阻滞神经的传导和影响骨折局部及损伤软组织的血液循环。因此造成了肢体肌肉等组织的萎缩、瘢痕组织挛缩和肢体关节屈曲或伸直纤维性强直，使骨折延缓愈合，造成肢体关节功能受限、障碍或遗留下终身残疾。此外，即便是骨折愈合了，关节功能障碍随着治疗和功能锻炼的不断进行而恢复，1年至数年后，需要再手术将骨干上的接骨板取出。这又是一次人为对皮肤、肌肉等软组织和骨干的再次损伤和破坏，给病人造成新的创伤和痛苦。如不及时有效地对手术刀口进行治疗就会引起组织间机化、粘连等不良反应。

### （三）中西医结合治疗骨折及利弊

1. 中西医结合治疗骨折　中西医结合治疗骨折与传统中医正骨手法复位治疗骨折相比是新的改革和创新。它根据骨折的部位和骨折移位的方向系统地分为不同类型，根据不同类型的骨折，总结出不同的复位手法和纸压垫及夹板。使骨折断端的复位手法、纸压垫和夹板外固定的使用更加科学化。同时为减少手法复位过程中的疼痛和复位的困难，针对骨折断端和软组织损伤而产生的疼痛及肌肉痉挛紧张，在手法复位之前采用骨折肢体上部的神经根、干、支阻滞麻醉和骨折断端血肿处局部麻醉，降低骨折局部软组织的异常兴奋度，解除肌肉紧张和反射性肌肉痉挛，使牵拉骨折断端移位的肌肉相对放松或绝对松弛，故而使手法的进行达到得心应手，使骨折断端的复位达到满意的对位效果。在复位前、复位中和复位后均可及时地采用 X 线透视和 X 线片显示，观察骨折断端复位后的状况。这充分显示出中西医结合治疗骨折的可靠性、可行性及科学性。因此，手法复位对骨折断端和周围软组织损伤相对减轻，同时对原发性骨折断端和骨折周围的血管、肌肉等软组织未造成加重或新的损伤。手法复位后，采用小夹板外固定。中西医结合治疗方法尽管比中医手法复位和对抗牵拉损伤的程度要轻，但是它仍然会对骨折断端和骨折周围的软组织及皮肤造成程度不同的损伤。牵拉对骨折周围的软

组织损伤和手法对骨折断端移位的复位，均会给骨折的断端、骨折周围的软组织和皮肤造成新的损伤。尔后在骨折的局部和周围形成大小不等的瘢痕组织挛缩、机化的结节和粘连的各组织，都不利于骨折局部和骨折肢体的血液循环，是骨折和软组织愈合的不利因素和血液循环的障碍，导致骨折延迟愈合。

**2. 中西医结合治疗骨折的利与弊**

（1）有利因素

①手法复位：中西医结合治疗骨折首先拍摄 X 线片检查，对骨折的类型做出明确的诊断。在肢体神经阻滞麻醉的情况下，对骨折断端手法复位，利用四肢骨折局部的肌肉对称收缩对抗和骨折断端的相互对立性支撑维持一定的平衡及相对稳定。尔后根据骨折部位和类型选择弹性纸垫及固定夹板进行外固定，纠正骨折的移位，巩固和保障骨折断端的牢固性。中西医结合治疗骨折采用手法复位和小夹板外固定，与西医治疗骨折相比，避免了手术切开对伤肢骨折局部的皮肤、肌肉、肌腱、韧带、关节、血管、神经和骨膜及骨质人为的创伤和破坏。

②小夹板外固定的可调性：小夹板固定骨折断端有几条布带条在夹板之外。每一根布捆绑适度，以上下移动 1cm 为宜。从固定即时起，在骨折允许的情况下主张病人忍痛做骨折上下关节的主动运动（在不妨碍骨折部稳定性的情况下）。随着肢体的运动，骨折局部的肿胀消退、炎症吸收，损伤的痉挛肌肉缓解。此时骨折局部的周径由粗变细，由硬变软，可对夹板的系带重新调紧。这就是小夹板的方便可行之处，它可随着肢体的变化而变化，始终有利地保护着骨折局部和肢体的稳固。

③运动对骨折的作用：骨折手法整复后，小夹板外固定，在不影响骨折稳定的情况下做一些可行的肢体关节主动运动。通过肌肉的收缩或伸展，缩小骨折断端的距离，恢复肌肉的弹性，加强骨折断端的对撑和骨折周围肌肉的收缩牵拉的平衡性，防止骨折局部的软组织废用性肌肉萎缩和血、水肿机化，各不同层次和邻里组织间发生

粘连，阻滞局部神经的传导和影响局部和肢体的血液循环，促使神经对骨折局部各组织的兴奋指挥，促进骨折断端周围各损伤组织的血液循环、新陈代谢和营养的供应。为骨折愈合和各损伤组织的修复创造一个良好的环境，达到骨折和软组织损伤愈合的目的。

（2）不利因素

①手法复位的副作用：骨折后，中西医结合治疗骨折采用手法复位。为了减轻患者肢体、骨折局部肌肉的紧张度，解除手法复位时给病人带来的痛苦，保障骨折断端对位顺利进行，而采用了骨折上端有关神经干支的阻滞麻醉。尽管如此，骨折周围或上下损伤的肌肉等组织本能反应，均有一定的张力和牵拉，加之骨折局部的血肿和损伤肌肉的痉挛形成，以及发达而肥厚的组织附着，此时在对抗牵引骨折上下两端的同时使骨折移位的断端复位谈何容易。因为它不是单纯的一根或两根骨干，而是有周围的韧带、肌肉等组织的牵拉和间隔。因此手法复位相对困难。何况在对骨折复位的过程中，还存在医师复位的技术水平的高低、手指力量的大小等问题，都是骨折复位好与坏的直接因素。对技术水平高、手指力量大的医生而言，在正确诊断的基础上，使移位的骨折断端对位相对容易。应用的时间相对短，对骨折局部的皮肤、肌肉、血管、神经等纤维组织和骨折断端的骨折面、骨质、骨髓、骨神经及骨内的血管损伤的程度就轻。相反对骨折局部的皮肤、肌肉、肌腱、筋膜通过的血管、伴随的神经和骨折断端的骨折面、骨髓、骨神经和骨内血管均有严重的损伤和破坏，外观上看未行手术切开，对皮肤肌肉、骨骼等组织未直接损伤和破坏。但实际上其损伤程度不亚于手术切开对各组织的损伤和破坏，甚至重于手术过程中造成的必要损伤，因而对骨折断端的稳定性和后期愈合极为不利。

②小夹板的副作用：小夹板是一个分体松动而组合在一起的一个未完全定型的固定物。因其具有可伸缩性和可调性，所以它对骨折部位只能起到相对固定的作用。可调性是指夹板松而移动了，要对固定的夹板进行再紧固。尽管很简单，

但即使是医师也存在着一定程度的技术和要求。造成固定夹板松动的原因很多，肿胀的消退，随意动或不随意动等均可导致夹板松动。不管什么原因引起的夹板松动，均需要及时紧固，否则会对骨折断端造成不稳定、移位等不良后果。因此采用小夹板外固定治疗骨折仍存在着诸多副作用和对骨折愈合不利的因素。

③手法复位和小夹板固定的局限性：手法对骨折的复位有它的针对性，是有治疗范围的。例如对四肢骨干横断稳定性骨折，可使用手法复位和小夹板外固定，其疗效良好。对开放性骨折，骨干不稳定性骨折，如大斜面性、螺旋性、粉碎性、多折性和撕脱性及关节处的骨折等均无法使用手法复位和小夹板固定治疗。即便是使用该方法治疗，其成功率比手术复位和内固定要低。

## 第二节 骨折病因与病理变化

### 一、骨折病因

造成骨折的病因临床上有两种：一是外伤性骨折，二是病理性骨折。病理性骨折是因为骨质疏松症、骨肿瘤、骨结核等病理性疾病所致，在此对病理性骨折不做叙述。仅对外伤性骨折进行论述。

临床上造成外伤性骨折的原因较多，外伤性原因又分为直接和间接两种。

1. **直接性损伤病因** 包括车压伤、击打伤、撞伤等。该伤的力量多见于侧方暴力所致，还有战争中的枪弹伤和弹片伤所引起的骨折。此种损伤多为开放综合性损伤。骨折的移位范围不大，但对骨折局部或周围的肌肉、肌腱、关节、韧带、血管和神经等组织损伤较严重。所以在治疗上相对困难和复杂，预后与其他类型骨折和单纯性及闭合性骨折相比较差。

2. **间接性损伤病因** 包括传送和牵拉外伤史。此种外伤的力量来自于纵向，其暴力不直接作用于骨折局部的一侧，而是通过骨干、骨关节、肌肉及肌腱力量的传送和过度牵拉造成某局部骨折，大都是压迫性和撕脱性骨折。压迫性骨折多见于脊柱椎体，而撕脱性骨折多见于四肢关节上下、周围和骨干上下两端的结节及肌腱、韧带的起止点处。上肢骨折多为病人突然跌倒，双手用力触地时，因身体的重力和惯性的冲击，加之地面上的对抗力的作用。病人由高处纵向下坠，由高处下降的速度加上体重与地面反作用力的对抗，导致某一处（关节附近）骨折，如髌骨、尺骨鹰嘴、胫骨结节、肱骨结节、掌面和距骨基底部等处骨折。此种类型的骨折因面积小没有侵害和破坏关节面，治疗起来相对简单而容易，预后也相对满意。

因直接和间接外伤史较重，而造成的关节骨折和关节的破坏，关节内外和周围上下的肌肉等软组织严重损伤及破坏，既造成了关节的骨折，又破坏关节的稳定性。在治疗上除了对骨折的复位、内固定，还需要手术吻合撕拉、断裂的韧带、关节囊，最后行跨关节石膏静止的外固定。此种骨折因损伤组织多，破坏较广泛，治疗起来极为复杂。原发性创伤因软组织畸形愈合，瘢痕组织的形成，手术人为的创伤，以及两者造成的血水液体渗出、血肿的形成，加之手术后固定，肢体肌肉等软组织静止而形成的淤血在骨折部的上下和周围各层次和邻里之间发生大面积和弥漫性的机化、挛缩和粘连，使组织间隙变小，组织关系紊乱，因此而造成骨折愈合缓慢。据临床观察，因骨折局部的血水肿机化粘连、瘢痕组织挛缩，大多数患者愈合缓慢，预后均遗留下程度不同的关节强直、关节功能障碍、部分功能丧失，造成肌肉萎缩、挛缩。

### 二、骨折后软组织病理变化

骨折是因外伤所致，骨折的病情轻重和骨折断端的变化决定于致外伤力的大小及方向。骨折断端移位来自于骨折后故有的平衡性和骨骼的支架被外伤所破坏，附着在骨折断端的肌肉、肌腱等纤维组织的牵拉收缩，使骨折断端发生错位。骨折后，骨骼本身遭受到严重损伤和破坏的同时，其骨折周围及上下的肌肉、肌腱、韧带、关节囊、血管和神经均受到严重的损伤。因此形成的骨折不仅是对骨骼本身的损伤，而且也是综合性损伤。临床上骨折依据外伤史的形式的不同，轻重不同，又分为闭合性骨折合并软组织损伤和开放性骨折合并软组织损伤。前者轻于后者，后者治疗起来难度大，处理起来很复杂而困难，预后与前者相比较为乐观。

1. **骨的病理变化** 造成骨折的形式有：牵拉、外力撞伤、砸伤、挤伤、捻伤等。不管是哪种形式，仅凭骨皮质、骨小梁的连续性发生了断离即称为骨折。骨折后，对骨膜、骨皮质、骨松质和骨内的神经、血管乃至于骨髓腔均有程度不同的损伤和破坏，因此，影响和破坏正常骨骼生理功能，造成一系列病理变化。

2.软组织的病理变化　软组织包括肌肉、肌腱、韧带、关节囊、血管和神经等纤维性组织。在骨折的一瞬间，外界力量首先作用于骨骼周围的软组织，而将骨骼周围的软组织损伤，因此抵抗外界暴力和保护骨骼的能力减弱或丧失，随着致外伤力的继续施加，最终导致骨折。软组织损伤和破坏的轻重程度取决于致外伤力的形式和大小。

间接性外伤史造成的软组织损伤多见于过度牵拉和强度收缩撕裂伤，因外伤史致使肢体关节或骨干一侧软组织被动过度牵拉和被动强度收缩，均超出软组织各自主动牵拉和收缩的正常范围，因此而造成肢体软组织牵拉伤和另一侧收缩伤，致使骨折两端肌肉纤维、韧带纤维、肌腱纤维和伴行的神经及血管的撕、拉、断、裂伤。因皮肤伸展移动范围和弹性较大，一般情况下不易撕裂，如外力过大也可能有一定的损伤。此种损伤称为软组织撕裂伤。

直接性损伤造成骨折外伤不同，但外力较大，直接作用于皮肤、肌肉至骨骼，轻则为闭合性，重则为开放性骨折，不管是闭合性还是开放性骨折，直接接触外伤力量的肢体一侧皮肤和深层软组织均受到严重的损伤，造成软组织损伤的性质为纤维横断性。同时骨折的另一侧的软组织为被动过度牵拉性撕裂损伤。

## 第三节　骨折分类及临床表现与诊断

骨折是由于暴力的作用破坏了骨皮质和骨小梁的连续性，外伤使骨发生了断裂和分离者称为外伤性骨折。在同等程度外力作用于同等部位时，儿童多发生青枝型骨折，关节或骨干的一端易发生骨骺分离，骨骺分离也属于骨折的一部分，称为儿童外伤性骨折。外伤暴力作用于成人的关节或骨干的一端就会造成骨折。

### 一、骨折分类

1. *稳定性骨折*　无移位的不全或完全骨折包括儿童青枝骨折、桡骨下端骨折、一般骨干的横断骨折（股骨干横断骨折除外）、股骨颈及肱骨颈嵌插骨折及单纯椎体压缩骨折等，均为稳定性骨折。此类骨折处理比较简单。无移位或嵌插的骨折，不需要整复，仅用简单的外固定即可愈合。总体上，稳定性骨折治疗容易、效果好、合并症少。

2. *不稳定性骨折*　一般骨干的斜面、螺旋、多段、粉碎或缺损骨折，均为不稳定性骨折。股骨干横断骨折亦属此类。因股骨干周围软组织丰厚，附着肌肉多且发达。肌肉将骨折断端向不同方向牵拉，使骨折整复比较困难。骨折整复后，如不采用对抗肌肉的牵引装置，则难以保持骨折对位。不稳定性骨折的处理比较复杂：有的需要手法复位牵引及局部外固定；有的需要手术切开整复内固定；缺损骨折需要植骨补偿，骨折才能愈合。所以此类骨折的治疗效果不如稳定性骨折的疗效满意。

3. *闭合性骨折*　骨折端不和外界相通者为闭合性骨折。除骨折外无其他重要软组织损伤者，为单纯闭合性骨折。合并神经、肌腱或重要血管损伤者为复杂闭合性骨折。单纯闭合性骨折按照治疗稳定性与不稳定性骨折的原则来处理。处理时间上，伸缩性较大。复杂的闭合性骨折，合并的软组织损伤往往比骨折的本身还重要，必须立刻外科手术处理。有的可以和骨折同时处理，有的在骨折处理后密切观察。如肱骨髁上骨折合并血管受压，在骨折复位后仍不能改进局部血运时，应立刻手术探查，解除对血管的刺激压迫。合并桡神经瘫痪的肱骨干骨折，先对神经密切观察，有的必须早期手术探查，同时对骨折加以处理。对合并肌腱断裂的骨折，必须同时缝合肌腱，手腕部的肌腱尤为重要。仅处理骨折，不缝合或延期缝合肌腱必定将造成严重功能障碍。

4. *开放性骨折*　骨折附近皮肤及皮下软组织破裂，骨折断端和外界相通者，为开放性骨折。也分为单纯及复杂开放性骨折两种。单纯开放性骨折的处理比较简单。必须争取在伤后 6~8 小时骨清创，将开放性骨折转变为闭合性骨折，然后根据骨折的稳定程度，在骨折整复后，施用夹板局部外固定、牵引（骨或皮牵引）、石膏外固定、外固定架固定或手术骨固定等。复杂开放性骨折处理更困难，必须做到：第一，制止或控制感染（早期清创）；第二，整复骨折并促进愈合；第三，修复损伤的软组织，如神经、血管破裂。

### 二、临床表现与诊断

1. *病史*　确切的病史对指导检查，决定诊断和处理措施都十分重要。首先应明确暴力的方式（高处下坠、撞击、机器轧伤、跌伤、挤压或扭转等）、性质（直接性、传达性、肌肉或韧带牵拉性、积累性暴力等）和轻重程度；其次了解患者受伤时的体位、环境（寒冷、炎热或潮湿等）和身体情况（胃、肠和膀胱充盈情况及饥渴疲劳等）；最后了解患者在受伤前后的局部和全身情况，以便初步确定受伤部位，排除或考虑慢性病（如肝病、高血压、心脏病、肾病、糖尿病、营养性疾病、肿瘤等）或内脏损伤（如脑震荡、肺、肝、脾、肾、膀胱、尿道、胃肠等破裂）。

2. *症状*　骨折部位有不同程度的疼痛和压痛。不全及嵌插骨折，疼痛不明显，应用拇指、示指从两端向疑似骨折处轻轻捏挤，压痛最明显的部位即是骨折处。活动及叩击肢体远端等，可引起骨折处疼痛。如旋转前臂，叩击足跟，对抗挤压两侧髂骨翼或前后压挤胸廓，常可引起桡、尺骨、股骨颈、骨盆及肋骨骨折处发生明显疼痛，均可确定诊断。

3.体征　骨与软组织的血管破裂，引起局部出血、肿胀。软组织稀薄、骨折浅表、出血多时，血肿可透过撕裂的肌膜及深筋膜渗入皮下，使皮肤变色，形成皮表紫色瘀斑，也可出现在远离骨折的部位，这是血液流注（一般沿着组织间隙向下流注）的缘故。如粗隆间骨折瘀斑可出现在股骨中部，肱骨颈骨折瘀斑可出现在上臂的前内侧。如骨折处肌肉丰厚，肌膜完整，出血多时，血液不能外溢，加上骨折严重移位，肌膜内压力增高，可影响局部血运，进而引起组织缺氧，严重时可导致缺血性肌肉挛缩。肌肉少的部位骨折即在皮下，如肘、髌骨、胫骨下1/3处及踝部等处骨折；肿胀严重时，容易发生水疱，影响治疗。骨折断端移位，可以出现肢体短缩、旋转、侧突及成角等畸形。与健侧对比测量就更加明确。

4.功能障碍　骨折后发生功能障碍有四个主要原因：①疼痛；②肌肉反射性痉挛；③骨骼失去应有的杠杆力；④软组织（神经、血管、肌肉、肌腱等）破坏。检查时应根据病人反应、局部肿胀及畸形程度正确估计骨折的病理变化及软组织损伤程度，以便决定处理措施。

5.临床检查　对具备完全骨折的重要表现，从病史中已能明确诊断者，不必再做异常活动及骨擦音试验，以免增添病人痛苦，加重局部损伤。

除了干骺端骨折和嵌插骨折外，长骨干骨折后，骨传导音可以发生质与量的改变。骨折断端间夹有软组织或被血肿隔离者，骨传导音消失。仅有侧面骨质接触（重叠移位）者，骨传导音为低沉之"浊音"。骨皮质断端接触者，传导音呈清脆实质感。骨折无移位者，除有清脆实质感外，尚有由于骨髓腔畅通而发生的共鸣音。检查时，在骨折断端突出部位用听诊器可听到摩擦音，来判断有无骨折及骨折断端移位情况。在无X线设备的情况下，可用作诊断骨折和判断愈合的一种方法。

6.X线检查　为了证实诊断，进一步了解骨折局部病理变化，X线检查是必要的。根据需要可从多方面（正、侧、斜或其他特殊位置）进行拍片（包括近端或远端关节）。仔细研究X线片上骨折断端的形状位置，有助于进一步了解骨折发生的原因、过程和性质，以便决定处理方法。有些裂缝骨折（如腕舟骨骨折）或嵌插骨折（如肱骨颈骨折、股骨颈骨折）早期在X线片上不易看到骨折线，应当在2周左右再拍片复查，以免误诊。在此期间暂按骨折处理或加以保护。近年来新出现的断层摄影、CT扫描，可以显示常规X线片难以显示的骨折如椎体及附件的纵裂骨折、突入椎管内的椎体片等。明显的肢体骨折在就诊时，患者自己就知道已经骨折。

中医对骨折的诊断依靠望、闻、问、切，测量对比的宏观方法，绝大多数骨折都可确定；但对骨折局部的详细病理变化，则需要借助现代化科学仪器的帮助。当然临床检查依然是最基本的手段，绝不能忽视。如果对病人的诉说不仔细倾听，客观检查不按常规进行，对伤情不进行认真分析及全面考虑，单纯依靠X线照片，也可能因为投照部位和角度不准确而造成漏诊。另外，对全身情况严重，意识不清，有多发性损伤的病例，除明显的骨折外，待病情稳定后，尚需要进一步深入检查，以防漏诊。

# 第四节　骨折愈合规律

## 一、骨折愈合相关理论

肢体遭受超过骨和软组织耐受力的极限时，即发生骨折和软组织损伤。损伤后可在局部及全身引起一系列反应，直至骨组织和软组织恢复原有的生物力学性能时这种反应才停止。

人体有的组织有本能的自身修复能力，在与大自然的斗争中，保护了个体，繁衍了种系。对于骨科医生来说，在着手治疗骨折的同时，首先必须认识到骨组织本身具有强大再生及塑形改造能力，因而，在治疗中要因势利导，顺乎自然，合乎生理，符合生物力学，尽可能避免不必要的干扰或破坏。

骨折愈合分为三期：炎症反应期、骨痂修复和塑形改造期。要说明骨折愈合是一个连续的骨组织修复过程，几期不能截然分开。在炎症反应期已存在着部分修复活动，在修复期也存在着塑形改造。分期只是将整个修复过程中的组织学特点做集中的描述。

骨折愈合中骨组织的再生重建，牵涉的范围较广，生物、物理、生化等许多因素都与骨折修复相关。关于骨折愈合的理论很多，但这些理论都未能真正将骨愈合的机制解释清楚。动物实验的组织学观察还比较确切。对成骨细胞的来源存在着争论，有人认为成骨细胞来源于具有骨形成本能的骨祖先细胞，见于骨的表面及骨髓腔内，随着这种细胞的繁殖，形成骨痂环圈，从骨折两端向骨折线进展"会师"融合，将断骨"焊接"起来。但也有人认为骨修复不仅来自特殊细胞，而且来自原来不活动的成纤维骨痂，将骨折断端连接。这和《回回药方》在骨折周围显示出来脆骨，将骨折处固定的说法如出一辙。因此，认为修复不仅是来自骨本身，周围的软组织也起着重要作用。Tneuta认为修复来自血管壁的内皮细胞，他毕生致力于骨折愈合的研究，最后总结其经验时指出"关于骨折愈合的机制还不十分明白，但有一点可以肯定，即骨质是有钙盐沉着的部分硬化的'有机软组织'，它的组织者是有成骨功能的血管。"

## 二、骨折愈合过程

### （一）血肿机化期

根据动物实验观察，骨折后，骨折断端附近的骨膜（内、外骨膜）、骨（皮质骨及髓腔）及附近软组织中的血管破裂出血，于断端间及周围形成血肿。断端及邻近部位细胞坏死，相邻近血管扩张、充血，除多形核白细胞及吞噬细胞渗出外，血浆渗出而水肿。随后，血肿周围（包括骨折断端及附近）的纤维组织增生，包围血肿并伸入于血肿中，吸收并代替血肿，血肿开始机化。骨折后 24 小时，骨折断端附近的外骨膜（骨膜的内层生发层）即已开始增生而肥厚，可使成骨细胞增生并产生新生骨。此后，断端骨髓腔处的骨内膜亦出现增生及成骨现象。上述变化见于骨折后 1 周内。

### （二）骨折修复期

随着血肿被增生伸入的纤维组织所分隔，通过异物巨细胞、吞噬细胞等作用吸收代替，此时骨折断端之间及周围，即被增生的纤维组织所代替充填。位于断端周围的部分纤维组织开始向软骨细胞分化，形成幼稚的成软骨细胞并产生软骨基质，通过软骨内骨化，形成新生骨。与此同时，两骨折断端之外骨膜继续增生肥厚并通过成骨细胞产生新生骨，称膜内骨化。新生骨紧贴于皮质骨表面，自骨折的两侧端向骨折线进发，呈相对方向生长，由少渐多，由薄增厚，呈斜坡状；越靠近断端，新生骨数量越多，最后融合。原位于骨折断端附近髓腔的内骨膜已肥厚增生，通过成骨细胞作用，形成较少量的新生骨，充填于髓腔之内。以上过程最终使骨折连接，一般于骨折后 3 周左右完成。

### （三）骨痂塑形

此期是使骨折部位骨质恢复最佳功能、结

构，包括在相当于皮质骨部位的增生，网状的新生骨恢复，重建哈佛氏系统，以及在相当于骨髓腔部位，已形成的大量新生骨通过破坏和吸收使髓腔再通。骨质的塑形在骨折修复期即已开始，按照 Wolff 定律"骨的每种功能改变，都有与数学定律一致的确定的内部结构和外部形态的变化"，塑形改造必须服从于骨的功能要求。目前认为，控制骨折塑形改建的过程依靠局部伴有成骨活动。这是骨内晶体结构受压力时，其凸面产生正电荷，其凹面产生负电荷，即所谓的压电效应 (piezoelectric effect)。其生物学效应表现为骨的生长与吸收。正电荷局部伴有破骨活动，负电荷局部伴有成骨活动。这是骨内晶体结构受力所产生的电流对骨细胞的直接影响，电流变化作用于细胞而进行塑形。塑形机制进行的时间远比想象的要长。根据观察，人的胫骨骨折塑形机制进行时间可长达 6 年以上。

## 三、骨折愈合标准

临床上骨折愈合标准分为临床愈合和骨性愈合。

1. 临床愈合的标准　临床愈合是指骨折线已有大量的骨小梁通过，骨折断端周围有大量的骨痂包裹，骨折的两端已形成一体，周围的肌肉和其他软组织挛缩机化、粘连和增生肥厚，按压时有轻度压痛，肢体关节功能尚可，但未达到正常的活动度。

2. 骨性愈合标准　骨性愈合骨折线模糊或基本消失，骨折处有大量的骨痂包裹和骨小梁越过，骨干与骨折处可见骨髓腔形成，骨折外周的软组织基本恢复，肢体能负重，关节功能轻度障碍或接近正常。

## 四、影响骨折愈合因素

骨折复位不良或复位后固定欠妥，无保护下过早负重，会在骨折远近断端之间发生重叠、旋转及成角畸形，如未能及时矫正则骨折处为畸形

愈合。骨折经过处理，其固定时期已超过同类骨折愈合所需要的最长时间，而骨折处所产生的骨痂仍然不能把骨折断端坚强地连接在一起，骨折断端的骨质吸收疏松而不紧固，边缘模糊，甚至呈囊性改变，骨折间隙有纤维组织，临床上骨折处仍有异常活动、疼痛、肿胀及局部微热者为延迟愈合。所产生的骨痂缺少或完全缺失，骨折断端萎缩光滑，髓腔封闭，骨质硬化，断端分离，肢体活动时虽有假关节现象但疼痛并不明显者为骨折不愈合。影响骨折愈合的因素有很多，可归纳为客观和主观两类。

### （一）客观因素

1. 年老，一般体质较弱，营养不足，修复能力低。

2. 骨折局部因解剖学关系，血运不良，如股骨颈、腕舟骨、距骨等。

3. 骨折部病变严重，如严重粉碎骨折、缺损骨折及周围软组织缺无。

4. 骨折周围的瘢痕组织挛缩。

### （二）主观因素

1. 整复不良，骨折两端接触不够或成角畸形。

2. 牵引失当或过度。

3. 固定不良或不足。

4. 手法复位对骨折断端和外周软组织损伤。

5. 手术切开，内固定对骨组织和软组织损伤。

6. 长期的外固定。

7. 不合理的早期活动。

8. 误用切开整复手术。

9. 金属内固定器材质量不佳或使用不当。

10. 伤口感染。

11. 男性骨折期间过性生活。

因此，在处理骨折时，首先要克尽职守，避免因处理不当而影响骨折愈合。其次要改善治疗措施，纠正或补救不利于骨折愈合的客观因素。应综合采用下列方法：①早期少损伤的情况下手法复位；②合理有效的局部外固定；③采用有效的李培刚医学治疗手法治疗；④积极适当的功能

锻炼等措施来处理骨折，使骨折愈合速度加快，缩短骨折愈合期，使骨折不愈合率大大减低。即使对某些愈合缓慢的病例，可及时地改进固定方法，延长固定日期，并采用李培刚医学治疗手法治疗、科学合理的功能锻炼来争取骨折良好的愈合。除非从临床检查及 X 线表现确定骨折已达到真正不愈合的程度，再采取手术治疗。

外固定时间的长短，仅表明骨折是按期愈合还是迟延愈合，不能作为决定骨折不愈合的依据。成人常见骨折愈合所需要的时间见表 1-1，以供参考。

**表 1-1** 成人常见骨折临床愈合时间

| 上肢 | 愈合时间 | 下肢 | 愈合时间 |
| --- | --- | --- | --- |
| 锁骨骨折 | 40~60 天 | 股骨颈骨折 | 45~60 天 |
| 肱骨颈骨折 | 40~60 天 | 粗隆间骨折 | 45~60 天 |
| 肱骨干骨折 | 40~60 天 | 股骨干骨折 | 60~90 天 |
| 肱骨髁上骨折 | 40~60 天 | 髌骨骨折 | 45~60 天 |
| 肱骨髁间骨折 | 30~60 天 | 胫腓骨骨折 | 60~80 天 |
| 尺、桡骨干骨折 | 45~60 天 | 踝部骨折 | 45~60 天 |
| 桡骨下端骨折 | 45~60 天 | 距跟骨折 | 30~60 天 |
| 掌指骨骨折 | 30~40 天 | 跖趾骨折 | 30~45 天 |

# 第2章 李培刚新疗法治疗骨折的突破与创新

## 第一节 李培刚新疗法的形成

"李培刚新疗法"是笔者积累多年临床实践经验，深入研究其治疗范围内的各种疾病的病理变化后总结出来的医学医疗新体系。这一体系产生于上个世纪七十年代末期。

笔者在对骨折的治疗和骨折手术后的临床研究过程中发现，国内外对骨折的治疗主要有两种方法：一种是中西医结合手法复位，木制小夹板外固定；另一种是西医手术切开，使骨折断端解剖对位，钢板内固定，石膏肢体外固定。这两种方法在治疗过程中都会加重患者骨折断端和骨干损伤，如对骨折局部周围的神经、血管、肌肉、韧带、骨膜、骨皮质、骨松质、骨髓及骨内的血管和神经造成了人为的再度损伤。为了人体的生理解剖需要，为使骨折断端得以愈合，这些人为的损伤是必然的，也是必需的。但是，一定要了解或清楚手术和刀法破坏的各种组织会直接或间接地影响到骨折愈合时间、骨折后遗症的轻重程度，以及各软组织的术后修复等。事实上，运用上述两种方法治疗骨折之后，会造成诸多而严重的后遗症，如骨折局部和骨折肢体的严重肿胀，骨折术后瘢痕组织挛缩，手术和原发性损伤所渗出的血液侵入到周围和邻近组织间隙内，骨折断端和骨折上下关节因石膏或小夹板固定，肢体、肌肉和关节长期静止不动，组织间隙内的淤血不

能及时吸收，使组织间隙变小甚至消失，导致组织关系紊乱，压迫了骨折局部和肢体的神经和血管，影响了骨折肢体和骨折局部的血液循环、新陈代谢和营养供给，从而造成骨折延期愈合、骨折周围软组织难以修复，致使骨折肢体肌肉挛缩、萎缩，骨折肢体关节纤维性强直，引起关节功能严重障碍。

针对上述弊端和后遗症，经过深入辨析骨折手术后骨折局部和肢体的病理变化，笔者总结研究出了新的治疗手法。根据骨折的不同类型和手术方法、骨折部位稳定及固定情况，制订出适度、合理、科学有效的锻炼方法。应用到临床中取得了非常显著的疗效。采用李培刚治疗手法不仅能消肿止痛、软化结节、缓解肌肉痉挛，而且能防止血、水肿机化、组织间相互粘连，扩大组织间隙，解除神经和血管压迫，促使肢体和骨折局部的血液循环，保障骨折和骨折周围组织的营养，促进骨折的愈合和软组织的修复，缩短骨折愈合期，防止骨折手术后诸多后遗症的发生。李培刚新疗法为骨折手术后的治疗和功能恢复增添了新的治疗手段，开辟了新的康复之路，是骨折病人的福音。

此后，李培刚医学治疗手法不断地被应用于颈臂腰腿痛病、截瘫、偏瘫、脑外伤、脑肿瘤等各种手术后遗症、无菌性纤维组织炎（类风湿关节炎、强直性脊柱炎）、周围神经损伤等诸多疾病的治疗中，均取得前所未有的疗效。

## 第二节　李培刚新疗法治疗骨折的突破与创新

自 20 世纪 70 年代起，笔者针对上述影响骨折和骨折周围软组织修复的诸多不良因素进行了临床研究。根据不同骨折类型，不同手术治疗方式，以及拆线后骨折的稳定程度，不同的时间段选择不同的手法、力量进行治疗。治疗后根据骨折的稳定情况进行合理适度的锻炼，起到消肿止痛、活血化瘀、剥离粘连、软化血水肿机化形成的结节和瘢痕组织挛缩，防止组织淤血和粘连，扩大组织间隙，解除骨折肢体及骨折局部的各种压迫，改善骨折局部的血液循环和新陈代谢，以保证骨折断端和损伤组织的营养供应，促进骨折愈合和软组织的修复，缩短了骨折愈合期。防止了关节纤维性强直、各纤维组织相互间的机化粘连、萎缩和功能障碍。为骨折的愈合和损伤软组织的修复创造一个良好的愈合环境。一旦骨折达到了临床愈合，关节和肌肉即恢复正常。

### 一、对骨折手术及骨折后遗症的新认识

笔者从 1974—1976 年在天津医院学习骨科创伤技术时就发现：中西医结合手法复位、小夹板外固定治疗骨折和西医手术切开骨折断端解剖复位、钢板内固定和术后石膏外固定两种治疗方式在治疗过程中均存在着利与弊。

首先，就中西医结合治疗骨折而言，其利在于：手法将骨折断端复位后，用夹板外固定，当骨折部位临床愈合后即可去掉夹板。此种治疗方法相较于手术切开复位治疗方法对骨折肢体的皮肤、软组织和骨组织等造成的人为破坏性损伤要小。其弊在于：①手法复位时，因外力间接过大会造成骨折断端和骨折周围软组织的人为再度损伤，对原发性软组织和骨组织损伤及术后软组织的修复、骨折断端的愈合均会产生不利影响；②小夹板对肢体长期固定会导致肌肉萎缩、软组织机化粘连、关节纤维性强直等后遗症的发生。

其次，就西医手术治疗骨折而言，其利在于：手术切开骨折部位，使骨折断端达到解剖对位。其弊在于：①手术过程中和手术结束的缝合均对骨折局部的皮肤、皮下组织肌肉、肌膜、腱膜、血管、神经和骨骼等各种组织产生人为的严重破坏性损伤。②骨折断端手术复位后，采用钢板等金属器材将骨折断端内固定，固定的同时也对骨骼造成了再度破坏性损伤。上述两点对骨折局部软组织的修复、骨折的愈合和骨折肢体功能的恢复极为不利，直接或间接地影响各组织的修复和愈合。③手术后采用石膏外固定数个月，极易产生肌肉萎缩、软组织机化粘连、骨折迟缓愈合、关节强直等后遗症。④最大的问题在于，要在手术后 2 年再进行二次手术，将肢体内固定的钢板取出。此次手术对软组织和骨组织的创伤不亚于骨折手术治疗过程中的损伤，术后因肢体严重肿胀，仍需要固定数周。手术肢体局部的各软组织迅速相互粘连，交织在一起，造成局部组织关系紊乱，同样会给病人造成再度损伤和功能障碍。

中医治疗骨折有几千年的历史，西医治疗骨折也有三百年的历史。虽然治疗方法不同，但是治疗的目的是相同的，都是使折断的骨骼愈合，继续完成躯体或肢体的支撑作用和杠杆作用，为人体运动功能需要服务。骨折后，根据病人病情需要，任何一种治疗方法都是必要的，也是必需的。随着医疗技术的日益发展，中医和西医治疗骨折的方法也不断增多，在技术和手段上均有较大幅度的提高，但仍然存在着治疗后骨折迟缓愈合、骨折局部各软组织机化粘连、萎缩和关节强直等诸多后遗症的发生，造成运动功能障碍或丧失，使患者陷入治而不愈的痛苦之中。对此，笔者针对各种治疗骨折的方法进行了全面而系统的研究和总结，找到了导致上述骨折迟缓愈合和骨折术后后遗症的主要原因及问题的关键所在。

首先，骨折后通过各种方法和手段将骨折断端接上是必要和必需的治疗，但骨折断端愈合了并不意味着骨折的肢体各种纤维软组织和关节运动功能就随之恢复。

其次，骨折的同时，外伤史对骨折周围局部

的肌肉、肌腱、韧带、神经和血管等组织均会造成严重的综合性、破坏性损伤。

再次，如果肢体肌肉发达，在外伤史同等的情况下，肌肉等组织可抵御外伤侵害，不会损伤肢体的软组织，同时也不会发生骨折。相反，肌肉等组织的能力较弱，同等的外伤史，就会使肢体的软组织严重破坏损伤，骨骼同时就会发生骨折。

## 二、骨折治疗的误区

在找到了导致上述骨折迟缓愈合和骨折术后后遗症的主要原因及问题的关键所在的同时，笔者也发现了目前国内外在治疗骨折上所存在的误区。

首先，治疗骨折时，单纯地把治疗的中心放在了如何将骨折断端接好，忽略或从未考虑到骨折的同时，骨折肢体和骨折周围各种软组织同样遭受了严重破坏损伤。

其次，手术治疗骨折时，从未考虑和意识到骨折的同时对骨折断端周围各软组织造成严重破坏性损伤，手术实施的过程实际上是在骨折肢体在原发性损伤的基础上进行的，手术人为地对局部皮肤、皮下肌肉、各软组织、骨骼等组织造成再度破坏性损伤。

再次，无论中西医结合手法复位，夹板外固定，还是西医手术切开解剖对位，钢板内固定，在治疗过程中都会形成人为的再度创伤。人为的创伤导致骨折局部有大量血液渗出，在各组织间形成血肿和水肿，造成骨折肢体严重肿胀。手术后根据骨折的类型和损伤的严重程度进行肢体外小夹板和石膏托或石膏筒跨关节外固定。因长期固定，肢体纤维组织静止不动，渗出的血液侵入各组织间隙，形成淤血，使各组织间大面积机化粘连，造成骨折肢体各组织关系紊乱，各种组织形成弥漫性、缠裹性压迫，从而阻滞和影响骨折肢体正常的血液循环和新陈代谢及营养供给。因此导致了骨折肢体肌肉纤维化和萎缩，神经传导减慢，骨折迟缓愈合，软组织损伤不能及时修复，

从而造成肢体运动功能障碍等后遗症的发生。

综上所述，笔者认为，在治疗骨折时，一定要首先认识到：骨折的同时，骨折局部的软组织同时会遭受严重破坏性损伤。治疗骨折的同时一定要了解和掌握骨折局部软组织的损伤状况，在骨折手法复位或骨折手术复位治疗时将骨折局部软组织的人为损伤和创伤降到最低。笔者主张手术切开治疗骨折的同时，对骨折周围的原发性软组织破坏损伤也给予有效的吻合、修复，这样，既有利于骨折断端的愈合，又有利于骨折周围各软组织损伤的修复。

当前，骨折手术后之所以会发生诸多后遗症，关键问题在于诊断单一，不全面。只考虑针对骨折的治疗，只侧重人为将断骨接上，而忽略了原发性软组织损伤及对软组织损伤的治疗，更没顾虑到后遗症的发生。笔者认为，骨折和软组织损伤虽然同时发生，但它们分属骨骼严重破坏性损伤和软组织严重破坏性损伤两种不同类型的疾病和损伤，并不是一种疾病。临床中，不是把骨折断端接上了，骨折就能顺利愈合，骨折肢体的软组织就一定修复和愈合，肢体运动功能即可恢复正常。因此，针对肢体骨折及其软组织损伤，要根据损伤局部不同的病理变化、不同时期和不同阶段来选择不同的治疗方法。

千万不要把骨折治疗概念化、简单化，一定要知道骨折是综合性组织损伤，对不同损伤要有针对性地采取不同的手段来治疗，才能有效。只有这样才能缩短骨折愈合期，促使软组织损伤修复和骨折愈合，避免骨折后遗症的发生。

目前，国内外在手术治疗骨折后，缺乏有效的后期治疗手段。医师往往根据骨折手术后病人关节屈曲、强直、运动功能障碍等临床症状，让病人进行被动和主动康复训练。但这种方法取得的效果是微乎其微的。我们一定要明白，所谓的康复就是主动和被动锻炼，而康复训练是锻炼方法，但不是治疗手段，其结果是达不到功能恢复的目的。软组织损伤、运动功能障碍是疾病，只有通过有效的治疗手段才能使其功能恢复。

笔者为骨折手术后和软组织损伤总结出新的

诊断、治疗和有效的锻炼方法，与前期手术治疗相结合，使骨折手术尽善尽美，避免了骨折后遗症的发生。

## 三、李培刚新疗法治疗骨折手术后的重要作用

李培刚新疗法治疗骨折术后，是对各种方法治疗骨折后所产生的诸多后遗症，以及骨折手术和手法复位治疗过程中造成的一系列损伤所进行的有针对性的治疗。

### （一）新疗法对中西医结合治疗骨折后的重要作用

1．在骨折早期的治疗作用　患者在采用中西医结合的方法将骨折肢体处置后，应用李培刚医学治疗手法的最佳治疗时机是骨折断端骨性愈合期和临床愈合期。骨性愈合期，骨折断端相对具有了稳定性，此时将外固定的夹板临时拆掉，对骨折肢体萎缩的肌肉和挛缩、纤维性强直的关节采用不同的安全稳妥的手法及适度的力量进行治疗。在不影响骨折断端愈合的情况下，剥脱分离各纤维组织间的机化粘连，扩大组织间隙，解除骨折肢体和骨折局部的弥漫性压迫，促进肢体、骨折断端和损伤的软组织的血液循环，使肌肉增长，力量加强。从而促进骨折的愈合，缩短骨折愈合期。为骨折达到临床愈合期后，骨折肢体的运动功能恢复正常打下稳固的基础。

2．在骨折后期的治疗作用　骨折愈合后，虽然骨折部位达到了临床愈合标准，但是因为骨折周围瘢痕组织挛缩，血、水肿和液体机化、各组织间的粘连，致使肌肉萎缩、关节挛缩和关节纤维性僵直，而影响肢体关节收缩与伸展。因此，在骨折稳定和骨折断端允许的情况下，采用李培刚医学治疗手法进行治疗，可促使原发性和人为的损伤所造成的血、水肿消退，血、水液体的吸收，使已机化的结节软化，对粘连的组织进行剥脱分离，扩大骨折周围的各组织层次和邻里之间的间隙，理顺各层次和邻里之间的组织关系，加

速肢体和骨折局部的血液循环，改善骨折和软组织愈合环境，促进骨折愈合，使肢体功能恢复正常。中西医结合治疗骨折与李培刚医学治疗手法的有力结合，进一步促进骨折和软组织损伤的愈合及功能恢复。

### （二）李培刚新疗法在西医治疗骨折手术后的重要作用

1．在骨折手术后早期的治疗作用　李培刚医学治疗手法对骨折手术后早期治疗的最佳时机是手术刀口拆线 10 天后。通过最佳的手法和适度的力量，达到消肿、止痛的作用。同时防止原发性软组织损伤和手术切开人为破坏损伤的组织机化粘连，形成弥漫性的压迫，影响软组织的修复和骨折的愈合。需要强调的是，此时治疗对医师技术的要求较高，要求手法熟练，力量适度。在治疗过程中，必须做到既不能影响骨折的稳定性，又不能加重原发性骨折损伤的软组织和手术人为破坏的软组织的损伤，造成再度损伤。

为了骨折部位的安全，防止意外的发生，李培刚医学治疗手法治疗结束后需要将外固定捆上。这样使正常的肌肉和软组织不受骨折局部的影响。肌肉不萎缩，关节不挛缩。同时促进骨折的早期愈合和关节功能的恢复，减少、避免诸多后遗症的发生。

2．在骨折手术后远期的治疗作用　骨折手术后的晚期是指手术切开复位、外固定后数个月，骨折部位迟缓愈合或不愈合。将外固定拆除后，发现因血液循环差导致骨折肢体皮肤的皮屑不脱落、肌肉萎缩、板状而无弹性、关节挛缩而强直，运动功能严重障碍或丧失。此时，采用李培刚医学治疗手法可松解各种纤维组织，剥脱分离各层次和邻里间的组织粘连，扩大组织间隙，理顺组织关系，软化机化的结节，促使原发性和手术人为破坏所造成的瘢痕组织及挛缩的软组织的软化、吸收。同时解除肢体和骨折局部的弥漫性压迫，加强神经传导功能，刺激神经，兴奋肌肉，扩大和加速血液循环和新陈代谢。促使骨折愈合和关节功能恢复正常。通过李培刚医学治疗

手法治疗解除骨折局部及其周围的不良因素，减轻或消除骨折后遗症的发生。

李培刚新疗法治疗骨折手术后安全可靠、无损伤、无副作用，治疗方法简单、治疗效果显著，弥补了目前中西医结合治疗骨折和西医手术治疗骨折方法的缺憾和不足。

## 第三节 李培刚新疗法的治疗原则 与时机

骨折主要包括躯干骨骨折和四肢骨折。躯干骨骨折分为脊柱骨、胸骨及肋骨骨折，四肢骨折分为上肢和下肢骨折。骨折还可分为骨干骨折和关节骨折两种。躯干骨骨折和四肢骨折均有严重的外伤史、发病原因和骨折后的病理变化。各部位骨折的轻重取决于外伤史力量的大小，骨折的类型取决于造成骨折的形式。根据不同部位、不同程度、不同类型的骨折，西方医学和中医传统正骨及中西医结合总结出不同的治疗方法和处理原则，通过千百年的临床实践各自成为较完整的东、西方学派和治疗体系，为骨折的整复、关节功能的恢复和人体的健康做出了贡献。

李培刚新疗法与中西医结合和西医手术治疗骨折的有机结合，促使了骨折的愈合，缩短了骨折的愈合期，避免和减轻了骨折延迟愈合、不愈合或愈合后肢体关节功能障碍的发生。

由于篇幅有限，本书仅重点选择部分有代表性的骨折类型进行讲解。

### 一、治疗原则

李培刚新疗法的治疗原则是治疗各种疾病的法则。是在整体观念和人体正常与异常辨证施治的原则下研制的。

治疗原则与治疗方法不同。治疗原则是用以指导治疗手法和治疗方法过程的总则；治疗方法是治疗原则的具体化。因此任何具体的治疗方法，总是属于一定的治疗原则。

由于骨折后病理变化的过程有急有缓，病情程度有轻有重，损伤的时间有长有短，其病理变化的复杂程度、临床表现不同。因此，作为医师必须根据上述的不同情况，针对骨折后及手术后复杂多变的病理变化以及临床表现，找到导致病理变化的原因。治病首先要知病，知其病理变化才能选择最佳的治疗手法和最适度的力量，根据

整体和局部各种损伤的需要，达到康复的目的。

### （一）诊断在治疗中的重要性

对骨折后或骨折手术后的治疗，首先要了解病因和病史，要有准确的诊断。诊断是各种骨折手术后治疗的方向。同时根据各种骨折的病因，损伤的轻重，时间的长短，损伤的性质和病理变化，选择最佳且相应的治疗手法和适度的力量，做到诊治合一，疗效显著。如临床上对各种骨折的病因、病理变化、损伤性质、损伤程度、症状和表现混淆不清，概念模糊，诊断不准确，治疗不及时，方法不得当，效果不明显，甚至会起到相反的作用。因此，诊断是治病救人极为重要而关键的环节。

### （二）病变的治疗

1. 病变部位的确定 各种类型的骨折均有它的发病原因和骨折及骨折手术后的病理变化。因外伤史程度和病因不同，造成肌肉、韧带、关节、神经、血管和结缔组织的损伤程度也不同。因疼痛导致肌肉痉挛、关节挛缩，肌肉萎缩，血肿和淤血的机化、粘连，软组织增生、增厚、钙化，在肢体不同的骨折部位出现程度不同、大小不均、轻重不等的异常的条索和结节。上述异常变化的轻重取决于外伤史，引起的症状和临床表现也不同，轻者疼痛，功能受限；重者剧痛，关节功能障碍或一时性丧失。对此在治疗之前医者必须有一个准确的定位，以免在施行手法过程中抓次丢主，达不到手到其部、病在其处的治疗目的。

2. 掌握病变部位的解剖 在确定骨折后或骨折手术后的异常病变部位后，施行手法治疗前医者必须了解骨折手术后异常病变局部的生理解剖，病变部位骨骼和关节的结构和排列，关节周围的关节囊、韧带的分布、走行和它的起止点以及它的活动功能，局部肌肉、肌腱的起止点、作用，神经的分布及支配。要清楚局部肌肉和其他组织的血液供应情况，同时也要了解骨折断端和异常病变周围的组织关系。对损伤后异常病变的组织有针对性和重点地治疗，并通过附近的正常

组织来带动和影响损伤组织的修复。因此，在治疗时要强调损伤后对异常病变部位的组织解剖做到心中有数，做到稳、准施治。

3.治疗手法与力量的选择　医者根据骨折手术后的病理变化，确定异常病变部位，了解病变局部解剖，掌握病变性质后，在临床上施行治疗。治疗要针对局部损伤的性质，确定治疗方案，选择治疗手法和适度的力量进行治疗。

对骨折和骨折手术后的软组织损伤引起的肿痛，可选择较柔和的麻醉、按揉手法和适宜的力量进行治疗，方可麻醉镇痛，缓解痉挛，消肿，减轻疼痛，达到功能恢复的目的。对骨折手术后时间较长的软组织损伤，局部血肿和淤血的机化、钙化，组织间粘连而组织增生肥厚形成的、条索、结节等变化，可先通过按揉手法，使结节软化，再通过剥离手法使粘连剥开、理顺。此手法强硬，力量较大，为破坏性手法。在治疗中要根据病人的体制强弱、职业、性别、肌肉弹性大小及接受能力，力求做到既剥脱组织粘连，又不损伤或尽量少损伤骨折断端和软组织，促进局部血水肿的吸收，缓解条索，软化结节，伸疼痛解除，功能恢复。

### （三）骨折手术后的近期治疗与原则

对骨折手术后近期软组织损伤治疗之前要做到：一要了解病人骨折和损伤的部位；二要了解骨折的类型和损伤的性质；三要了解骨折和软组织损伤程度的轻重；四要了解损伤的时间。对不同性别、不同年龄、不同体质、不同接受能力及损伤程度的病人，在施治中不能一概而论，做到具体情况具体处理，具体对待。通常应用神经麻醉、按揉和运动治疗手法。治疗时手法要柔和，根据病人的损伤程度、适应和接受能力，应用的力量随着疼痛的减轻、痉挛的缓解、肿胀的消退由小逐渐加大，但要适度，起到既不加重局部软组织的损伤，又能有利于骨折愈合和软组织修复，达到预期治疗的目的。

### （四）骨折手术后远期的治疗与原则

治疗前也要了解最初骨折和骨折手术后的发病原因，外伤史的形式，损伤的轻重，时间长短，血水肿的严重程度，异常的肌肉条索、血水肿的机化、结缔组织增生肥厚和各组织相互间粘连造成疼痛和关节功能受限，根据以上各种因素和情况而确定治疗手法、力量和关节的运动方法。

骨折或骨折手术后远期软组织损伤与近期软组织损伤不同。因病人的损伤时间已久，局部软组织的病理变化较复杂，限制和约束了关节周围和关节上下的肌肉、韧带、关节囊、肌腱收缩及伸展运动，影响了神经的传导及血管血液的供给功能，继而出现疼痛、麻木等临床症状。其病变漫长、顽固，且在患者机体或肢体的深层，影响着骨痂的形成和骨折断端的愈合。治疗时手法多选择神经麻醉，主要是按揉、剥离和被动运动手法进行治疗。在治疗过程中手法相对强硬，力量要大于近期的治疗，否则无法将深层机化、增厚和粘连的不规则组织剥脱且理顺软化。这无疑是一种人为的损伤，但这是必然的，也是必要的，这种手法我们称之为"不做手术的手术刀"。它可通过皮肤由浅入深，力量间接作用于异常病变之处，使痉挛条索、血水肿机化的结节、手术和瘢痕组织挛缩、增生肥厚粘连结缔组织剥脱、理顺，扩大间隙，软化吸收，促使关节及各功能恢复正常。

对骨折手术后病人初次治疗时会产生轻微的疼痛，造成新的损伤。因为要将不规则的异常纤维组织剥脱开，使不规则血管破裂，血水肿渗出，治疗的当日局部会出现肿胀。触摸时疼痛，但运动时功能不会受限，疼痛不会加重。第二、三日肿胀消退，症状减轻，功能改善。我们把它称为"剥开理顺"。第二次治疗时，要按骨折手术后近期软组织损伤进行治疗，开始力量要轻，随着手法的进行，局部的疼痛和肿胀相对减轻或缓解时，力量由小逐渐加大，由浅至深，当达到或接近第一次按揉力度时结束治疗。第三次或数次治疗后，人为的损伤使浅层机化粘连和结节的组织逐步软化，血水肿吸收，而症状基本缓解。之后，根据深层的异常病理变化程度再加大力度继续深触治疗，直到骨折愈合、软组织异常病变解除和功能恢复为止。

在骨折手术后期的治疗过程中，人为的损伤有时使病情加重，这是一时性的，且是正常的反应。但必须告诉病人，使其明白了解，正确对待，防止病人因此误认为手法治疗使病情加重而中断治疗。

## 二、治疗时机

1.李培刚医学治疗手法在中西医结合治疗骨折后的治疗时机 临床上，中西医结合手法复位和小夹板固定治疗骨折，必须在骨折断端相对牢固的情况下用相应的手法和适度的力量进行治疗。相应的牢固期，一般情况为骨折的骨性愈合期，但未达到临床愈合期。此期因骨折断端有大量的骨痂形成并在骨折线周围堆积，同时从X线片上观察可见部分或大量的骨小梁越过骨折线，此时可将四肢骨折固定的小夹板拆下，对骨折周围挛缩、痉挛、萎缩、机化、粘连的僵硬软组织进行李培刚医学手法治疗。治疗的顺序自上而下或由下至上，必须按着骨折肢体的肌肉、肌腱、关节、韧带、神经和血管的运行而进行。

应用的力量以轻柔为主，根据骨折的牢固程度由浅入深。随着手法和力量的进行，骨折外部和周围痉挛的缓解，机化的结节和粘连的条索由硬变软，由大变小，由粗变细，痉挛随之而缓解或逐渐减轻而结束。结束后再将夹板固定，但不宜过紧。隔日做一次治疗，反复进行。当拍X线片显示骨折线有大量的骨痂和骨小梁越过，且骨折断端形成一体较牢固时，可拆掉夹板继续治疗，直到功能恢复为止。需要敬告患者的是，前三次治疗后常有程度不同的肿胀，这是因为骨折后长期的小夹板外固定，正常和损伤的软组织因长期静止不收缩和伸展，各层次和邻里之间的纤维组织相互机化粘连造成的。因此，尽管治疗手法和应用的力量轻而柔和，也会使骨折周围的不

规则的机化粘连的软组织和纤维造成新的损伤，这种损伤和显露出来的肿胀和轻微的触摸痛是正常的，也是治疗时必然出现的。三次治疗以后肿胀消退，疼痛消失，机化的结节和各条索软化吸收，粘连的组织通过手法的剥脱而分离，萎缩和挛缩的肌肉逐渐恢复故有的弹性，局部的血液循环更新，皮屑脱落，皮肤出现光泽，局部的微循环得到改善。

2.李培刚医学治疗手法在骨折手术后的治疗时机 临床上，无论是哪个部位或哪一种类型的骨折，均采用切开、复位、接骨板内固定、将皮下多层次的肌肉和各纤维组织及皮肤缝合后，最后采用石膏托外固定。当刀口的缝合线拆除 10 天后，在皮肤愈合的情况下，即可采用李培刚医学治疗手法和适度的力量在骨折的上下及骨折局部外周肿胀处进行手法按揉。按揉的手法以轻柔为主，力量较缓和。在不加重损伤的同时，要达到消散肿胀，使血水肿和炎症吸收。防止原发性和手术人为创伤的软组织和骨折损伤造成的血水肿机化，各纤维组织粘连及瘢痕组织挛缩的形成，影响肢体血液循环、新陈代谢和骨折断端及损伤软组织的营养供给。

手术后采用手法在刀口的局部和骨折上下两端的周围及关节上下进行按揉，扩大骨折周围各层次和邻里软组织的间隙，理顺各组织关系，因而加速了患部肢体、骨折断端、损伤的软组织、手术人为创伤愈合的血液循环、新陈代谢和营养的保障，促使骨折早期愈合，使损伤的软组织的功能早日恢复。手法进行时，切记力量不要过大、手法不要过猛，以骨折患者能接受和适应的情况下为宜。应用的力量随着手法的进行由小逐渐加大，使骨折局部的肿胀消减，疼痛缓解减轻。进行的顺序要由骨折局部或周围的肌肉、肌腱、关节囊、韧带、血管和神经的走行自上而下或由下至上、由内至外，再由外至内反复进行。当刀口局部肿胀、痉挛、僵硬的组织变软时而结束。隔日一次，治疗时间根据病人骨折手术后的情况而定，一般在 30~45 分钟。手法结束后，在不影响骨折断端稳定的情况下，患者忍痛使骨折的上下

端做被动或主动屈伸运动，促使骨折周围肿胀的消退和炎症的吸收，同时达到巩固手法治疗效果的目的。

粉碎性骨折或骨折的类型较复杂和部位较特殊的，必须要根据骨折的实际情况和病情允许而使用手法治疗。千万不能一概而论，更不能因小失大，带来不良的后果。

对开放性骨折或合并神经和血管性损伤的病人，经处理后，根据骨折、神经、血管和伤口的实际情况的需要即可采用手法治疗。

## 第四节　李培刚新疗法的治疗手法

李培刚新疗法的治疗手法是治疗疾病的一种特殊形式和最直接的主导性治疗手段，它采用手掌、手指、前臂、肘尖等部位对疾病进行治疗。其治疗效果迅速快捷，是一种无形的手术，且无损伤及副作用，是手术、药物和其他疗法不可替代的治疗方法，具有科学性、先进性、可靠性、可行性。笔者根据各种适应证的病理变化，以现代医学基础理论为依据，总结出了新颖独特、安全可靠的治疗手法。在临床应用时，根据患者的不同年龄、不同性别、不同体质及疾病的不同种类、不同部位、不同性质、不同时期、不同程度和不同病理变化的需要，选择最佳的治疗手法和力度，进行合理准确的治疗，起到消肿止痛，解除肌肉痉挛，加速损伤组织修复，改善肌肉、关节和整体功能的作用，达到恢复肢体各项功能的目的。

### 一、技术要领

医者先用手在患部寻找异常病变，再用各种特定的规范化的治疗手法，以力的形式从患者体表穿透至深层病变处进行治疗。

李培刚新疗法的治疗手法具体操作形式主要包括用手指、手掌、前臂和肘部等方式。通过手法技术与力量运用有机地结合，使病变部位的神经、血管、肌肉、肌腱、筋膜、韧带和关节囊产生治疗效应，使各软组织修复、骨折愈合及功能恢复，这一切主要是通过不同手法的操作来完成的。由于在治疗操作过程中采用的手法形式和力量不同，对机体某一部位刺激强弱不同，从而形成了许多不同的治疗手法。通过大量的临床实践，治疗各种适应证均取得了显著的治疗效果。

李培刚新疗法的治疗手法是一种高效的物理治疗方法，也是李培刚新疗法治疗疾病的基本手段。在临床应用中，手法的优劣直接关系到临床治疗效果，因此必须重视手法的研究、总结和提

高。要根据疾病的种类和病理变化，有针对性地采用适合不同患者和不同疾病需要的最佳手法和力度。特别要在"手法"选择和运用上下功夫。"手法"是治疗各种疾病的根本，也是技巧，更是技术。手法施于临床，在患者不知痛苦或痛而舒服（享受性疼痛）的情况下，把疾病产生的疼痛解除，称为最佳手法。根据患者的伤病轻重，在施治过程中手法各有所宜，要灵活运用。手法技巧和力量的运用是否适宜，直接关系到治疗效果和功能恢复的快慢。因此，讲究手法、技巧、技术、力量的应用是李培刚新疗法的治疗手法关键所在。

李培刚新疗法治疗疾病首先要对疾病进行正确诊断，同时要了解其发病原因和发病机制。掌握了各种疾病的病理变化后，再根据不同的病理变化来选择不同的治疗手法和力度，总之，技术手法来源于检、诊、法、力、技、巧的有机结合。

"检"：李培刚新疗法中的临床检查方法，是笔者在临床实践中总结出来的一种特定的检查方法。它是通过医者双手探摸检查来找出异常病变所在。这种检查方法为疾病的定性和疾病的诊断提供了可靠而直接的依据。

"诊"：指对各种疾病的正确诊断。操作者要具备诊断与鉴别诊断能力，在治疗过程中做到心中有数。这样才能为手法治疗指明正确方向，确定治疗目标。

"法"：指的是治疗手法。科学的治疗手法要根据疾病的种类、病情轻重和病理变化需要而选择有效的手法和力度，做到知病情，识病变，灵活应用手法，方能取得预期的治疗目的。

"力"：指的是手法施治过程中应用的力量。在治疗过程中力量大小的运用和结合是治疗和功能恢复的关键一环。在操作过程中，要根据病情轻重、病程长短、耐受力强弱及性别、年龄、体质等因素，针对其病因和病理变化，选择运用最佳的手法和适度的力量。用力过大将加重损伤；用力过小则达不到治疗目的。因此在治疗中，强调力和法要恰到好处。

"技"：指的是治疗过程中的技术。作为专业医务人员，不仅仅要掌握治疗手法，更要掌握人

体生理解剖结构和各种疾病的诊断。在给患者施治前要对所治疗疾病的病情做到心中有数，治疗过程中根据病情的轻重和治疗所产生的一系列变化，灵活选择手法的辨证应用和力量大小适度的有机结合。了解病情轻重程度，针对病情和病理变化而选择最佳的手法，同时运用最适度的力量。"检、诊、法、力、技"五者有机的结合才称其为技术。

"巧"：是指机巧和技巧。"机巧"是指在治疗过程中对机会或时机的把握。要根据患病时间的长短而选择手法、力度。如李培刚新疗法手法治疗骨折手术后的时间选择就是非常重要的，不可轻视。"技巧"是指医者在临床施治中，根据各种疾病和不同病理变化而应用的手法、运用的力度和采用的技术是最佳的，三者的结合成为技巧。它对疾病的治疗和肢体关节功能的恢复起到极为重要和决定性的作用。

李培刚新疗法手法治疗疾病靠的是正确的诊断技术和科学的治疗技术。不能单一地用强硬的手法、粗暴的力量，而要科学地选择和运用各种技术。如果治疗时用力过大，手法的动作过猛或粗暴，强拉硬扳，不讲究手法和技巧，在治疗过程中患者因剧痛使肢体局部肌肉等组织产生保护性痉挛，深层需要治疗的组织被浅层痉挛的组织所掩盖，该治的部位或组织得不到治疗，反而对不需要治疗的正常组织造成新的损伤，使病情加重，还会使患者因精神紧张而产生惧怕心理，不合作或不再进行治疗。但是，在这里必须说明和强调的是：运用手法技巧并不是说手法操作时不需要用力量，更不是否定"力"的作用，而是强调力的运用必须与手法和技巧有机而完美地糅合在一起。

## 二、技术要求

熟练的手法和技术应该具备持久、有力、均匀、柔和四大基本要求。实施治疗时由表入里、由浅到深，起到"传透"的作用，既能治疗异常病变，又不损伤局部的正常组织和器官。

"持久"，是指医者在临床治疗过程中，手法应用的力量要持久，强调力量的平均使用。没有扎实熟练和厚实的功底作为基础，在操作中会因时间过长使手法出现走形，不规范，达不到预期的治疗效果。但是，如果只有熟练的基本手法，而力量不足，当病变部位需要用柔和而有力的手法和力量时，医者不能有力持久地操作，患者的酸、麻、痛、胀感不能解除，达不到患者的需求和解除病理变化的需要，使患者对治疗丧失信心。

"有力"，是指手法在临床应用中，要具备一定的力度。力量是治疗疾病并使之恢复的最重要因素之一。对病情轻、病变部位浅的患者不宜力量过大，在治疗中需要力量平衡而耐久，才能达到治疗效果。对体胖、耐性强、病情较重、病变部位深或患病时间较长的患者，则需要较大的力度。医者力量不足，在施治中力量不平均，也会导致手法变形，而不能达到患者和病变局部的需要，甚至可能会带来程度不同的副作用。因此强调医者加强手法和力度的锻炼，以适应不同患者的需要。

"均匀"，是指在临床施治中，对患病的不同部位和运用的不同手法均需要一定的力量。如力量不足，功底不厚，缺乏耐力，在手法操作过程中，就会出现节奏不均匀，力量不平衡，动作紊乱。如具备力量、耐力和过硬的基本功，在治疗中，使动作频率有节奏而协调，而不是时快时慢。用力一定要稳、准、妥，不可忽轻忽重，要保持手法动作的连贯性。

"柔和"，是指在临床操作过程中，手法动作的节奏协调、持久性，耐力和力量的平衡性，它们的结合才体现到手法"轻中有力而不浮，重中有轻而不滞"，是治疗手法技巧和力量的完美展现。

在手法练习和临床施治中，持久、有力、均匀、柔和这四个方面是密切联系的，更是相辅相成的。四者缺一则不完善，就不能达到最佳效果。而力量和技巧有机的结合，则会使手法既有耐力又柔和，这就是通常所说的"柔中有刚，刚中有柔，刚柔相济"。只有这样，才能达到传透治愈的目的。在临床应用中，最关键的是技术，技术源于手法，力量则是发挥技巧的基础。操作者必须有充沛的精力和强壮的体魄，才能保证手法技术正常的发挥，运用手法才能得心应手。相反，即便手法掌握得很熟练，也难以达到治疗效果。所以，强调不但要掌握李培刚新疗法的基本理念、检查方法、诊断技术、治疗原则、治疗手法和科学有效的锻炼方法，还要加强自身体能和力量的训练。在施治中，要做到持久、有力、均匀、柔和，达到"刚中有柔，柔中有刚，刚柔相济"的程度，真正做到："手到其部，病在其处，手悟心会，手随心转，法从手出"，充分体现李培刚新疗法的重要作用和价值。

## 三、基本手法

1. **按法** 临床上常用的按法有肘尖按法、掌面按法、手指按法三种，根据不同部位和不同病理变化的需要而实施不同的按法，按力方向应为垂直于体表（图 2-1）。

2. **揉法** 临床上常用肘尖、前臂、掌面和手指四种揉法。手指揉法又包括拇指、两指（示、中指重叠）和四指揉法。根据不同部位和不同病理变化的需要，在施治操作中，可分为定点揉和移动性揉两种方法（图 2-2）。

3. **剥法** 临床施治中常用的剥法有肘尖、拇指直立、拇指横推、四指（示、中、环和小指）和两指（示、中指重叠）剥法五种。针对病患不同部位和局部病理变化的需要而选择应用（图 2-3）。

4. **动法** 动法在临床上常用主动和被动两种。主动是指患者的肢体关节自主运动。被动是指患者由于肢体关节功能障碍或丧失而需要在他人协助下运动。该手法可用于周身关节（图 2-4）。

5. **拿法** 以拇指与其他四指相对，进行提拿揉捏的手法，多用于治疗大腿前后侧和小腿后侧的伤病（图 2-5）。

6. **击法** 击法在临床施治中，常用的是双拳和双手对掌击法两种。该手法主要作用于背腰部和双下肢（图 2-6）。

7. **推法** 医者用双手掌重叠作用于腰部，用力推动腰部。该手法主要用于腰部软组织损伤的治疗（图 2-7）。

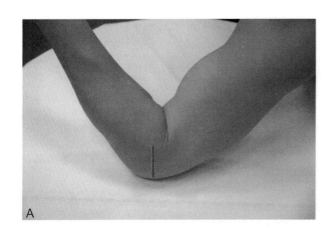

A

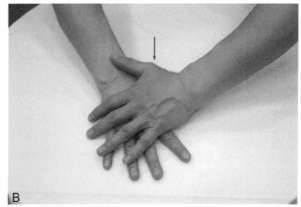

B

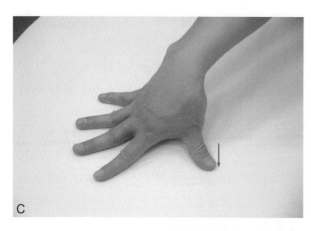
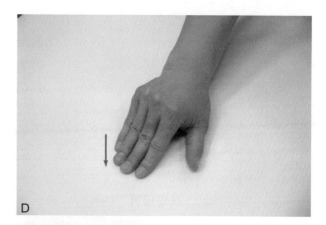
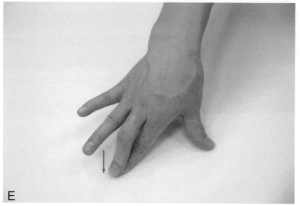

图 2-1 按法

A. 肘尖按法；B. 掌面按法；C. 拇指按法；D. 四指按法；E. 两指按法

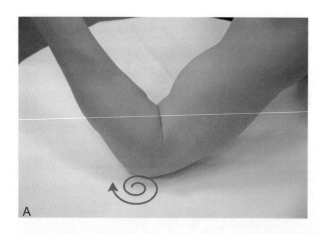
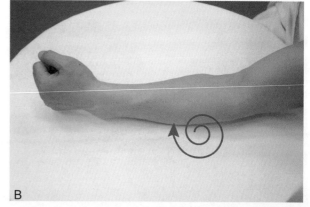

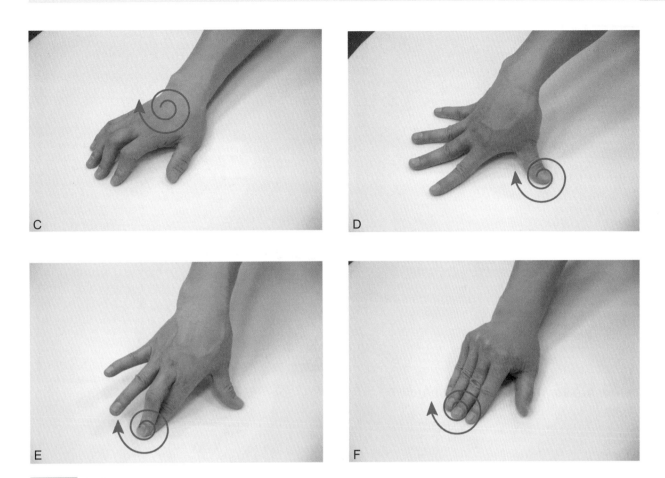

**图 2-2** 揉法

A. 肘尖揉法；B. 前臂揉法；C. 掌面揉法；D. 拇指揉法；E. 两指揉法；F. 四指揉法

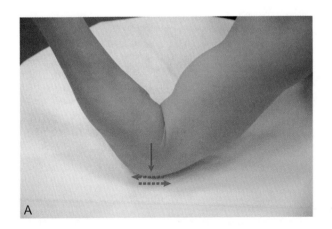

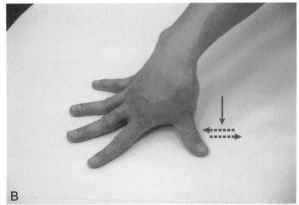

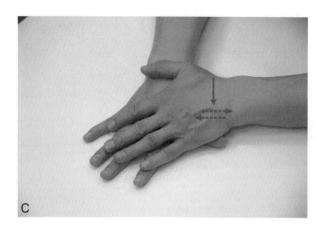

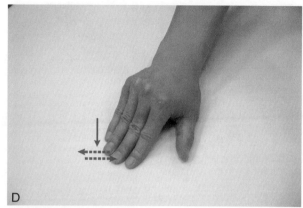

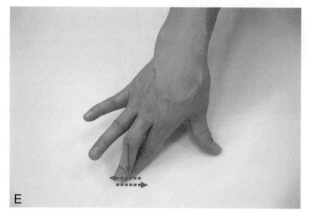

图 2-3 剥法

A. 肘尖剥法；B. 拇指直立剥法；C. 拇指横推剥法；D. 四指剥法；E. 两指剥法

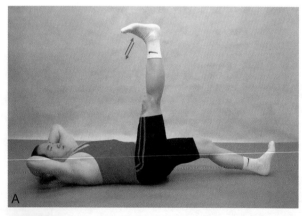

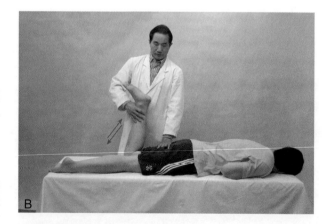

图 2-4 动法

A. 主动；B. 被动

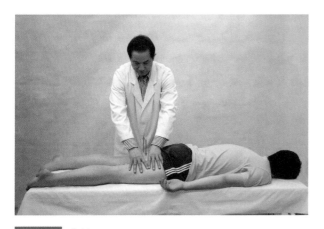

图 2-5 拿法

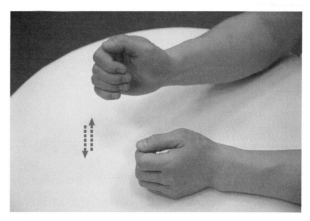

图 2-6 击法

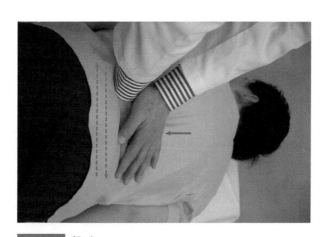

图 2-7 推法

## 四、治疗手法

李培刚新疗法治疗手法是由以上基本手法组合而来的。基本手法是临床治疗手法的基础，也是一种单一的动作方式。而治疗手法则是各种基本手法的优化和有机结合，如按法与揉法的结合，称为按揉手法，按法与剥法的结合称为剥离手法。而各种治疗手法的有机结合运用，既能达到基本手法各自的治疗作用，又能使相互之间达到疗效叠加和放大的作用，使手法真正成为一个完整的治疗体系。在施治中，根据不同病情、不同病程、不同病理的需要，采用最佳的手法和最适度的力量，才能达到最佳治疗效果。

### （一）麻醉手法及要领

麻醉手法多采用按揉手法，在临床上为治疗的第一手法。根据患病部位的不同和治疗的需要而选择病变上部的神经干、支进行手法麻醉。常用手法有以下两种。

1. 肘尖麻醉　该麻醉手法（神经麻醉）多用于背、腰、臀、大腿后侧肌肉较发达的部位。用由小逐渐加大的力量在神经干、支上进行垂直按压和按揉，通过外力传透到神经干、支，起到一时性的麻醉和止痛作用（图 2-8）。

2. 手指麻醉　手指麻醉手法包括拇指麻醉和两指（示、中指重叠）麻醉两种，多用于头、面、颈和四肢肌肉不太发达及面积较小的神经根支走行表浅的部位。医者确定治疗部位后，对分布和支配病变部位的神经根支，采用拇指或两指进行按压和按揉，达到麻醉病变部位神经根、支的目的（图2-9，图2-10）。

麻醉手法的要领：不论是肘尖神经按压、按揉或手指的按压及按揉麻醉，在操作中，医者必须对患者的伤情和麻醉手法的力度做到心中有数。根据损伤的轻、重程度来选择麻醉手法的力量，起到神经传导阻滞和麻醉作用。肘尖和手指按压、按揉麻醉均应做到稳、准，力量适度，持续时间合适，以免力量过大、时间过长造成神经损伤，加重病情。肘尖或手指定点按揉麻醉时，医者肘尖或手指与患部的皮肤要紧密贴合，成为一体，相互之间不允许出现滑动和摩擦而损伤患者局部皮肤。其力量向深层传透，方能达到麻醉的目的。

### （二）按揉手法及要领

按揉手法是患者感觉最舒服、效果最明显的手法之一。该手法可分为肘尖、前臂、手掌和手指按揉四种。其中手指按揉手法又分为拇指、两指（示、中指重叠）和四指（示、中、环、小指）按揉手法，以上手法在治疗中，根据患者病变部位的不同而选择运用（图2-11至图2-16）。

1. **肘尖按揉**　该手法多用于不便于其他手法按揉的肌肉发达之处的深层结节、手掌腱膜及足底跖筋膜病变深处。医者肘关节屈曲，用肘尖对肌肉较发达或病变较深的部位以及手术后及原发性损伤后的条索、血肿机化形成的结节及挛缩的肌肉、腱膜进行按揉。

2. **前臂按揉**　该手法常用于背部、臀部、大腿和小腿后侧面积较大、肌肉较发达的部位。医者肘关节屈曲90°，使前臂尺侧贴于患部，沿着肢体肌肉的走行，由肌肉的起点直至止点，自上而下按揉痉挛、挛缩、机化粘连和萎缩及纤维化的结节条索，反复进行数遍。

3. **手掌按揉**　主要用大、小鱼际在患部进行按揉，多用于面部、肩部、背腰部、胸部、腹部、大小腿、上臂、前臂、手和足背等处。由肌肉起点至止点，由上而下反复进行。

4. **手指按揉**　手指按揉手法包括拇指、两

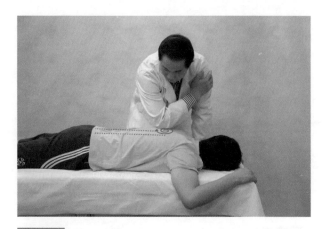

图 2-8　肘尖麻醉手法

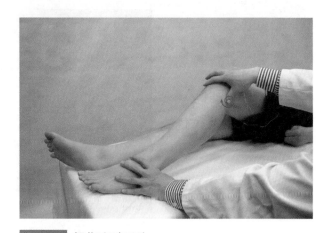

图 2-9　拇指麻醉手法

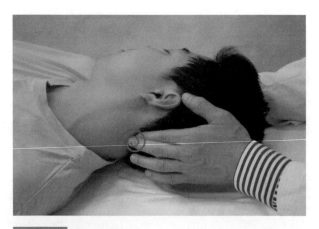

图 2-10　两指麻醉手法

指重叠和示、中、环、小指四指按揉手法。该手法主要作用于周身各部肌肉、韧带、关节，作为缓解神经根支兴奋的按揉手法。应根据患者损伤的部位不同而选择应用不同的手法和力量进行按

揉。按揉的顺序依照肌肉和神经及血管的走行自上而下反复进行。

5. **按揉手法的要领** 肘尖、前臂、掌面和手指按揉手法，在不同部位和对不同程度的损伤进行按揉时，应用的力量由小逐渐加大，并由浅入深。按揉时医者的肘尖、前臂、掌面和手指与患者局部的皮肤要紧密贴合，不得发生摩擦，以免擦伤皮肤。同时强调各种手法按揉时，患者的皮肤与皮下组织形成异体，相对运动，使手法在局部肌肉等组织上进行不同方向的移动或滚动，但移动范围要适度，如超过皮肤的正常移动伸展范围，就会造成局部皮肤撕拉损伤。

按揉时一定要根据局部的肌肉、韧带、关节囊、肌腱的走行方向，以及患部不同的病理变化选择不同手法和力度。必须根据躯干和四肢肌肉的痉挛、挛缩、机化程度和神经、血管及肌肉等组织的弹性、活动度使用最适度的手法。用力过大、过猛均会使各软组织纤维、血管损伤和破坏。因此按揉时力度和手法要适度，并着重对痉挛的条索、机化粘连的结节、增生增厚的异常组织反复进行按揉，循序渐进，使其由硬变软，由大变小，由厚变薄，软化吸收，同时通过不同的按揉手法和力量的穿透，使损伤部位不同层次之间的组织粘连剥脱分离，使关节、肌肉、韧带及关节囊等纤维组织固有的收缩力和弹性得以恢复。

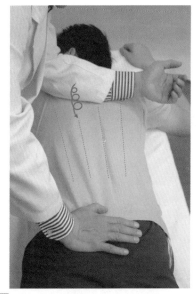

图 2-12　前臂按揉手法

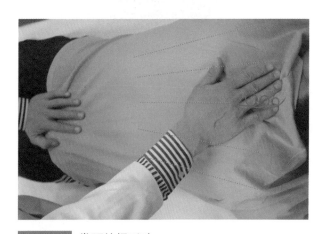

图 2-13　掌面按揉手法

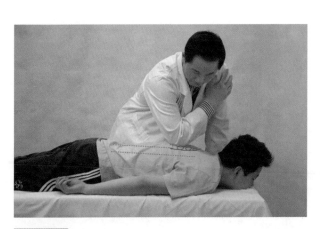

图 2-11　肘尖按揉手法

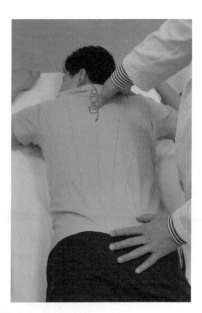

图 2-14　拇指按揉手法

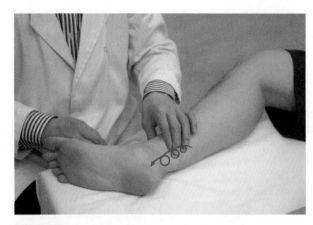

图 2-15　两指按揉手法

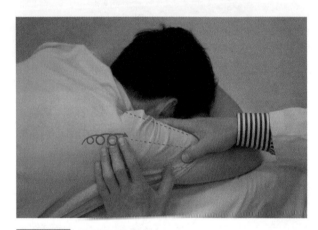

图 2-16　四指按揉手法

### （三）剥离手法及要领

剥离手法是一种重要手法。主要用于各种损伤后血肿及出血的机化，各组织间粘连和各种术后瘢痕组织挛缩等病变。根据患者的损伤程度和病理变化的部位，有针对性地选择最佳手法和适度的力量在患处进行剥离。起到剥开组织粘连、理顺组织关系、扩大各组织间隙，加速损伤局部及肢体血液循环、促进损伤部位愈合和损伤组织修复的作用。达到恢复肌肉和各纤维组织及关节功能的目的。

在治疗中根据机化和粘连部位而选择剥离手法。剥离手法有以下几种。

1. 肘尖剥离　肘尖剥离手法多用于背、腰、臀、大腿前后侧、小腿后侧和手掌腱膜及足底跖筋膜的肌肉深层机化粘连的条索和结节的异常病变。剥离时顺着局部肌肉等组织的解剖走行，医者肘关节屈曲，肘尖置于异常变化的痉挛条索和机化粘连的结节处，按其走行由内向外，由上至下，对条索、结节处进行横向和纵向弹剥。力量根据患者局部病情需要和接受能力而由小逐渐加大，反复进行数遍（图 2-17）。

2. 手指剥离　手指剥离手法包括拇指剥离、四指剥离和两指（示、中指）剥离。拇指剥离手法多用于躯干和四肢浅、深层肌肉机化粘连的条索结节；四指剥离和两指剥离手法用于肢体肌肉不发达或薄浅的肌腱和神经根、支。

（1）拇指直立剥离：拇指直立手法可分为单指剥离和双指重叠剥离两种。分别作用于躯干或四肢损伤后异常粘连的条索和结节处，拇指置于条索和结节上端的一侧进行剥离。如肌肉较发达，异常条索和结节在深层，医者双拇指重叠置于病变处进行剥离。手法操作时，由上至下，由外向内，由浅入深，沿着异常条索和结节的形状反复进行数遍（图 2-18）。

（2）拇指横推剥离：拇指横推剥离手法多用于背、腰及大腿部肌肉的异常条索和结节的病变。医者一手拇指与患者背、腰及大腿部肌肉的走行方向平行，并位于异常条索及结节的外侧，另手掌压在拇指之上，双手重叠同时用力，使拇指在异常的肌肉条索和结节上端或下端处由外向内来回推揉。其顺序由上至下，或由下至上，力量由小逐渐加大，反复进行（图 2-19）。

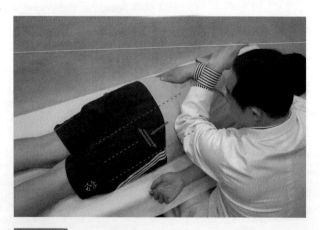

图 2-17　肘尖剥离手法

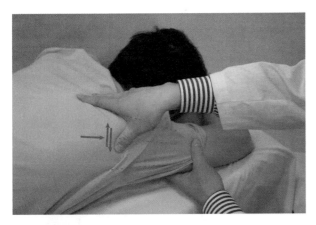

图 2-18 拇指直立剥离手法

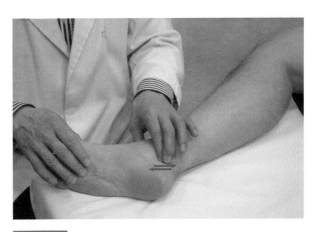

图 2-20 两指剥离手法

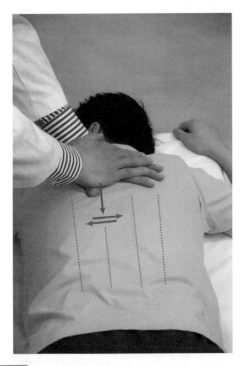

图 2-19 拇指横推剥离手法

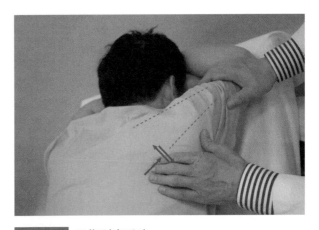

图 2-21 四指剥离手法

条索和结节及肥厚处，所以，要求稳、准。一方面要注意医者手指和肘部皮肤与患者病变部位皮肤的紧密贴合，千万不要出现摩擦，用力时不要滑动，防止擦伤皮肤。另一方面要使患者的皮肤与深层的条索和结节形成相对运动，使其发生移动和滚动，方能达到剥开、理顺的目的。应用的力量由小逐渐加大，反复进行。当医者感到条索和结节由硬变软、由大变小、由厚变薄时结束。

**（四）运动治疗手法及要领**

运动治疗手法是整套治疗手法的最后一项操作。该手法是通过医者的双手分别位于患者颈、躯干和四肢损伤关节的上下端，令关节做屈伸、收展、旋转等被动运动。通过运动起到缓解痉挛，松解关节，撕脱粘连，扩大间隙，促使渗液的吸收，防止再粘连，恢复关节和肌肉功能的作用，达到

（3）两指剥离和四指剥离：根据不同部位，采用示、中指重叠（两指）或示、中、环、小指（四指）在机化粘连的结节和条索上端的一侧进行剥离，其顺序同上（图 2-20，图 2-21）。

3. 剥离手法的要领 肘尖、拇指横推及拇指直立，两指、四指剥离手法，分别作用于不同部位的损伤，有针对性地进行剥离，要突出重点。以上手法在进行时，用力轻重要根据病变的程度而定。由于该手法作用于深层痉挛、机化粘连的

恢复主动运动的目的。

1. 运动治疗手法  运动手法即被动运动治疗手法。根据患者关节周围或上下部软组织的损伤程度，在神经麻醉、按揉和剥离手法结束后，医者一手固定患者关节的近端，另手持握关节的远端，或双手同时持握关节的远端，使关节做各种被动活动。

2. 运动治疗手法要领  根据不同部位和损伤程度，医者一手置于关节的近端固定，另手或双手同时分别持握关节的远近端，使损伤的关节做被动屈伸、收展和旋转运动。根据关节和肌肉功能恢复的情况，其范围和角度由小逐渐加大，但要防止活动范围和角度过大，造成患病的关节及其周围软组织的再度损伤，加重病情，影响肌肉和关节功能的恢复（图2-22）。

### （五）按拿手法

医者双手拇指与其余四指分别位于大腿的前、后两侧，用力下按后即将大腿的肌肉拿捏提起。主要用于大腿软组织损伤的治疗（图2-23）。

### （六）推揉手法

医者双手掌重叠置于患者腰部，用力下按。力量由小逐渐加大，当达到最大限度时，使双手用力推动腰部，使腰部组织产生滚动。其滚动度由小到大，反复数遍为止（图2-24）。

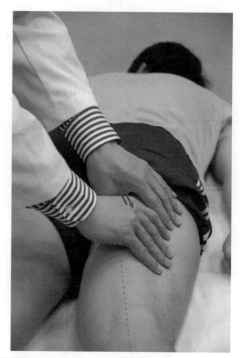

图 2-23  按拿手法

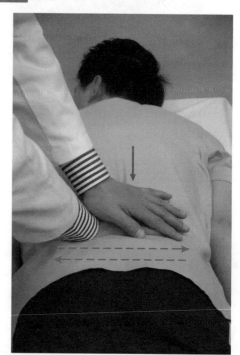

图 2-24  推揉手法

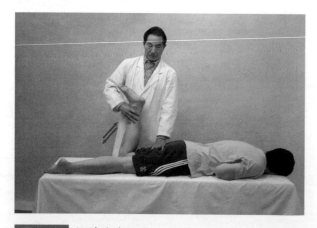

图 2-22  运动治疗手法

### （七）敲打震颤手法

患者俯卧位，医者双手对掌或双拳位于其颈部和背部等部位进行敲打，自上而下，力量由小逐渐加大，以患者感到酸麻或向下传导且能接受为度。反复进行数次。该手法主要通过外力和振动，使关节及椎体旁脊神经根周围的粘连撕脱、分开，解除压迫，达到恢复脊神经传导功能的目的（图 2-25，图 2-26）。

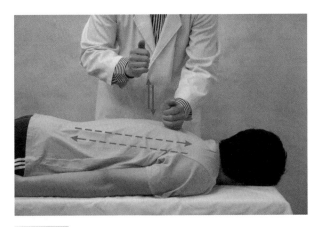

**图 2-25** 敲打震颤手法（一）

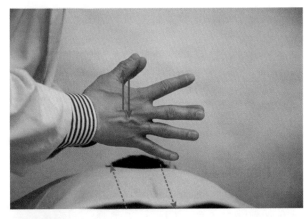

**图 2-26** 敲打震颤手法（二）

## 五、注意事项

在治疗过程中，医者要对患者的病情轻重、体质强弱、治疗原理有正确的认识。还要对患者对手法的接受程度，有无其他并发症做到心中有数。根据不同情况，在治疗中给予合理的处理。治疗前要根据患病的部位选择最佳的体位。治疗时嘱咐患者要放松，不要紧张。治疗过程中，要随时观察患者的神色和精神状态，

经常询问患者的感觉和对手法力度是否适应，根据其适应情况和接受能力及时调整手法和力度，给患者带来轻松、舒服的感觉，使患者对治疗手法产生信心和浓厚的兴趣。避免因手法和力量运用不当给患者造成精神紧张和局部组织的损伤，或使患者产生惧怕心理，这对治疗的进行和病情的恢复是不利的。

此外，医者在治疗前、后还应注意以下几点。

1. 治疗巾　手法操作时，要用一块 80 cm × 80 cm、柔软而平坦的纯棉治疗巾。

治疗巾的作用：一是防止医者手指在治疗时与患者穿的衣服直接接触和摩擦，造成皮肤损伤；二是避免医者手指的皮肤在治疗时与患者的皮肤接触，防止接触传染。

但在使用治疗巾时一定要注意：用手掌或拇指治疗时，治疗巾一定要平展，防止有褶而将患者的局部皮肤损伤；治疗巾要用高温和紫外线照射消毒，每位患者用一块，每日洗一次，防止患者之间交叉传染。

2. 指甲的修剪　指甲的修剪在临床施治中也是不可忽视的。医者应将指甲及时修剪，不能超过各指的末端。如不及时修剪，在施治中会影响各指的用力和操作，同时容易将患者局部的皮肤损伤。

3. 治疗力量的运用　力量的运用是技术发挥的关键。施治时应用的力量要恰到好处，根据病情，不论需要多大力量，医者一定要从轻开始，随着手法的进行和手指肌肉的适应，再逐渐加大力量。做到手法运用灵便自如，力量大小适宜。用力不当会造成手指疲劳和损伤，不能达到预期的效果。

4. 术后洗手　治疗结束后一定要用热水洗手，千万不要用凉水。因为医者给患者进行治疗时，双手频繁用力完成各种动作，双手的血液循环旺盛，血流加速，皮肤的汗孔开张，这时用凉水洗手，凉气和湿气通过汗孔进入皮内，导致肌肉、韧带和关节囊僵硬，出现疼痛，甚至肿胀、功能障碍等。因此术后切记用热水洗手。

## 六、禁忌证

李培刚新疗法的治疗手法与传统的按摩疗法不同。一是采用的西医人体生理基础理论；二是依靠现代科学做出诊断；三是根据人体生理解剖，针对其病理变化而选择最佳手法；四是治疗的范围广泛。尽管如此，在临床施治中仍有一定的禁忌证。

1. 传染性疾病　急慢性肝炎、肺结核、肺脓肿、脑膜炎、麻风病和传染性皮肤病等。

2. 炎症　急性肺炎、支气管炎、急性胸膜炎、急性扁桃体炎等细菌感染性炎症和脉管炎、静脉炎等。

3. 肿瘤　各种骨肿瘤、肌瘤、血管瘤、纤维瘤、多发性骨髓瘤、脊髓瘤等疾病。

4. 血液病　败血症、血小板减少症、出血性疾病等。

## 七、治疗效果

李培刚新疗法以其安全可靠、无副作用、见效快、疗效好、治愈率高等特点，被应用于多种疾病的治疗。如颈臂腰腿痛、无菌性纤维组织炎（类风湿关节炎和强直性脊柱炎）、外伤性截瘫、脑血管疾病引起的偏瘫、脑外伤后遗症、周围神经损伤、骨折后遗症和各种手术后的治疗，避免了手术后遗症给患者造成的痛苦和不便。新疗法还具有简便易行、科学先进等特点。

李培刚新疗法是一种独特的物理方法，治疗效果显著。它通过手法对人体的一点、一面或多点、多面、多层次的治疗，达到整体治疗和功能恢复的目的。同时对人体各器官和整体功能发挥着调节、增强和促进的积极作用，做到了"大病重病医治，小病轻病家治，无病预防强身"。把影响人体的不良因素和隐患消除在萌芽之前，使身体各器官功能始终保持最佳状态。各器官功能加强了，免疫力提高了，才能远离疾病，真正健康。李培刚医学治疗手法通过各种手法对人体各个部位施行刺激，达到整体调理的目的，对皮肤、神经、血管、关节、脑、心脏、呼吸、消化及性功能等均有积极的促进、调节、增强和恢复的作用。

### （一）对皮肤的疗效

采用李培刚新疗法的治疗手法可以促进人体末梢和表皮的血液循环及新陈代谢，加强皮肤的弹性和伸展度，促进皮下、皮内和皮肤末梢神经的传导功能，加速局部的新陈代谢和毛细血管的物质交换，特别对烧烫伤、电击伤和各种手术后瘢痕组织等引起的皮肤挛缩有较好疗效。因局部皮肤损伤或破坏，皮肤与皮下组织广泛粘连，加之皮肤瘢痕组织挛缩，致使皮肤和皮下的血液循环和新陈代谢极差，从而使皮肤和皮下组织机化，结缔组织增生、挛缩、肥厚，皮肤的弹性减弱，伸展度减小，皮肤功能恢复甚慢，甚至造成肢体或局部运动功能受限或丧失。通过有效的手法治疗，可剥开皮下的粘连，软化皮内和皮下瘢痕挛缩增生的组织，扩大组织间隙，加速皮内和皮下组织的血液循环，加强末梢神经的传导和毛细血管的新陈代谢功能，使局部的皮肤弹性和伸展功能恢复正常。既起到功能恢复的作用，又达到美容的目的。

### （二）对滑膜的疗效

滑膜是一个统称，它分布在全身每一个部位，只要有骨骼、关节、韧带、关节囊、肌肉、神经和血管的部位均有滑膜存在。附着在骨骼表面的叫骨膜；附着在关节腔内的关节面叫关节滑膜；关节韧带纤维间和内外的膜叫韧带滑膜。肌肉是由若干个肌束组成的，每个肌束有若干个肌纤维组织，纤维间和纤维周围的膜叫纤维滑膜；肌束之间和肌束周围的膜叫肌束滑膜；肌肉之间和肌肉周围的膜叫肌滑膜。肌腱周围的膜叫鞘膜。皮肤与肌肉之间的膜叫皮下滑膜。神经干、支周围的膜叫神经鞘膜。血管周围的膜叫血管膜。以上各种膜的主要作用是减少各组织间相互摩擦，加大各组织的活动范围，加强各组织相互之间的润滑度，共同维护各组织间滑膜的正常间隙和滑膜及各组织的正常功能。一旦各纤维组织损伤，各滑膜间隙缩小，各滑膜间粘连，各组织之间就会相互粘连交织在一起，造成组织间隙和各组织关系紊乱。各组织之间和层次之间形成缠裹性压迫，使肌肉收缩与伸展功能减弱，阻滞神经的传导功能，影响血液循环及营养的供给，最终导致肌肉和关节肿痛、肌肉萎缩、关节挛缩、肢体瘫痪、肌肉纤维化，造成运动功能障碍或功能丧失。

采用李培刚新疗法的治疗手法，可剥脱开各组织纤维间和各组织周围滑膜的粘连，恢复各组织间和周围滑膜的滑动及组织的运动功能，理顺各纤维组织间滑膜的关系，扩大各滑膜间的间隙，解除滑膜对各纤维组织间的各种压迫，从而达到功能恢复的目的。

### （三）对肌肉的疗效

李培刚新疗法的治疗手法是促使神经、血管、肌肉等组织恢复、愈合的"发动机"和"加速器"。如对没有损伤的儿童做长期保健和预防性治疗，可促进骨骼、肌肉的增长和整体发育；对肌肉、肌腱、关节囊和韧带等组织急性损伤的患者，通过有效的手法治疗可使局部的肌肉痉挛缓解，血肿、水肿吸收消散，损伤的肌纤维及时修复，使肌纤维和肌肉的弹性增强，肌力增大，功能恢复，防止血肿机化、组织粘连而影响功能；对慢性软组织损伤产生的肌肉的痉挛，血肿的机化，组织粘连，形成的结节和条索，给予有效的剥离，促进其软化和吸收，使其间隙扩大，理顺神经、血管、肌肉等组织关系，并解除上述因机化粘连对神经、血管的压迫。因此加强了神经的传导，加速了局部和肢体的血液循环，增强了局部的营养，使肢体和局部损伤组织早日修复愈合，恢复肌肉固有的收缩力和舒张性。

### （四）对神经的疗效

采用不同手法对不同部位神经进行兴奋、抑制等刺激，可起到局部影响整体，整体带动局部，近端指挥远端，周围反馈中枢的相辅相成的作用，达到使机体各器官功能恢复，神经传导功能和整

体抗病力加强的目的。

### （五）对血管的疗效

1. **血管的弹性加强** 经常采用李培刚新疗法的治疗手法进行治疗，使皮内、皮下、肌肉内外和各纤维组织伴行的大、中、小血管壁的平滑肌弹性增强。血管壁由硬变软，由厚变薄，血管内径扩大，保障血液的正常运行。

2. **血流量的增加** 通过不同手法及不同力量的治疗，使血管收缩和舒张随着血管壁弹性的加强而加强。血管壁由厚变薄，管腔由窄变宽，血流量增加，流速加快，毛细血管的物质交换和新陈代谢增强，使周身的血液黏稠度降低，防止了高血脂、高血糖引起的心、脑血管硬化、供血不足而导致的心肌梗死、脑栓塞等合并症的发生。李培刚新疗法的治疗手法作用于局部，可刺激兴奋血管、神经，调节并加速全身的血液循环，使之畅通无阻。

### （六）对关节的疗效

关节是人体运动的枢纽，也是人体的减震器。关节功能的正常与否，直接关系和影响到人体健康及运动功能。

李培刚新疗法的治疗手法可直接针对关节囊、韧带和肌腱的病理变化进行有效的治疗。对外伤引起的关节周围软组织损伤，血肿的形成和风寒湿引起的肿胀、局部疼痛、关节活动受限等，可通过手法治疗解除疼痛，缓解痉挛，消散肿胀，防止血肿机化粘连导致的关节强直，改善局部和肢体的血液循环和营养供给，促进关节和局部软组织的新陈代谢，加速局部损伤的修复和愈合。

手法治疗还可矫正肌肉、肌腱移位，解除韧带绞锁、小关节紊乱、关节半脱位和脱位，从而起到保护关节功能的作用。

### （七）对脑的疗效

采用李培刚新疗法的治疗手法治疗颈部和头部病变，保护颈部和颅底部伴行神经、血管、肌肉的正常功能，使其正常运行。防止因其相互粘

连，使颈部肌肉等组织受到约束，压迫颈部伴行血管和神经，造成脑部各种功能紊乱而引发的一系列症状。同时，手法治疗可促进大脑神经传导，加强脑部血和氧的供给及新陈代谢，并增强脑细胞的生命力。

### （八）对心脏的疗效

采用李培刚新疗法的治疗手法在颈部和背部的心脏反射区进行治疗，可防止和解除颈部主动脉弓和颈内外动静脉周围各组织的压迫，使心脏输送和回收通畅，减轻心脏的循环负荷，减少心脏病的发生。此外，还可解除对支配心脏的神经的压迫，使心肌始终处于正常收缩和舒张状态。如颈部和背部肌肉、韧带粘连、挛缩，失去固有的弹性，呈板状压迫局部神经，会影响心脏和呼吸运动功能，引起胸闷、气短、心悸，甚至出现心绞痛等症状，临床上有心电图的改变。这种患者心脏本身并无器质性病变，只是由于周围的压迫因素诱发上述症状，如长期不解除压迫因素，就会导致心脏器质性改变。通过颈、背部的手法治疗，解除压迫，使心功能恢复。

### （九）对呼吸系统的疗效

李培刚新疗法的治疗手法作用于颈、背和胸部，可解除颈、背部结节对支配肺的神经的压迫，同时缓解胸部的呼吸肌痉挛、胸背部手术后的瘢痕组织引起的粘连，改善和加强呼吸肌的收缩、舒张功能，提高肺的呼吸功能。

### （十）对消化系统的疗效

李培刚新疗法的治疗手法通过对脊柱两侧和腹部的治疗，刺激支配肝、脾、胰、胃、肠的神经，正确的手法治疗可获得如下效果。

1. 背部治疗　通过脊旁支配神经的治疗，刺激兴奋腹腔各器官，加强各器官正常功能。

2. 腹部治疗　手法治疗直接作用于腹腔各器官，促进各器官的血液循环，加强腹壁肌肉的弹性，解除胃肠痉挛，消除疼痛，促进胃肠蠕动，增加营养的吸收，加强胃肠对食物的消化。同时也可使胃肠黏膜炎症和溃疡修复、愈合，调节肝、脾、膈、胰和胃肠功能，对急性痢疾和肠炎也有明显的止痛和止泻作用，同时还具有松解肠粘连、软化腹内条索和结节的作用。

### （十一）对泌尿系统的疗效

在腰及下腹部行手法治疗，刺激和兴奋支配肾及膀胱的神经根、支，加强肾功能和膀胱括约肌的收缩、舒张功能，缓解膀胱括约肌和输尿管的痉挛，加强排尿功能，防止膀胱括约肌收缩减弱、膀胱内残余尿不能及时排出所引起的膀胱炎、尿道炎和上尿路感染等并发症。

### （十二）对生殖系统的疗效

1. 男性　在腰骶和下腹部进行手法治疗，可作用于支配生殖器官的神经，使其对睾丸、前列腺、精囊、输精管和阴茎的支配功能增强，同时在腹部和会阴部进行不同的手法治疗，可缓解或解除前列腺、精囊和输精管的痉挛，防止因前列腺肥大和纤维组织机化、粘连而造成的压迫，加强和改善各项功能。

2. 女性　通过对腰骶部和下腹部的手法治疗，刺激和兴奋支配阴道、子宫和卵巢的神经，加强阴道、子宫和卵巢的收缩和舒张功能。在腹部直接按揉子宫和输卵管及卵巢时，可加强子宫肌肉的收缩和弹性。对子宫萎缩和子宫发育不全的患者，通过手法治疗可促使子宫增长；对输卵管狭窄、不孕者通过治疗可扩大输卵管腔；对闭经和月经不调者，通过治疗可促进子宫的血液循环，加速子宫的血流量，促进子宫内膜毛细血管的物质交换和新陈代谢及周期性更新。李培刚新疗法的治疗手法可间接作用于子宫，通过不同的治疗手法，解除子宫、输卵管和卵巢的痉挛，达到改善和恢复功能的目的，同时对盆腔炎有较明显的治疗效果。

## 第五节　李培刚新疗法的锻炼方法

人们因为年龄不同，所从事职业不同，爱好和生活习惯不同，所进行的运动和活动方式也有所不同。通常说：生命在于运动，认为只要运动就是好的，就是有益于人体健康的。也有少数人坚持另一种说法：生命在于静止。认为运动会给人体带来损伤，会缩短寿命。两种说法都是对科学运动理念的误解。运动和静止是对立统一的，动和静要根据每个人的具体情况进行科学、合理安排。何时动、如何动，何时静、如何静才有益于健康，这其中包含着许多科学道理。

多年来，笔者对医学运动原理、运动原则、运动理念，静止与运动的时机，以及运动方法进行了系统、全面的研究，总结出一套科学有效的锻炼方法。

### 一、医学运动原理

人体的运动系统包括骨骼、关节、韧带、肌肉、肌腱、筋膜等组织。这些组织都是为人体完成各种活动服务的。骨骼在人体运动过程中起着杠杆和支撑的作用。关节是人体完成每个动作的重要组成部分，它是由骨骼上、下两端关节面与韧带连结而构成的，是人体运动的枢纽，也是人体抵御横向和纵向压力冲击及震荡的缓冲器。人体的韧带连结骨骼上下两端，在关节周围保护和支持着关节，并随着关节的屈伸、收展而收缩与伸展。而真正的动力是强大的肌肉，肌肉中间是坚韧而富有弹性的肌纤维。肌肉的收缩与伸展牵引着关节的屈曲与伸直、内收外展与旋转，这些活动都是在神经的支配协调和指挥下完成的。在人体运动与静止的同时，骨与关节之间，关节与韧带之间，韧带与韧带之间，肌肉纤维与肌肉纤维之间，始终起着保护、支持、配合、协调、固定、对抗统一和相互制约的作用。

以往有一种错误的认识，认为肌肉仅仅是单方面为关节服务的。实际上，肌肉、韧带等组织在带动关节活动的同时，本身得到锻炼，才能保持和发展自身的功能。因此肌肉、韧带收缩与伸展得越多，其组织就越强壮，越健康。相反，如果没有关节的经常活动，一旦肌肉和软组织受风寒湿的侵入或其他因素的侵害，将导致关节和其他组织间的合作协调出现异常，使关节平衡和整体功能紊乱。这些组织如果病变，则无力完成其基本功能。

肌肉、关节及周围软组织损伤后，在临床治疗方法和处理原则上，中西医存在一定的分歧。西医对关节和软组织急性损伤的治疗方法是：损伤后，为防止和避免渗出和肿胀，主张静止不动，较严重者给予石膏等固定，以使内部出血减慢或停止。但同时损伤的肌肉等组织因疼痛出现痉挛，神经出现反射和兴奋，使损伤组织内的毛细血管和未损伤的毛细血管渗透性增强，在损伤的局部有大量液体渗出而出现肿胀，对局部组织形成压迫，影响了肢体局部的正常血液循环，破坏了局部毛细血管的营养供给、新陈代谢和物质交换的正常进行。加之肢体一段时间的外固定，固定物体本身也会对局部产生压迫，循环受阻。渗出的液体进入组织间隙内，因不动而不能及时吸收，在各组织间形成粘连，在局部形成缠裹性压迫，导致肌肉出现失用性萎缩，关节挛缩或纤维性僵直。加之局部的肌肉等组织血肿机化和瘢痕形成，关节又不运动，肌肉、关节囊、韧带、肌腱、神经和血管长时间不收缩舒张，各组织相互粘连在一起而造成纤维组织增生肥厚，影响和延缓了损伤组织的愈合。

笔者在临床工作中对伤后长期固定的弊端进行了研究，总结出"以动为主，以静为辅，治动结合，动静配合"的治疗原则和治疗与锻炼相结合的方法，取得了较好的治疗效果。如对单一的软组织损伤，在条件和病情允许的情况下主张适量运动，既不加重损伤，又能促使损伤组织的功能恢复。在关节运动时促使水肿和血肿吸收，防止和避免组织粘连，维持或扩大了组织间隙，有利于损伤组织的愈合。有的患者运动时局部会出现痛和肿，此种情况是不可避免的。忍痛继续活动，动度由小到大，坚持下去就会疼痛消失、肿胀消退、肌肉增长、力量加强、血液循环通畅、水肿和血肿吸收解除、关节的功能恢复正常。

对上述关节运动障碍和软组织损伤的患者，不主张绝对外固定和静止不动处理，而主张科学合理的运动，靠正常的组织代替损伤的组织，保护损伤的组织，为损伤的组织提供一个良好的愈合环境。这样损伤的组织很快愈合了，功能很快就恢复了，正常的组织收缩和伸展功能也加强了，而不会因长期固定和静养造成肌肉萎缩及功能减弱。运用关节的屈伸、收展、旋转带动肌肉等组织的主动收缩、牵拉及伸展运动，不但可解除因血肿、水肿造成的压迫，而且通过适度、合理的运动，促使局部的血肿、水肿吸收，解除因损伤疼痛而引起的肌肉或肌纤维等组织痉挛，防止血肿机化和组织粘连。起到调整、改善局部新陈代谢，加速局部血液循环和营养供给，促进损伤组织的修复，达到肌肉和关节功能恢复的目的。

## 二、医学运动原则

人体运动系统包括骨骼、关节、关节面、韧带、肌肉、肌腱、神经和血管运动组织。每一个组织在运动过程中担负着各自的运动功能，同时每一个动作又必须依靠所有组织的共同参与来完成。只有各组织协调一致，才能使人体各个动作顺利完成。

正常人的运动原则与病人的运动原则一定要区分开。对于正常人要根据年龄大小、体质强弱等个人基本情况，来制订相应的运动锻炼方案，科学合理地进行有效的运动，才不会造成损伤。对于患者来讲，则要根据其损伤的轻重程度，损伤类型，采用过哪些治疗方法，手术与否，手术后人为创伤带来的瘢痕组织挛缩程度，关节骨性强直或者纤维强直的程度，肌肉萎缩程度，运动功能是丧失、严重障碍还是受限等具体情况，确定患者适合做主动运动还是被动运动，并有针对性地确定每个患者的运动程度、活动范围。在运动时一定要做到"因人而异，因病而异"，切忌

"突猛、突大、过多、过度"，避免给病人造成新的损伤，使病情加重甚至恶化。

笔者认为循序渐进、因人而异、因病而异是医学运动的根本原则。在此原则下进行科学适度合理有效的运动，使人们在运动时有法可依，有方可循。正常人和各种患者遵照不同的运动原则进行主动锻炼或被动锻炼，选择不同的锻炼方法，有利于运动功能的加强和肢体功能的恢复，对身体的健康和疾病的恢复起到了重要作用，从而避免了盲目运动、无效运动对人体带来的损伤和不良影响。

## 三、医学运动理念

首先以人为本，从人的运动本能出发来看待运动与静止的关系，坚持在不加重伤情的前提下，早期适度运动。世界上的任何事物都是辩证的、相对的，将任何一个事物绝对化都是不客观的。对于人体而言，其本身就是动物，本能使然，运动就是他的天性。广义上讲，人从孕育到出生到死亡无时无刻不在运动着。而从狭义上讲，运动就是我们通常所说的锻炼。那么，怎样运动才能使人健康，获得高质量的生活呢？

对此，笔者提出：运动一定要根据不同人群的不同情况和需要而选择不同的运动方式。无论是健康人还是患者，首先一定要将不同性别、不同年龄、不同体质和不同健康状况的人群区分开来；其次根据疾病具体的种类、性质、病情等情况区别对待，具体问题具体分析，有的放矢，才能取得最佳效果。而运动过程中还要切记不要突猛、突大、过快、过多或过慢、过持久。要适度合理、循序渐进地运动——"台阶式运动"。这样才能既不加重损伤，又能使肌肉增长、力量加强，关节功能得以恢复，才能真正达到防病、治病的目的。

## 四、静止、运动的时机

关节、肌肉的静止和活动不要一概而论。要

根据关节、肌肉、肌腱和韧带损伤程度来决定。对关节脱位、骨折、肌腱撕断、刀割伤等严重损伤，均应给予对症治疗，合理的局部固定，静止休养，有利于关节的稳定和局部损伤的修复、愈合。但不能整个肢体固定，要固定局部，固定时间也不能过长。强调损伤部位的上下关节和肌肉的运动，促进局部和肢体的血液循环，加强局部的新陈代谢和损伤组织的营养供给，促使局部血肿、水肿的吸收，防止组织间的粘连，加速损伤关节软组织的愈合及功能恢复。同时要根据关节和软组织的愈合情况，尽早地解除外固定，在损伤肢体病情条件允许的情况下，督促病人忍痛进行关节活动和合理的功能锻炼，力求使关节功能早日恢复。

如对上述疾病不给予有效而合理的固定，盲目的活动只会加重损伤，关节功能不易恢复。如因损伤、肿胀不动或动得太晚，则不利于损伤组织的愈合，会造成关节功能障碍。因此静与动的效应是相对的，也是相辅相成的，要以动为主，以静为辅，动静结合为处理原则，才能取得最佳效果。

## 五、科学有效的锻炼方法

### （一）意念暗示锻炼法

笔者根据患者脊髓损伤后，脊髓和神经的传导、指挥功能丧失的状况，总结、制订出独特的意念暗示锻炼法。通过大脑意念暗示损伤的脊髓，麻痹的神经干、支及神经纤维和周围瘫痪的肌肉，使脊髓损伤造成的周围神经传导功能贯通连接起来。用大脑意念暗示诱发脊髓和神经指挥各丧失功能的器官做运动。

意念暗示锻炼对脊髓损伤造成的瘫痪肢体运动既是潜意识的，但同时又是深层次的。它是脊髓、神经苏醒的兴奋剂和催化剂，是脊髓和神经主动传导功能苏醒、恢复的前提和基础。因此，意念暗示锻炼是脊髓损伤患者瘫痪肢体和相关器官功能恢复的重要环节，它对脊髓和神经功能的恢复是不可缺少的，有着非常重要的作用。

### （二）被动锻炼方法

被动锻炼方法主要用于四肢主动功能丧失的患者。通过科学合理的被动运动使瘫痪萎缩的肌肉收缩与伸展，防止关节纤维性挛缩和强直，扩大组织间隙，防止纤维组织相互粘连，减轻组织间的压迫，促进瘫痪肢体的血液循环。防止瘫痪肢体肌肉失用性萎缩。被动运动方法主要用于关节功能严重障碍、功能基本丧失或完全丧失的患者。通过他人被动活动，使患者肌肉等纤维组织被动收缩与伸展，从而起到撕脱组织间的粘连，理顺组织关系，扩大组织间隙，加速血液循环，促使血肿、水肿吸收的作用，达到恢复主动运动的目的。

1．方法　医者双手分别持握患肢关节的上、下两端，根据不同肢体和部位，使患肢关节做屈伸、收展和旋转运动。医者要掌握肢体关节的屈伸、收展和旋转的正常范围和角度，要随着疼痛的减轻、痉挛的缓解和耐受力的增加而由小逐渐加大，反复数次结束。

2．要领　医者在做被动运动治疗之前，应了解患者肢体关节的病情轻重、关节运动功能障碍的程度、肌肉和其他纤维机化粘连等情况，以免在运动过程中造成新的损伤和不良后果。要根据患者关节的障碍程度进行，不要突猛、突大，使关节活动过度。关节的屈伸、收展和旋转的范围由小逐渐加大，循序渐进，方能达到被动锻炼治疗的预期目的。避免损伤关节及周围的软组织而加重病情。

3．作用　通过被动活动达到撕脱关节周围组织间的粘连，松解关节挛缩，扩大组织间隙和关节活动范围，加速肢体的血液循环和新陈代谢，加强了肢体关节的功能和肌肉及各纤维组织的弹缩性，防止血肿机化再粘连，防止肌肉萎缩、关节挛缩和关节的强直，促使关节和周围组织炎症的吸收，达到了消肿止痛，改善和恢复关节、肌肉功能的目的。

### （三）主动锻炼方法

肌肉和关节主动运动方法主要用于患者肢体关节肿痛、关节功能受限，但仍存在一定的主动功能的运动障碍者。充分发挥患者的主观能动性，通过肌肉和关节主动运动，达到治疗和康复的目的。

1. **方法** 患者针对自己肢体、关节的肿胀疼痛，关节功能受限和障碍情况，进行有效的锻炼。活动时，要根据每一个关节挛缩的程度，关节强直的性质，肌肉萎缩程度，纤维组织间的机化粘连和肿胀的程度等情况进行。关节做屈伸、收展和旋转时，活动的范围及幅度要适度，以免造成新的损伤。

2. **要领** 患者肢体关节做屈伸、收展和旋转时，自己要对关节强直、挛缩和关节狭窄、肌肉肿胀轻重做到心中有数。根据病情的需要由小逐渐加大，不要突猛突大，以免造成新的损伤。运动范围和幅度一次大于一次，次数一天多于一天，当达到关节所能承受的最大限度时结束。

3. **作用** 主动运动是一种积极而有效的锻炼方法，也是巩固治疗效果、消肿镇痛及恢复肌肉和关节功能最佳辅助手段。通过肌肉韧带和关节囊等纤维组织的主动收缩和舒张，撕脱各组织间的粘连，防止血肿机化形成再粘连。扩大组织间隙，理顺组织关系，解除压迫。促进局部和肢体的血液循环，促使炎症和水肿的吸收。加强肌肉、肌腱、韧带的弹缩性，使肌肉增长，力量增强。同时通过关节和肌肉等组织的主动运动，起到消肿止痛的作用，达到改善和恢复关节功能的目的。

## 六、科学运动的利和静止不动的弊

运动和静止是对立统一的。科学有效的运动是人体健康的重要保障。而静止不动无论对人体运动系统还是其他器官都是不利的。因此我们提倡科学有效的运动。

### （一）对皮肤的影响

保持全身的关节、肌肉运动，可增加皮肤的血液循环，增强上皮细胞新陈代谢，促进汗腺的排泄，通过关节和肌肉的活动使皮下脂肪代谢吸收，同时增强肌肉的收缩、牵拉能力，加强皮肤的收缩、伸展和弹性，使皮肤保持光润且富有较强的弹缩力，起到保护皮肤，防止皮肤粗糙起皱的作用。

如长期不动，皮下脂肪肥厚堆积，皮肤的血液循环较差，影响皮肤的新陈代谢和营养供给，并导致汗腺和毛孔堵塞及血管萎缩，同时降低皮肤的收缩牵拉力量，减弱伸展性和弹缩性。皮肤一旦损伤，因血供较差，伤口不易愈合，容易感染，使病情加重，导致其他合并症的发生。即便愈合也会形成瘢痕，还会出现皲裂、毛孔粗大、皮肤无光泽、无弹性及早期老化等现象。

### （二）对肌肉的影响

肌肉运动可使肌纤维增粗或增长。肌肉纤维增粗或增长取决于锻炼运动的方式。肌肉增长，弹性和力量增强，进一步使肌肉的收缩、舒张和伸展时血液的循环和营养的供给加快，促进损伤的肌肉修复和愈合，通过运动使水肿吸收，同时防止因静止不动、血肿机化而引起的组织间相互粘连，并通过关节的主动收缩、伸展松解机化粘连的组织，使肌肉和其他纤维组织功能加强和损伤组织的恢复。

如果关节不活动，肌肉不做收缩牵拉运动，因血供较差，可导致肌肉缺血缺氧，肌肉纤维细而弱，肌纤维与肌纤维之间、肌肉与肌肉之间易发生粘连，且相互影响功能，肌肉弹性差，力量弱，造成失用性肌肉萎缩，使功能受到程度不同的影响。一旦有不同程度的外伤，因局部血液循环较弱，损伤的组织愈合困难。

### （三）对韧带的影响

韧带被称为关节平衡稳固的支持带、连接带和固定环，起着固定和保护关节的作用。关节的屈伸、收展、旋转运动，有赖于韧带的收缩和伸展。关节经常进行运动，能使关节周围的韧带纤维增粗、变厚，弹性和伸展度增强，韧带纤维长期的收缩伸展运动，可使韧带上下、浅深两层和左右邻近肌腱等组织润滑而光泽，功能协调，使关节始终保持最佳状态，保障关节的稳定性。

如关节不进行必要的运动，或者静止不动，韧带和关节的血液循环变差，韧带纤维由粗厚变为细薄。因关节不运动或运动少，关节周围的韧带纤维不收缩、伸展，使纤维的弹性和伸展度减弱。如果固定一种姿势过久，关节周围的韧带被动收缩与被动牵拉，导致关节周围的韧带收缩性损伤和牵拉性损伤，使关节囊松弛，关节不稳定，浅、深两层和邻近各组织粘连在一起，一旦遇到外力作用，即造成程度不同的损伤。伤后因血供较差，加上上述因素导致损伤不易恢复，容易形成失用性萎缩和挛缩，关节纤维性僵直，出现韧带功能紊乱，使关节的稳定性变差，造成关节损伤和功能障碍。

### （四）对关节的影响

关节的活动，可使关节腔内的润滑液增多，加大关节的活动度和扩大关节间隙，增强关节囊、韧带的收缩力和伸展度，使关节周围软组织的收缩和牵拉平衡对称，保障关节的稳定性，加大关节的活动范围，增强灵活性。一旦关节及关节周围的软组织损伤，通过关节的运动，可使关节腔内的积液和关节外的水肿早日吸收，以免在关节腔内形成沉淀物或造成关节外组织关系紊乱，形成肿胀和粘连，影响关节的功能。

关节如经常不动，关节囊、关节韧带弹性和伸展收缩力减弱；长期少动或不动，可导致关节内的血液循环差，关节间隙由宽变窄，活动范围由大变小，甚至关节周围的软组织挛缩，关节周围特异性炎症（无菌性炎症）刺激，关节腔内蛋白质的沉淀，血管翳迅速在关节面形成，关节面很快被腐蚀破坏。非特异性炎症和周围的不规则组织把大量的营养吸取、阻断、消耗，造成软组织机化、粘连、钙化、骨化，导致骨质疏松和骨质增生，甚至关节功能受限。此时，一旦遇到外伤或其他关节损伤，出现痛、胀现象，因不动、血供较差，伤后不易愈合，同时会使关节症状加重。

### （五）对神经的影响

关节和肌肉等软组织的主动运动，可加强中枢对周围神经纤维和效应器官的指挥功能，增强关节、肌肉、关节囊和韧带的活动度。通过活动，使损伤的神经根、支和神经纤维再生并逐渐恢复其功能。同时经常不断的运动，可防止因血肿造成的机化和组织粘连，避免对神经根、支和神经纤维的压迫，因此保护神经的传导功能。

如关节长期不运动，中枢和周围的神经根、支不发达，甚至萎缩，指挥和传导功能减弱，末梢神经纤维向中枢反馈信息缓慢。同时因关节、肌肉不活动，其他组织与神经鞘膜及神经纤维相互粘连，影响神经的传导功能。另外，一旦神经传导受阻或损伤，不及时有效地治疗，缺乏有效的活动和锻炼，神经周围的血肿机化粘连，神经损伤的再度压迫，影响神经功能的恢复，造成肌肉萎缩或瘫痪，使病情加重。

### （六）对血管的影响

通过关节和肌肉等软组织的运动，可加速动、静脉血液的输送和回收，促进毛细血管的物质交换和新陈代谢，同时使毛细血管管径增大，血量增加，保障肢体和局部的营养供给，维护整体循环的平衡。

如果关节和肌肉不运动，周身各器官的血流量减少，血管的管腔狭窄，血管壁的弹性弱，血液循环缓慢，从而影响全身各系统的新陈代谢、物质交换和营养供应，导致大、中、小动静脉血管管腔狭窄、管壁增厚，血管硬化等并症的发生，毛细血管萎缩、变小，使整体功能下降。当皮肤、骨骼、肌肉出现损伤或疾病时，因血供较差，出现延缓愈合，甚至不愈合，使病情加重。

### （七）对骨骼的影响

运动可促使骨皮质增厚，骨小梁增粗，骨松质密度增高，并促进骨骼的增长和儿童的发育。骨折后如能进行科学有效的活动，可促使血肿、水肿的吸收，促进骨痂的形成，使骨折早日愈合，防止功能障碍。

静止不动使骨的弹性和韧性减弱，在小儿会影响发育，在成人容易造成骨质疏松，骨皮质由厚变薄，骨小梁由粗变细，使骨小梁萎缩和骨质压缩。一旦遇到外伤，易发生骨折，骨折后会出现不易愈合的情况。

### （八）对整体的影响

运动是生命的良医益友。长期运动，使周身的关节、韧带、肌肉、神经、血管、心、脑、肺、肝、肾、胃肠等器官和组织均处于正常运行之中。随着运动，各脏器的功能加强，使人的整体功能自始至终保持平衡状态，一旦个别系统出现紊乱或异常，其他器官可对异常的系统进行代偿，以整体抗病功能弥补个别异常器官功能，增强整体效应。

静止不动的人，除了对上述各系统的不良影响外，还可导致运动器官功能不协调，同时使心、脑、肺、肝、肾、胃、肠等器官功能减弱，甚至引起功能紊乱，使整体免疫力和抵抗力下降。整体功能不平衡，给各种疾病侵入机体提供了条件。各种病一旦形成，治疗起来效果缓慢，恢复相对困难，甚至造成更加严重的后果。

## 七、防病治病的新观点

应当引起高度关注的是，目前流行的"努力找病，除恶务尽"的诊疗思想，已经造成人们对疾病的过度恐惧和对药物的过度依赖，化学药品的毒性作用及医疗费用的不断上涨，使得患者及国家和家庭不堪重负。现代医学追求高、精、尖仪器，过分依赖诊断工具，轻视患者的主观感受的诉说，造成医患关系的紧张。最新研究表明，外源性的替代和补充手段广泛应用，不利于生命自身健康能力的发挥。

医学的历史就是寻找生命与自然平衡之道的历史。"西方医学之父"希波克拉底说过"人间最好的医生乃是阳光、空气和运动"。世界卫生组织研究报告也指出，21世纪的医学，不应该再继续以疾病为主要研究对象，应当以人类健康作为医学研究的主要方向。李培刚新疗法的锻炼方法所传递的是"无病锻炼自防"的健康理念，这是对人的蓬勃生命力的深刻领悟！

## 第六节 骨折李培刚新疗法疗效

骨骼是人体的支架，骨骼是肢体的杠杆和支撑，肢体和关节运动是通过关节周围的肌肉、肌腱和关节韧带的收缩与伸展来完成的，躯干、肢体的力量和负重的大小取决于肌肉的发达与否。骨折是人在工作和生活中常见的一种损伤性疾病。骨骼骨折后，就失去了支架和杠杆支撑作用，骨折周围的肌肉、关节韧带的收缩和伸展及旋转功能随之而丧失。为了减少治疗过程中的痛苦和损伤，在治疗之前进行骨折局部的 X 线片检查，确定骨折类型，根据骨折类型来选择治疗方案。中西医结合治疗骨折的方法是骨折肢体神经的阻滞麻醉或骨折断端局部麻醉、手法复位和小夹板外固定。而西医手术治疗骨折时要根据骨折的部位、骨折的类型及轻重程度来选择全麻、硬膜外神经阻滞麻醉和局部麻醉、手术切开复位、骨折断端内固定和石膏外固定。这两种治疗方法在对不同部位和不同类型骨折上各有独到之处，各有鲜明点，但在治疗过程中和术后固定期间均存在着影响骨折愈合、阻滞神经传导和血液循环及导致关节功能障碍的弊端。

在治疗过程中，为了纠正骨折断端的移位，对骨折断端和断端上下的骨骼及周围的肌肉、肌腱、韧带、血管和神经均有不同形式、不同程度的损伤，这种人为的创伤是必然的，也是必要的。复位后，为了巩固手法复位和手术切开复位的治疗效果，更好地使骨折断端愈合和防止骨折断端再受外力冲击，需要进行体内和体外的固定。无论内固定，还是石膏和小夹板外固定，均对骨折的肢体、骨折断端的愈合和骨折周围软组织损伤的修复愈合有利。但是如果术后固定时间太长，就会对骨折的愈合和损伤软组织的修复产生不利。因为原发性骨骼和周围的软组织损伤，中西医手法复位和西医手术切开复位、内固定和石膏外固定对软组织及骨骼人为的再度损伤，骨折断端及骨折周围的血肿形成，淤血的集聚，血水肿在不同层次和不同邻里之间的机化，因骨折软组织严重性损伤致功能障碍或丧失，内外固定的压

迫和上下关节的限制，致使骨折周围的肌肉等软组织长期静止不动，骨折周围不同层次和不同邻里之间的各纤维组织相互粘连交织在一起，加上手术切开的组织增生肥厚、瘢痕组织挛缩等不良因素，在骨折断端的周围形成一种弥漫性和缠裹性压迫，阻滞神经的传导和兴奋，影响了骨折局部和肢体的血液循环和营养的供给，造成骨折断端延缓愈合或不愈合。即便经过漫长的时间骨折愈合后，也会引起或发生肢体肌肉瘫痪、萎缩、关节挛缩、强直，关节功能障碍或丧失等后遗症。因此需要正确地运用外固定和合理掌握外固定的时间。否则会适得其反。

针对中西医结合和西医手术治疗骨折术后影响骨折的愈合和周围软组织损伤的修复及造成关节功能障碍等的诸多不良因素，笔者根据原发性损伤、手法复位、手术切开复位对骨折断端和骨折周围的软组织再度损伤和外固定造成的病理变化，并针对上述病理变化研究出相应的治疗手段——李培刚医学治疗手法。此种手法是根据骨折后和骨折术后局部及肢体软组织产生的一系列病理变化需要而进行的。该手法是中西医结合和西医手术治疗骨折术后手段的补充，它可把手法复位、小夹板固定和西医手术切开复位、内固定及石膏外固定治疗的人为创伤所造成的必然的病理变化和弊端解除或降到最低限度。通过手法软化原发性损伤、手法复位和手术切开复位所形成的血水肿机化的结节及增生肥厚的结缔组织，剥离分开骨折周围不同层次和不同邻里组织之间的粘连，扩大骨折周围各组织间隙，解除局部压迫，刺激骨折断端和周围软组织的神经传导及肌肉的兴奋，加速骨折肢体及骨折断端的血液循环和新陈代谢，促进骨折断端的愈合和骨折周围损伤组织的修复及肢体关节功能的恢复。

骨折术后采用李培刚新疗法治疗促进了骨折的愈合，缩短了骨折愈合期，解除了原发性、手法复位、手术治疗造成的影响骨折愈合和关节功能恢复的诸多不良因素及病理变化。防止了骨折肢体的肌肉萎缩、关节挛缩及功能障碍。避免了骨折的迟缓愈合或不愈合，以及关节功能障碍或

丧失的发生，达到了功能恢复的目的。新手法在骨折术后的治疗上起到了手术和药物作用，同时也获得了手术和药物及其他疗法所达不到的治疗效果。

李培刚新疗法治疗骨折手术后消肿快，效果明显，骨折愈合和周围软组织修复及关节功能恢复迅速，治愈率高。骨折后，采用中西医结合或西医手术治疗，术后采用李培刚医学治疗手法治疗，配合科学有效的骨折肢体和骨折上下关节主动功能锻炼方法，三者结合，使各治疗方法效果更为突出。

# 第 3 章　上肢骨折

## 第一节　上肢应用解剖

### 一、上肢骨

#### （一）上肢带（图 3-1，图 3-2）

1. **肩胛骨**　为三角形扁骨，在胸廓的后外侧，第 2 至第 7 肋骨之间，底部向上方，尖部向下方。背面由斜向外方的肩胛冈，分为上、下二窝，上方的较小，称为冈上窝，下方的较大，称为冈下窝，均为同名肌的附着部。二窝于肩胛颈附近彼此相通。外侧角位于上缘与腋缘的会合处。外侧面有梨形的浅窝，称为关节盂，与肱骨头相关节。关节盂的上下方，各有一粗面，称为盂上粗隆与盂下粗隆。分别为肱二头肌与肱三头肌长头的附着部。关节盂内下侧较细的部分，称为肩胛骨颈。

2. **锁骨**　为 S 状弯曲的长骨，横跨胸廓的前上部，水平位于颈根部。内侧端接胸骨的锁骨切迹；外侧端与肩胛骨的肩峰关节面相接。

（1）中间部：内侧部前面凸隆，于胸骨端附近，被一微嵴分为上、下二面，分别为胸锁乳突肌锁骨部及胸大肌锁骨部的附着处。

（2）外侧端或肩峰端：末端有卵圆形的关节面，称为肩峰关节面，与肩胛骨的肩峰相接。

（3）胸骨端：末端有三角形的关节面，称为胸骨关节面，与胸骨柄的锁骨切迹相关节。

#### （二）游离上肢骨

1. **肱骨**（图 3-3）　为上肢骨中最粗而且最长的管状骨。

（1）上端：由肱骨头、解剖颈、外科颈、大结节及小结节组成。肱骨头呈半球形。有光滑的关节面，与肩胛骨的关节盂相关节。肱骨头周缘稍细而呈沟状的部分，称为解剖颈，为肩关节囊的附着部。

（2）肱骨体：上半部呈圆柱形，下半部呈三棱柱形。分为三面及三缘。前缘自大结节嵴达肱骨滑车的外侧缘。中部显著而粗糙，为三角肌的附着部；下部有肱肌附着。内侧缘自小结节嵴达内上髁，其中，下段分别为喙肱肌、肱肌及肱三头肌内侧头的附着部。外侧缘始于大结节的后下侧，向下终于外上髁，其上段有小圆肌及肱三头肌外侧头附着；下段为肱桡肌及桡侧腕长伸肌的附着部。

（3）下端：由肱骨小头、肱骨滑车、内上髁及外上髁组成。肱骨小头位于下端的前外侧，与桡骨小头相关节。小头上方有一浅窝，称为桡骨窝。肱骨滑车为滑车状的关节面，位于下端的前面、下面及后面，与尺骨的半月切迹相关节。

2. **桡骨**（图 3-4）　在前臂的外侧，可分为体及两端。

（1）上端：包括桡骨小头、桡骨颈及桡骨粗隆。桡骨小头呈圆盘状，上面凹陷，称为桡骨小头凹，与肱骨小头相关节。小头周缘有光滑的关节面，称为环状关节面；关节面的内侧与尺骨的桡骨切迹相关节，其他部分则有环状韧带环绕。小头下侧较细的部分，称为桡骨颈，上部有环状韧带，下部为旋后肌的附着部位。桡骨颈的内下侧，有一粗隆，称为桡骨粗隆。粗隆的后部有肱二头肌附着。

（2）桡骨体：呈三棱柱形。可分为三缘及三

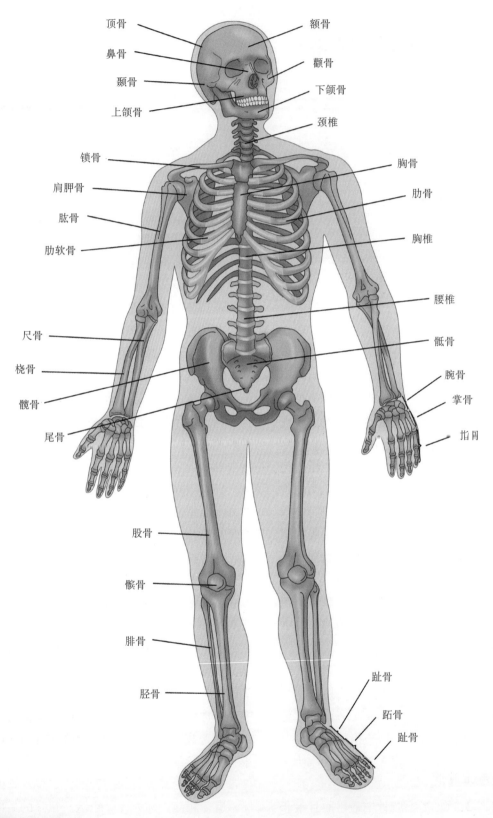

顶骨 额骨
鼻骨 颧骨
颞骨 下颌骨
上颌骨 颈椎
锁骨 胸骨
肩胛骨 肋骨
肱骨 胸椎
肋软骨 腰椎
尺骨 骶骨
桡骨 腕骨
髋骨 掌骨
尾骨 指骨
股骨
髌骨
腓骨 趾骨
跗骨
胫骨 跖骨

**图 3-1** 全身骨骼

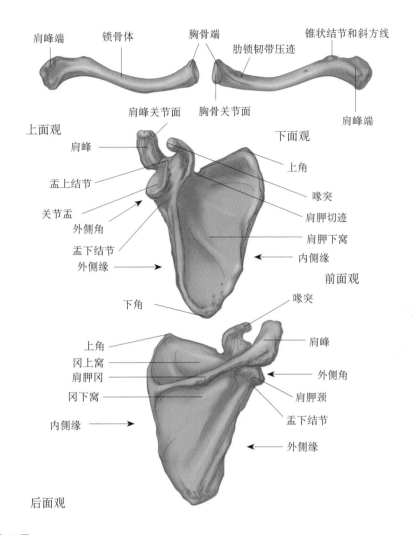

**图 3-2** 锁骨和肩胛骨

面。掌面上部为拇长屈肌的附着部；下部有旋前方肌附着。背面中部为拇长展肌及拇短伸肌的附着部。外侧面上部有旋后肌附着；中部有一卵圆形的粗面，为旋前圆肌的附着部。

骨间嵴介于掌、背二面之间，上自桡骨粗隆后缘，向下分为二支，分别移行于尺骨切迹的前后缘。上部不明显；下部为骨间膜的附着部。掌侧缘介于外侧面与掌面之间，自桡骨粗隆前外侧部的下方，斜向外下方，达桡骨茎突的前缘。上下部分别为指浅屈肌桡侧头及拇长屈肌的附着部。背侧缘介于外侧面与背面之间，自桡骨粗隆的后面，斜向外下方。

（3）下端：内侧面有半圆形的凹面，称为尺

骨切迹，与尺骨小头相接。切迹下侧，有一微嵴，为关节盘的附着部。外侧面粗糙，有向下方的锥状突起，称为茎突，其根部及末端，分别为肱桡肌及腕关节桡侧副韧带的附着部。此面有两条浅沟，有拇长展肌及拇短伸肌腱通过。后面凸隆有三条纵沟，通过伸肌腱。沟间的纵嵴为腕背侧韧带的附着部。下面为光滑的三角形凹面，称为腕骨关节面，与腕骨相关节。

3. 尺骨（图 3-4） 呈三棱柱形，位于前臂的内侧。

（1）上端：鹰嘴为半月切迹后上侧的突起。根部较细，向下移行于尺骨体。前面光滑，构成半月切迹的上部及后部。后面呈三角形。上面近

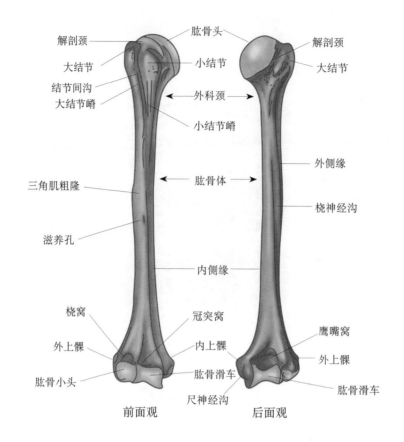

解剖颈
大结节
结节间沟
大结节嵴
肱骨头
小结节
外科颈
小结节嵴
解剖颈
大结节
外侧缘
桡神经沟
三角肌粗隆
肱骨体
内侧缘
滋养孔
桡窝
外上髁
肱骨小头
冠突窝
内上髁
肱骨滑车
尺神经沟
鹰嘴窝
外上髁
肱骨滑车
前面观　　　　后面观

**图 3-3** 肱骨

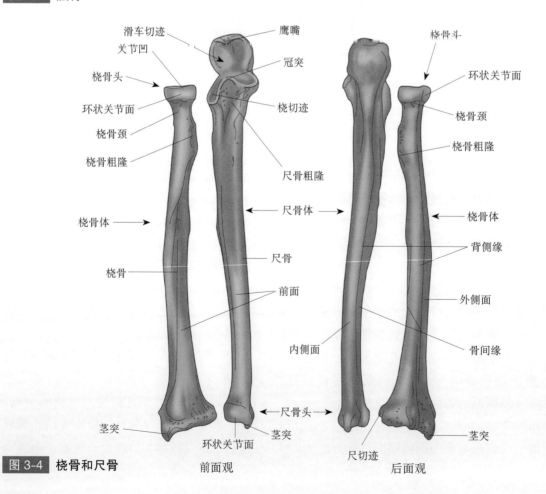

滑车切迹
关节凹
桡骨头
环状关节面
桡骨颈
桡骨粗隆
桡骨体
桡骨
鹰嘴
冠突
桡切迹
尺骨粗隆
尺骨体
尺骨
前面
内侧面
桡骨头
环状关节面
桡骨颈
桡骨粗隆
桡骨体
背侧缘
外侧面
骨间缘
尺骨头
茎突
环状关节面
茎突
尺切迹
茎突
前面观　　　　后面观

**图 3-4** 桡骨和尺骨

似四边形，为肱三头肌及关节囊的附着部。内侧面的上部，有一结节，有肘关节尺侧副韧带及尺侧腕屈肌附着；内侧面的下部为指深屈肌的附着部。外侧面为肘肌的附着部。

（2）尺骨体：掌面上部为指深屈肌的附着部；下部有旋前方肌附着。背面向后外方，上部被一条自桡骨切迹后段斜向背侧缘的斜线，分成上小及下大的二部分。前者为肘肌的附着部；后者有拇长展肌、拇长伸肌及示指固有伸肌附着。内侧面上部有指深屈肌附着。

（3）下端：尺骨小头周缘为平滑的关节面，称为环状关节面，与桡骨的尺骨切迹相关节。小头的下面光滑，与桡尺远侧关节的关节盘相接。

**4. 手骨**（图 3-5） 分为腕骨、掌骨及指骨。

（1）腕骨：在手腕部，由 8 块小骨组成，排成近侧及远侧两列，每列 4 块。近侧列自外向内为舟骨、月骨、三角骨及豌豆骨，除豌豆骨外，均与桡骨相关节；远侧列自外向内为大多角骨、小多角骨、头状骨及钩骨，与掌骨相关节。

①手舟骨：为近侧列腕骨中最大的。上面与桡骨相接。下面分别与小多角骨及大多角骨相关节。掌侧面下部有一结节，称为舟骨结节，为腕横韧带与拇短展肌的附着部。背侧面可见数个滋养孔，有桡腕背侧韧带附着。内侧面的上部，有半月形的关节面，与月骨相关节；下部有向内下方凹陷的关节面，与头状骨相关节。

②月骨：介于舟骨与三角骨之间。上面与桡骨及桡尺远侧关节的关节盘相接。下面分别与钩骨及头状骨相关节。掌背二面均有韧带附着。内侧面与三角骨相关节。外侧面为半月形的关节面，与手舟骨相关节。

③三角骨：呈锥形。上面的外侧与关节盘相关节；内侧有韧带附着。下面为凹凸不平的三角形关节面，与钩骨相关节。掌侧面有卵圆形的关节面，与豌豆骨相关节。

④豌豆骨：为腕骨中最小的。掌侧面为腕横韧带、尺侧腕屈肌、小指展肌、豆掌韧带及豆钩韧带的附着部。背侧面与三角骨相关节。

⑤大多角骨：介于舟骨与第 1 掌骨之间。上面与舟骨相关节。下面有鞍状关节面，与第 1 掌骨底相关节。掌侧面有长嵴状的隆起，称为大多角骨结节，为腕横韧带、拇短展肌及拇指对掌肌的附着部。结节的内侧有一深沟，有桡侧腕屈肌腱通过。

⑥小多角骨：为远侧列腕骨中最小的，近似楔形，被第 2 掌骨底、大多角骨、舟骨及头状骨包绕。上面与舟骨相关节。下面为鞍状关节面，与第 2 掌骨底相关节。

⑦头状骨：为腕骨中最大的，居腕骨的中央，与第 3 掌骨底相对。上面称为头状骨头，与月骨相关节。

⑧钩骨：介于头状骨与三角骨之间。上面与月骨相关节。下面被一微嵴分成内外两部，分别与第 5 及第 4 掌骨底相关节。

（2）掌骨：为小管状骨，共 5 块。

①第 1 掌骨：为掌骨中最短粗的。掌侧面凹陷，由一钝嵴分成内外二部。外侧部有拇指对掌肌附着；内侧部可见滋养孔。底的上面有鞍状关节面，与大多角骨相关节；外侧有小结节，为拇长展肌的附着部，内侧有拇短屈肌附着。小头呈球形膨大，与第 1 指骨底相关节。

②第 2 掌骨：为掌骨中最长的。底部有 3 个关节面，外侧与大多角骨相关节，中间接小多角骨，内侧的与头状骨相关节。底的背侧面为桡侧腕长伸肌及桡侧腕短伸肌附着部；掌侧面有结节或嵴，有桡侧腕屈肌附着；内侧面有关节面，与第 3 掌骨相关节。

③第 3 掌骨：底的上面有关节面与头状骨相关节；背外侧有一突起，称为茎突；背侧面有一粗面，有桡侧腕短伸肌附着；掌侧面为拇收肌，有时也为桡侧腕屈肌的附着部；内侧面有 2 个卵圆形的小关节面，与第 4 掌骨相关节。

④第 4 掌骨：底较小，上面有内外 2 个关节面，内侧的与钩骨相关节，外侧的与头状骨相关节；内侧面有一凹陷的关节面，接第 5 掌骨；外侧面有 2 个圆形的小关节面，与第 3 掌骨相关节。

⑤第 5 掌骨：底的上部与钩骨相关节；掌侧面有韧带附着；内侧有一结节，有尺侧腕伸肌附

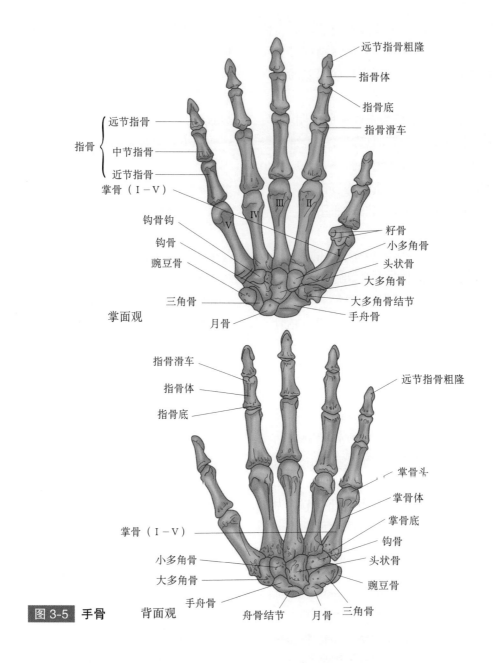

远节指骨粗隆
指骨体
指骨底
指骨滑车

指骨 { 远节指骨
中节指骨
近节指骨 }
掌骨（I-V）
钩骨钩
钩骨
豌豆骨

籽骨
小多角骨
头状骨
大多角骨
大多角骨结节
手舟骨

三角骨
月骨

掌面观

指骨滑车
指骨体
指骨底

远节指骨粗隆

掌骨（I-V）

掌骨头
掌骨体
掌骨底
钩骨
头状骨
豌豆骨

小多角骨
大多角骨
手舟骨

舟骨结节    月骨    三角骨

**图 3-5** 手骨    背面观

着；外侧有半月形的关节面，与第 4 掌骨相关节。

（3）指骨：为管状骨，共有 14 节。其中除拇指只有 2 节外，其他各指均为 3 节。

①第 1 节指骨：最长。底有卵圆形凹陷的关节面，与掌骨小头相关节。体的掌侧面有屈肌腱附着。滑车与第 2 节指骨底相关节。

②第 2 节指骨：底有 2 个凹陷的关节面，与第 1 指骨相关节。体的掌侧面为指浅屈肌的附着部。滑车与第 3 节指骨相关节。

③第 3 节指骨：最小。底与第 2 节指骨相关

节；底的掌侧面为指深屈肌的附着部。滑车无关节面，掌侧面有蹄铁形的粗隆，称为甲粗隆。

## 二、上肢骨连结的韧带

上肢骨的连结可分为上肢带与游离上肢骨的连结两种。

### （一）上肢带的连结（图 3-6）

1.胸锁关节    由锁骨的胸骨关节面与胸骨柄

的锁骨切迹和第一肋软骨构成。关节面均覆盖一层纤维软骨，被覆于锁骨胸骨关节面的较厚。关节囊附着于关节的周围，主要有下列韧带。

（1）胸锁前韧带：位于关节囊的前面。上方起自锁骨胸骨端的前上部，斜向内下方，止于胸骨柄的前上部。

（2）胸锁后韧带：位于关节的后面。上方起自锁骨胸骨端的后面，斜向内下方，止于胸骨柄的后上部。

（3）锁骨间韧带：连结两侧锁骨胸骨端的上缘。此韧带向下发出一些纤维束，与胸骨柄的上缘相连；向上方移行于颈深筋膜。

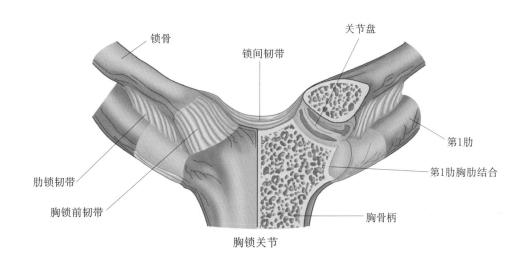

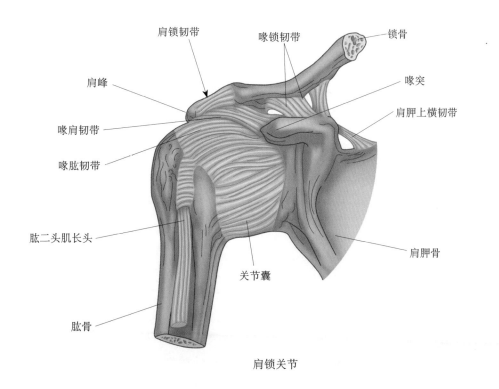

图 3-6　胸锁关节和肩锁关节

（4）肋锁韧带：上方起自锁骨内侧端的肋粗隆，向下止于第1颅骨和肋软骨。可分为前后两层。

**2. 肩锁关节**　由肩胛骨肩峰关节面和锁骨肩峰关节面构成。关节面均覆盖一层纤维软骨。关节囊松弛，附着于关节面的周缘，主要有下列韧带。

（1）肩锁韧带：连结锁骨肩峰端与肩峰的上面之间。

（2）喙锁韧带：连结锁骨下面的喙突粗隆与肩胛骨的喙突之间，可分为内外两部。

①斜方韧带：居前外侧，连结锁骨的喙突粗隆与肩胛骨喙突的上面之间。

②锥状韧带：居后内侧。底部与锁骨下面的后缘相接，尖端连于喙突根部的内侧缘与后缘，有一部纤维与肩胛上横韧带愈合。

**3. 肩胛骨的固有韧带**　为连结肩胛骨自身的韧带，共有三种。

（1）喙肱韧带：连结喙突外侧缘与肩峰尖部的前缘之间。其前后部较厚，中部很薄，呈薄膜状。此韧带构成喙肩弓，有防止肱骨头向内上方脱位的作用。

（2）肩胛上横韧带：为三角形的小韧带。连结肩胛骨背侧面的上缘与喙突根部之间，横跨肩胛切迹的上方，将切迹围成一孔，有肩胛上神经通过。

（3）肩胛下横韧带：连结肩胛冈的外侧缘与关节盂的周缘之间，与骨面之间围成一孔，有肩胛上动脉和肩胛上神经通过。

### （二）游离上肢骨的连结

**1. 肩关节**（图3-7）　肩关节为上肢最大的关节，由肱骨头与肩胛骨的关节盂构成。

（1）关节囊：松弛。于肩胛骨处，止于关节盂的周缘，喙突的根部和肩胛骨颈，包绕肱二头肌长头的起始部，并与肱三头肌长头的起始部愈合。于肱骨处，则包绕解剖颈，内侧可达外科颈，在结节间沟的上方，呈桥状跨过。

（2）肩关节的韧带

①喙肱韧带：自喙突根部的外侧缘，斜向外下方，达肱骨大结节的前面，与冈上肌腱愈合。

②盂肱韧带：位于关节囊前壁的内面，可分为上、中、下三部。上部起自喙突根部附近的关节盂，斜向外下方，止于肱骨小结节的上方。中部连结关节盂前缘与肱骨小结节之间。下部自关节盂下缘，斜向外下方，达肱骨解剖颈的下部。

③肱骨横韧带：为肱骨的固有韧带，横跨结节间沟的上方，连结大小结节之间，有一部分纤维与关节囊愈合。韧带与结节间沟之间，围成一管，有肱二头肌长头腱通过。

（3）盂缘：为一纤维软骨环，附着于关节盂的周缘，上部与肱二头肌长头腱相移行。其横切面呈三角形，底部与关节盂的周缘相连。

**2. 肘关节**（图3-8）　为复关节，由肱骨、桡骨和尺骨构成。可分为肱尺部、肱桡部和桡尺部三个关节，有共同的关节囊包绕。

（1）关节囊：纤维层的前后部较薄而松弛，两侧和中部则较厚。前壁上方起自肱骨内上髁的前面、桡骨窝及喙突窝的上方，向下止于尺骨冠突的前面和桡骨坏状韧带，两侧移行于桡、尺侧副韧带。后壁上方起自肱骨小头后面、肱骨滑车外侧缘、鹰嘴窝及内上髁的后面，向下止于鹰嘴上缘、外侧缘、桡骨环状韧带和尺骨桡骨切迹的后面。两侧壁肥厚，形成桡尺侧副韧带。

（2）肘关节的韧带

①尺侧副韧带：上方起自肱骨内上髁的前面和下面，向下呈放射状，分为前中后三部：前部止于尺骨冠突的尺侧缘；中部较薄，止于鹰嘴与冠突之间的骨嵴上；后部向后方，止于鹰嘴的内侧面，其表面有一条斜行纤维束，连结冠突与鹰嘴两者边缘，称为柯伯韧带。

②桡侧副韧带：连结肱骨外上髁的下部与环状韧带之间，后部的部分纤维，则经环状韧带，止于尺骨的旋后肌嵴。

③桡骨环韧带：起自尺骨的桡骨切迹前缘，环绕桡骨小头的4/5，止于尺骨的桡骨切迹后缘，但有少部分纤维则紧贴桡骨切迹的下方，继续环绕桡骨，形成一完整的纤维环。韧带的上缘和外

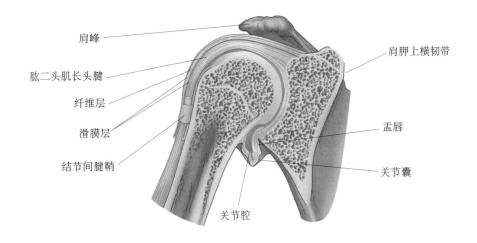

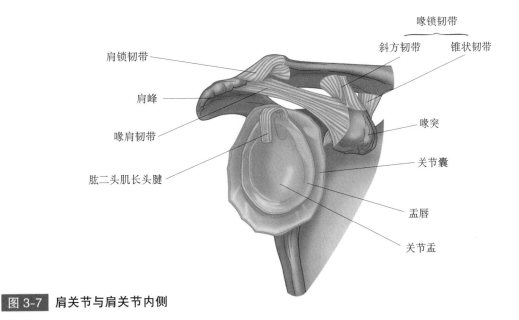

**图 3-7　肩关节与肩关节内侧**

侧面与关节囊愈合。

④方形韧带：连结桡骨颈和尺骨桡骨切迹的下缘之间，被覆在关节下端的后面层表面。此韧带有支撑后面的作用。

3.**桡骨与尺骨的连结**　可分为肘关节桡尺部、前臂骨间膜和桡尺远侧关节三部。

（1）前臂骨间膜：为坚韧的纤维膜，连结桡尺二骨之间。起自桡骨粗隆下方的骨间嵴至桡骨的尺骨切迹之间。前部的纤维斜向内下方，止于尺骨；后部的纤维则斜向内上方，达尺骨；下部的纤维则横行连结两骨之间。

（2）桡尺远侧关节：由桡骨的尺骨切迹与尺骨小头环状关节面之间，和尺骨小头与关节盘之间构成。

①关节囊：附着于桡尺二骨关节面的上方。纤维层的前后壁较厚。滑膜层宽阔而松弛，向上方呈囊状膨出，突向前臂骨间膜下部的前方，形成囊状隐窝。关节腔较宽广，可延伸至尺骨小头关节面与关节盘上面之间。

②关节盘：尖部附着于尺骨茎突的外侧；底部与桡骨的尺骨切迹下缘相连。上面光滑而凹陷，和桡骨的尺骨切迹共同与尺骨小头相关节；下面也光滑而微凹，与月骨的内侧部相关节，构成桡腕关节的一部分；周缘肥厚，与关节囊愈合。

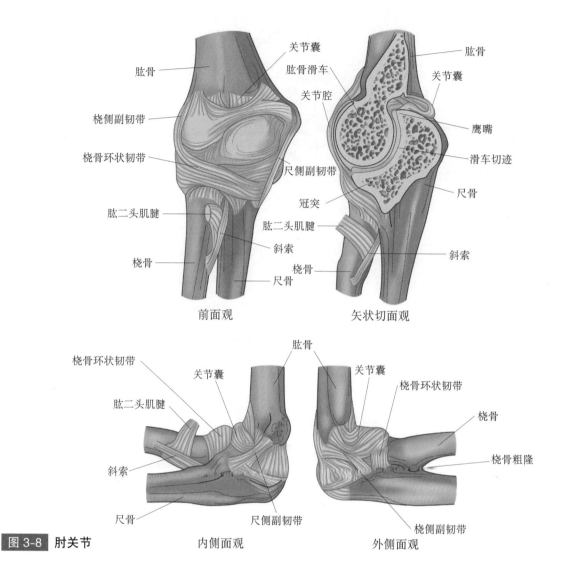

肱骨　关节囊　肱骨滑车　关节腔　肱骨　关节囊　鹰嘴　滑车切迹　尺骨

桡侧副韧带　桡骨环状韧带　尺侧副韧带　冠突　肱二头肌腱　肱二头肌腱　斜索　桡骨　斜索　桡骨　尺骨

前面观　　矢状切面观

桡骨环状韧带　关节囊　肱二头肌腱　斜索　尺骨　尺侧副韧带　肱骨　关节囊　桡骨环状韧带　桡骨　桡骨粗隆　桡侧副韧带

内侧面观　　外侧面观

**图 3-8** 肘关节

4. 手关节（图 3-9）　包括桡腕关节、腕骨间关节、掌骨间关节、掌指关节和指关节。

（1）桡腕关节：关节窝光滑而凹陷，由桡骨的腕关节面和关节盘的下面构成。关节头则光滑而凸隆，由舟骨、月骨和三角骨的上面构成。

①关节囊：附着于关节周围。关节腔宽广，与桡尺远侧关节和腕骨间关节之间，分别有关节盘及骨间韧带相隔，因此，彼此不通；但有时由于关节盘穿孔或骨间韧带中有空隙，也可相通。

②桡腕关节的韧带

a. 桡腕掌侧韧带：位于关节囊的前外侧，上方起自桡骨下端的前缘和茎突，斜向内下方，止于舟骨、月骨、三角骨和头状骨的掌侧面。

b. 桡腕背侧韧带：位于关节囊的后面，上方起自桡骨下端的后缘，斜向内下方，止于舟骨、月骨和三角骨，并与腕骨间背侧韧带相移行。

c. 腕桡侧副韧带：上方起自桡骨茎突尖部的前面，放散于舟骨、头状骨和大多角骨。

d. 腕尺侧副韧带：上方起自尺骨茎突，并与关节盘的尖部愈合，向下分为两部：一部向前外方，止于豌豆骨和腕横韧带上缘的内侧部；另一部则与三角骨的内侧面和背侧面相连。

（2）腕骨间关节：为腕骨相互间的连结，可分为近侧列腕骨间关节、远侧列腕骨间关节和近侧与远侧列腕骨间关节三种。诸骨之间，借下列韧带连结。

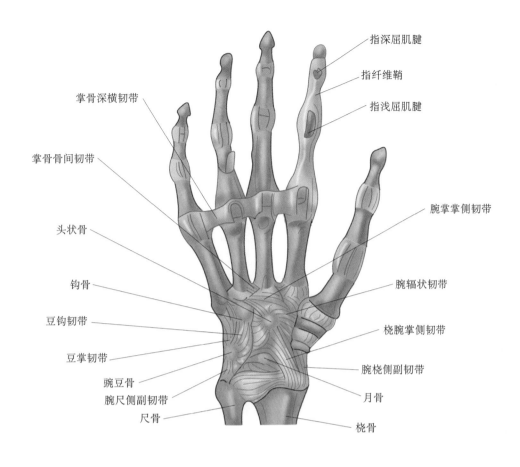

掌骨深横韧带
掌骨骨间韧带
头状骨
钩骨
豆钩韧带
豆掌韧带
豌豆骨
腕尺侧副韧带
尺骨

指深屈肌腱
指纤维鞘
指浅屈肌腱
腕掌掌侧韧带
腕辐状韧带
桡腕掌侧韧带
腕桡侧副韧带
月骨
桡骨

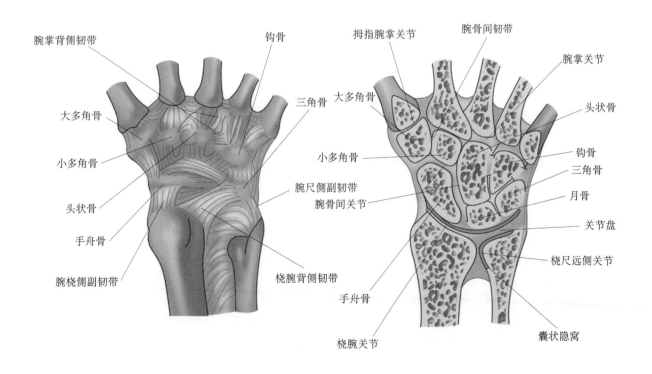

腕掌背侧韧带
大多角骨
小多角骨
头状骨
手舟骨
腕桡侧副韧带

钩骨
三角骨
腕尺侧副韧带
桡腕背侧韧带

拇指腕掌关节
大多角骨
小多角骨
腕尺侧副韧带
腕骨间关节
手舟骨
桡腕关节

腕骨间韧带
腕掌关节
头状骨
钩骨
三角骨
月骨
关节盘
桡尺远侧关节
囊状隐窝

图 3-9　手关节

①腕骨间掌侧韧带：位于桡腕掌侧韧带的深面，分别连结舟骨与月骨及月骨与三角骨之间。

②腕骨间背侧韧带：有两条，分别连结舟骨与月骨及月骨与三角骨之间。

③腕骨间骨间韧带：有两条，分别介于舟骨与月骨及月骨与三角骨之间，与骨间掌侧和背侧韧带愈合。

④腕骨间背侧韧带：共有三条，分别连结大、小多角骨之间、小多角骨与头状骨和头状骨与钩骨之间。

⑤腕骨间掌侧韧带：有三条，分别连结远侧列各腕骨之间。

⑥腕骨骨间韧带：有三条，介于头状骨与钩骨、头状骨与小多角骨和大、小多角骨之间。

⑦腕辐状韧带：位于关节的掌侧面，大部纤维起自头状骨头，呈放射状，止于舟骨、月骨和三角骨；另一部纤维则连结大、小多角骨与舟骨之间，以及钩骨与三角骨之间。

⑧腕骨间背侧韧带：也有斜行纤维连结远、近侧两列腕骨之间，内侧部的较强韧。

（3）腕掌关节·由远侧列腕骨的远侧面与掌骨底构成，可分为拇指腕掌关节与底掌关节两种。关节囊的周围，有下列韧带。

①腕掌骨背侧韧带：为数条坚韧的短韧带，分别连结大、小多角骨与第2掌骨，小多角骨、头状骨与第3掌骨，头状骨、钩骨与第4掌骨及钩骨与第5掌骨之间。

②腕掌骨掌侧韧带：其排列与背侧韧带相似，但连结第3掌骨的有三条，分别起自大多角骨、头状骨和钩骨。

③腕掌骨间韧带：共有两条，分别连结钩骨、头状骨与第3和第4掌骨之间，及大多角骨与第2掌骨底的外侧缘之间。

（4）掌骨间关节：共有三个，位于第2至第5掌骨底之间，由相邻的掌骨底构成。关节囊有下列韧带。

①底背韧带：为横行的短韧带，连结第2至第5掌骨底背侧面之间。

②底掌侧韧带：连结第2至第5掌骨底掌侧面之间。

③底骨间韧带：位于各掌骨底侧面之间，附着于掌骨间关节面的远侧端，封闭该关节的远侧端。

（5）掌指关节：由掌骨小头与第2节指骨底构成。关节面覆盖一层关节桡骨，分为第1掌指关节与第2至第5掌指关节两种。关节囊周围有下列韧带。

①掌侧副韧带：位于关节的掌侧面。此韧带与掌骨连结较松弛，而与第1节指骨连结则甚紧。韧带的两侧，分别与小头横韧带和副韧带愈合。

②小头横韧带：共有三条，分别连结第2与第3掌骨小头、第3与第1掌骨小头和第4与第5掌骨小头之间。

③副韧带：位于关节的两侧，连结掌骨小头两侧的后结节与指骨底的两侧。

（6）指关节：由第1节指骨滑车与第2节指骨及第2节指骨滑车与第3节指骨构成，共有9个。关节囊周围有下列韧带。

①掌侧副韧带：连结远位指骨底与近位指骨滑牛之间，与副韧带愈合。

②副韧带：位于关节两侧，连结近位指骨远侧端侧面的小窝，与远位指骨近侧端侧面的粗糙部。

## 三、上肢肌

见图3-10，图3-11。

### （一）上肢带肌

1. 三角肌　二角肌是一个底向上而尖向下的三角形肌肉，位于肩部皮下。起自锁骨外1/3的前缘、肩峰外侧缘、肩胛冈下唇和冈下筋膜。止于肱骨体外侧面的三角肌粗隆。其前部肌束使肱骨前屈及旋内；后部肌束使肱骨后伸及旋外。前部及后部的最下部肌束使肱骨内收。其最主要的作用是使肩关节外展。此肌受腋神经支配。

2. 冈上肌　冈上肌位于肩胛冈上窝内，斜方肌的深面，为长三角形双羽状肌。起自冈上窝及冈上筋膜，止于肱骨大结节，使肱骨外展。此肌受肩胛上神经支配。

3. 冈下肌　位于肩胛骨的冈下窝内，部分被三角肌和斜方肌遮盖。起自冈下窝及冈下筋膜，止于肱骨大结节和关节囊。可使肱骨外旋并牵引关节囊。此肌受肩胛上神经支配。

4. 小圆肌　位于冈下肌的下方，大部分被三角肌所遮盖。起自肩胛骨腋缘的上 1/3 的背面，抵止于肱骨大结节的下压迹和肩关节囊。此肌收

缩时，拉肱骨向后使其旋外。小圆肌受腋神经支配。

5. 大圆肌　位于冈下肌和小圆肌的下侧。起自肩胛骨腋缘下部和下角的背面及冈下筋膜。此肌使肱骨后伸、旋内及内收。受肩胛下神经支配。

6. 肩胛下肌　肩胛下肌位于肩胛下窝内。起自肩胛骨的前面、肩胛下筋膜和附着于肌线的结缔组织。抵止于肱骨小结节、肱骨小结节嵴的上部及肩关节囊前壁。受肩胛下神经支配。

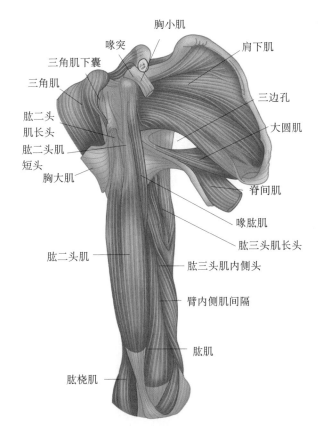

**图 3-10**　肩肌和臂肌前面

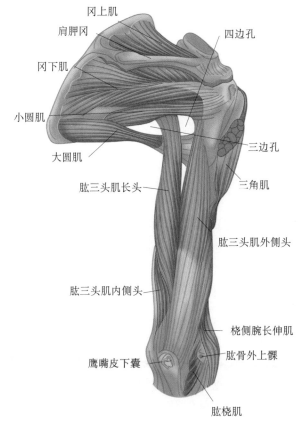

**图 3-11**　肩肌和臂肌后面

63

**（二）游离上肢肌**

**1. 上臂肌**

**（1）前群**

①肱二头肌：位于臂前面皮下，小部分被三角肌和胸大肌遮盖。肌腹呈梭形，有长短二头，长头以长腱起始于肩胛的盂上粗隆及关节盂的后缘，经肱骨间沟、结节间韧带的下面穿出肩关节囊。短头与喙肱肌共同起自肩胛骨喙突尖。长短两头于肱骨中点处相互愈合。抵止于桡骨粗隆的后部。此肌使上臂和前臂前屈，屈曲状态时，此肌有强大的旋后作用。肱二头肌受肌皮神经支配。

②喙肱肌：位于臂上1/2的前内侧，肱二头肌短头的深面和内侧。起自喙突尖，附着于肱骨中部的内侧，使肱骨前屈和内收。此肌受肌皮神经支配。

③肱肌：位于臂前面的下部，肱二头肌的深面。起自肱骨下1/2的前面以及内外侧肌间隔，附着于尺骨粗隆和肘关节囊。具有屈前臂和紧张肘关节的作用。此肌受肌皮神经支配。

**（2）后群**

①肱三头肌：位于上臂后侧皮下，共有长头、外侧头和内侧头三个头。长头起自肩胛骨的盂下粗隆；外侧头起自肱骨后面上方的外侧；内侧头起自肱骨后面桡神经沟以下的区域及内、外侧两个肌间隔。三个头抵止于尺骨鹰嘴的上缘和两侧缘。此肌使肱骨后伸及内收。此肌受桡神经支配。

②肘肌：起自肱骨外上髁和桡侧副韧带，止于尺骨上端的背面和肘关节囊。此肌有伸肘及牵引肘关节囊的作用。此肌受桡神经支配。

**2. 前臂肌**

**（1）前群（图3-12）**

①浅层

a. 肱桡肌：位于前臂侧面的外侧部皮下。起自肱骨外上髁上方和外侧肌间隔，止于桡骨茎突的基部。当前臂旋前时该肌有旋后作用，而前臂旋后时又有旋前作用。此肌受桡神经支配。

b. 旋前圆肌：位于前臂前面上部的皮下。起自肱骨内上髁、臂内侧肌间隔和前臂固有筋膜。

止于桡骨中1/3的背面和外侧面。主要使前臂旋前以屈肘运动。此肌受正中神经支配。

c. 桡侧腕屈肌：位于前臂前面中部皮下。起自肱骨内上髁和前臂筋膜，止于第2～3掌骨基底部的掌侧面。主要是屈腕关节，也可使手外展和前臂旋前。此肌受正中神经支配。

d. 掌长肌：起自肱骨内上髁和前臂筋膜，止于掌筋膜。主要协助其他肌肉屈腕关节，并稍有使前臂旋前的作用。此肌受正中神经支配。

e. 尺侧腕屈肌：位于前臂内侧缘皮下，指浅屈肌的内侧。肱骨头起自肱骨内上髁和前臂筋膜；尺骨头起自尺骨鹰嘴和尺骨背侧缘上2/3。肌纤维附着于豌豆骨。此肌使腕屈向尺侧屈。受尺神经支配。

f. 指浅屈肌：位于前臂第一层诸肌的深面。起点分两头：一个是肱骨头，起自肱骨内上髁和尺骨喙突；另一个是桡骨头，起自桡骨上1/2的掌侧面。抵止于各指的第二节指骨底的掌侧面的两缘。此肌主要是屈掌指关节和近侧指关节，屈肘、屈腕。此肌受正中神经支配。

②深层

a. 拇长屈肌：位于前臂外侧。起自桡骨前面中部和邻近的骨间膜。止于拇指末节指骨基底部的掌侧。主要是屈拇指各关节和协助屈腕。此肌受正中神经支配。

b. 指深屈肌：起自旋前方肌起点和肱肌止点间的尺骨体上2/3的前面、前缘、内侧面和邻近的骨间膜，止于第2～5指的末节指骨底的掌侧面。此肌受正中神经和尺神经支配。

c. 旋前方肌：居拇长屈肌和指深屈肌的深面，止于尺骨下1/4的前缘及桡骨下1/4的掌侧面将前缘。此肌使前臂旋前，受正中神经支配。

**（2）后群（图3-13）**

①浅层

a. 桡侧腕长伸肌：位于前臂桡侧缘皮下。起自肱骨外上髁、外上髁和臂外侧肌间隔，止于第2掌骨底的背侧。此肌收缩时，主要是伸腕，同时协助屈肘和使手外展，并有使前臂旋后的作用。此肌受桡神经支配。

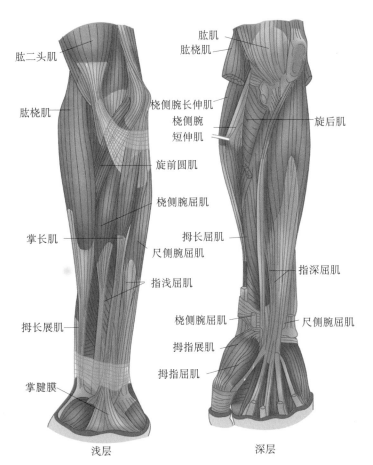

肱二头肌
肱桡肌
掌长肌
拇长展肌
掌腱膜

肱肌
肱桡肌
桡侧腕长伸肌
桡侧腕短伸肌
旋前圆肌
桡侧腕屈肌
拇长屈肌
尺侧腕屈肌
指浅屈肌
桡侧腕屈肌
拇指展肌
拇指屈肌

旋后肌
指深屈肌
尺侧腕屈肌

浅层　　　　　　深层

**图 3-12** 前臂掌侧肌

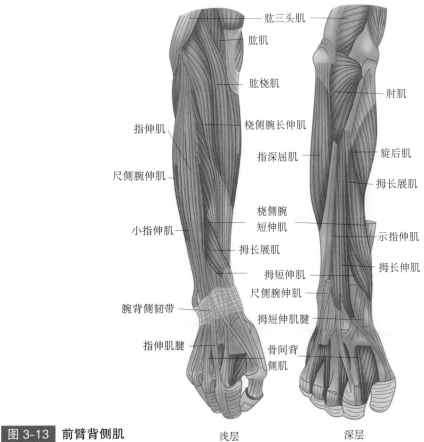

肱三头肌
肱肌
肱桡肌
指伸肌
桡侧腕长伸肌
尺侧腕伸肌
指深屈肌
小指伸肌
桡侧腕短伸肌
拇长展肌
拇短伸肌
尺侧腕伸肌
腕背侧韧带
指伸肌腱

肘肌
旋后肌
拇长展肌
示指伸肌
拇长伸肌
拇短伸肌腱
骨间背侧肌

浅层　　　　　　深层

**图 3-13** 前臂背侧肌

65

b. 桡侧腕短伸肌：起自肱骨外上髁和前臂骨间膜，止于第三掌骨底的背侧。有伸腕并协助使手外展的作用。此肌受桡神经支配。

c. 指总伸肌：起自肱骨外上髁和前臂筋膜，抵止于第 2 ～ 5 指末节指骨底的背面。有伸指和伸腕的作用。受桡神经支配。

d. 小指固有伸肌：为总伸肌的一部分。止于小指之中节和末节指骨底的背面。有伸小指的作用，主要作用于掌指关节。此肌受桡神经支配。

e. 尺侧腕伸肌：起自肱骨外上髁、前臂筋膜和尺骨后缘，止于第 5 掌骨底的后面。此肌有伸腕并使手内收的作用，受桡神经支配。

②深层

a. 旋后肌：起自肱骨外上髁、桡骨环韧带和尺骨旋后肌嵴，止于桡骨上 1/3 的前面。有使前臂旋后的作用。此肌受桡神经支配。

b. 拇长展肌：起自尺骨和桡骨中部的背面及介于两者之间的骨间膜，止于第一掌骨底的外侧。有使拇指和全手外展，并使前臂旋后的作用。此肌受桡神经支配。

c. 拇短伸肌：起自桡骨背面及邻近的骨间膜，止于拇指第一节指骨底的背侧。此肌收缩时，伸拇指第一节指骨，并使拇指外展。拇短伸肌受桡神经支配。

d. 拇长伸肌：起自尺骨后面中 1/3 和其邻近的骨间膜，止于拇指末节指骨底的背面。有使拇指内收，伸指关节，并使前臂旋后的作用。此肌受桡神经支配。

e. 示指固有伸肌：起自尺骨背面的深面，止于指背腱膜。有伸示指的作用。受桡神经支配。

3. 手肌

（1）背群（图 3-14）

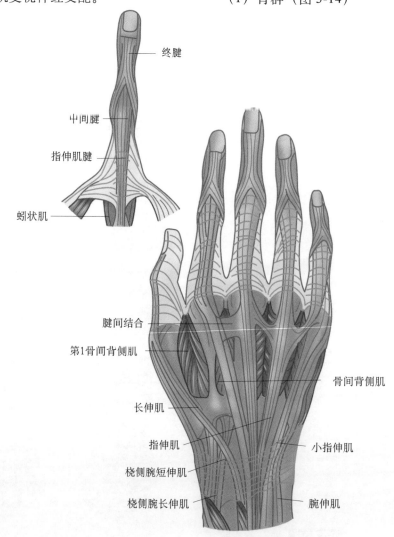

终腱

中间腱

指伸肌腱

蚓状肌

腱间结合

第1骨间背侧肌

骨间背侧肌

长伸肌

指伸肌

小指伸肌

桡侧腕短伸肌

桡侧腕长伸肌

腕伸肌

**图 3-14** **手肌背面**

①拇短展肌：位于手掌鱼际外侧皮下。起自腕横韧带和舟骨结节，附着于拇指近侧指骨底的桡侧和桡侧籽骨。此肌使拇指外展。受正中神经支配。

②拇短屈肌：起自小多角骨和第 2～3 掌骨底，止于拇指第 1 节指骨底的桡侧缘和桡侧籽骨。此肌收缩时主要是屈拇指，并协助拇指内收和对掌活动。受正中神经支配。

③拇指对掌肌：起自腕横韧带和大多角骨结节，止于第 1 掌骨外侧缘的全长。此肌收缩时，牵拉第 1 掌骨向手掌方向移动，产生对掌运动。受正中神经支配。

④拇收肌：起自头状骨及第 3 掌骨的前面，止于拇指第 1 节指骨底的尺侧及其籽骨。此肌使拇指内收和屈曲。受尺神经支配。

（2）掌群（图 3-15）

①掌短肌：起自腕横韧带和掌腱膜，附着于手掌尺侧缘的皮肤。受尺神经支配。

②小指展肌：起自豌豆骨和豆沟韧带，止于小指第 1 指骨底的内侧。此肌使小指外展，屈掌指关节，伸指关节。小指展肌受尺神经支配。

③小指短屈肌：起自钩骨钩和横韧带，止于小指第 1 节指骨底的内侧。有使小指外展的作用。此肌受尺神经支配。

④小指对掌肌：起点与小指短屈肌相同，止于第 5 掌骨内侧缘的全长。此肌受尺神经支配。

（3）中间群

①蚓状肌：起自各指深屈肌腱的外侧，绕过第 2～5 指第 1 指骨的桡侧，分别移行于第 2～5 指的指背腱膜。此肌收缩时，屈第 2～5 指的掌指关节、伸第 2～5 指的指关节。第 1、2 蚓状肌受正中神经支配，第 3、4 蚓状肌由尺神经支配。

②骨间掌侧肌：位于指深屈肌腱和蚓状肌的深面。第一条肌肉起自第 2 掌骨的尺侧面，第二、三条肌肉分别起自第 4、5 掌骨的桡侧面。抵止

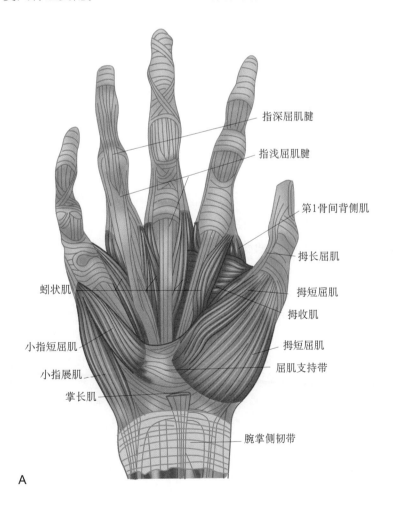

指深屈肌腱
指浅屈肌腱
第1骨间背侧肌
拇长屈肌
拇短屈肌
拇收肌
拇短屈肌
屈肌支持带
蚓状肌
小指短屈肌
小指展肌
掌长肌
腕掌侧韧带

A

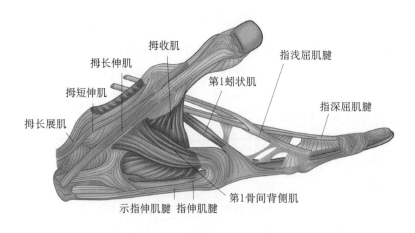

桡侧面

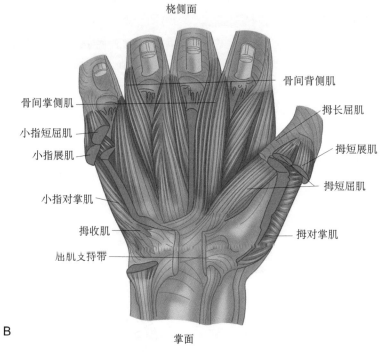

B

掌面

**图 3-15** 手肌掌面

于各该指第 1 节指骨底。此肌收缩时，使示指、环指和小指产生内收动作。骨间掌侧肌受尺神经支配。

③骨间背侧肌：位于 4 个掌骨间隙内。起自相邻掌骨的对面，分别附着于中指第 1 节指骨底的两侧。此肌使示指和环指外展，屈各该指的掌指关节并伸各该指的指关节。受尺神经支配。

## 四、上肢神经

上位四个颈神经的前支组成颈丛；下位四个颈神经前支与第 1 胸神经前支的大部分组成臂丛。

1. 颈丛 颈神经为 8 条，颈丛由第 1 至第 4 颈神经的前支组成，位于肩胛提肌与中斜角肌前面，被胸锁乳突肌遮盖。

第 1 颈神经的前支：在寰椎后弓的椎动脉沟内，于椎动脉的下侧向外行。与后支分开后。前支先在椎动脉内侧，绕寰椎侧块的外侧向前进，然后在寰椎的横突前侧下降。其分支有：至头侧直肌、头长肌及头前直肌的肌支；有交通支与迷走神经的结状神经节及颈神经节相连接；并发两支至舌下神经。第 1 颈神经前支的大部分纤维，经交通支至舌下神经；小部分纤维加入颈神经丛。

合于舌下神经的纤维，有些进入舌下神经鞘内，分布于颏舌骨肌及甲状舌骨肌。有一些则离舌下神经下降的纤维，形成舌下神经降支；此支与自第2、3颈神经前支来的颈神经降支结合，形成舌下神经襻。

颈神经丛的分支：可分为浅、深两组。

（1）浅支组（图3-16A）：各支都在胸锁乳突肌后缘中点处，所谓神经点，向各方散开，有横行的、上升的及下降的。

①枕小神经：纤维来自第2及第3颈神经，或来自两者之间的神经襻。其弯曲部绕副神经下侧，沿胸锁乳突肌后缘上升；及至头部附近，穿

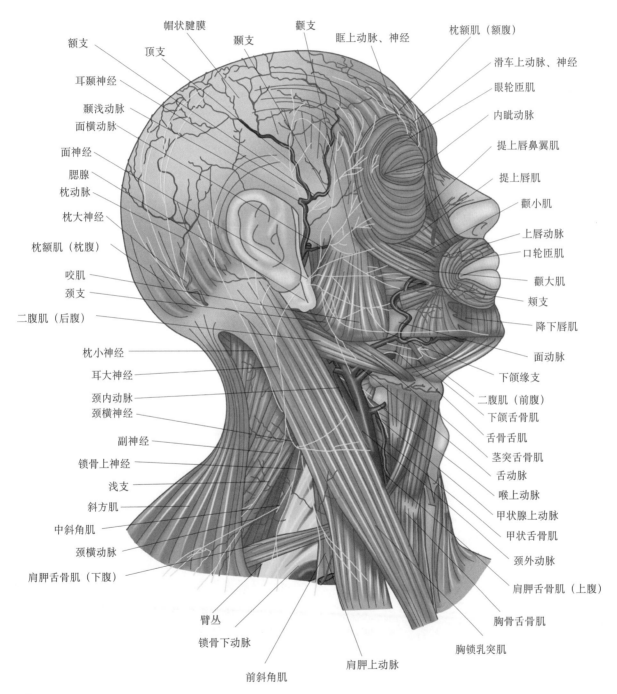

A

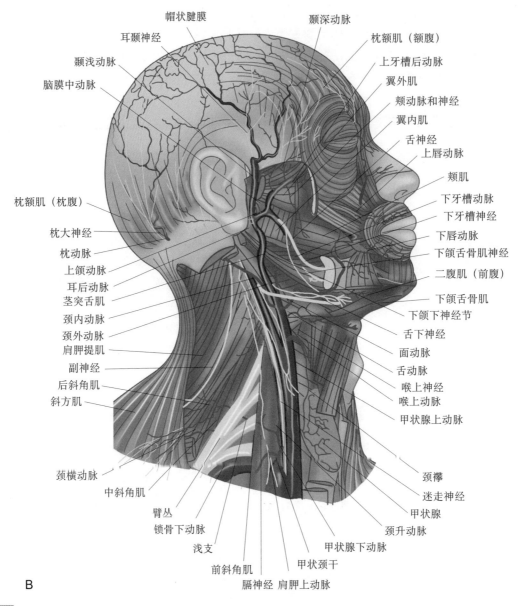

**图 3-16　颈丛及其分支**
A. 浅层；B. 深层

出深筋膜，越胸锁乳突肌止点的后部，继续上升，到头的侧面，分布于耳廓后面，支配耳廓后上部、乳突部及枕部外侧区域的皮肤，并与耳大神经、枕大神经及面神经的耳后支相连结。

②耳大神经：起于第2、3颈神经，为颈丛皮支中最大的分支。绕胸锁乳突肌后缘，向前上方，斜越胸锁乳突肌表面，向下颌角方向进行；穿颈深筋膜，沿颈外静脉后侧，与其平行上升，其表面被颈阔肌覆盖。当此神经在胸锁乳突肌表

面到达腮腺时，分成前、中、后三部终末支。前部的分支，经腮腺表面，分布于被盖腮腺及咬肌下部的皮肤；并有支至腮腺内，与面神经的颈支结合。中部的分支，分布于耳廓后面。后部的分支，分布于乳突部的皮肤，并与面神经的耳后支及枕小神经的分支结合。

③颈皮神经：由第2、3颈神经前支组成。约在胸锁乳突肌的后缘中点，自该肌深侧绕后缘穿出，沿其表面横向内侧，经颈外静脉的深侧，

达该肌的前缘。穿固有筋膜,被覆于颈阔肌的深侧,分支成扇形分散。其上部的分支,与面神经的颈支连结成襻。另一部分支穿过颈阔肌,分布于颈前部的皮肤,其范围上达下颌骨,下到胸骨。

④锁骨上神经:起于第 3、第 4 颈神经。在起始部,常与至斜方肌的肌支先结合,后又分开。在胸锁乳突肌后缘中点处,自该肌深侧,向后下方穿出。通行于颈阔肌及固有筋膜的深面,达锁骨附近;穿出固有筋膜及颈阔肌,而成皮神经。可分为内、中、外三组分支。内侧锁骨上神经较细小,分布于胸骨柄上部的皮肤及胸锁关节;中间锁骨上神经较大,分布于遮盖胸大肌及三角肌上 2/3 的皮肤及肩锁关节;外侧锁骨上神经分布于肩后部和上部皮肤。

(2)深支组(图 3-16B):为肌支及其他神经的交通支。可分为向后外侧行的外侧组及向前内侧行的内侧组。外侧组:与副神经的交通支,其起于第 2 颈神经的分支,行抵胸锁乳突肌时,与副神经结合,其起于第 3、4 颈神经的分支,经胸锁乳突肌的深侧,在副神经的下侧,向外下方行,经肩胛斜方三角,至斜方肌深侧,与副神经结合,形成斜方肌下丛;至胸锁乳突肌的肌支,起自第 2 颈神经,至斜方肌、肩胛提肌的肌支,起于第 3、4 颈神经,至中和后斜角肌的肌支,起于第 3 或第 4 颈神经,或此两种颈神经均发支至该肌。内侧组:分交通支与肌支两种,交通支包括自第 1、2 颈神经到舌下神经、迷走神经的交通支和自第 1、2、3、4 颈神经与颈上神经的灰交通支;肌支则有以下三类:

①第 2、第 3 颈神经所形成的颈神经降支,与舌下神经降支形成襻,自此襻上发支分布于舌骨下肌群。

②至头侧直肌的肌支(颈 1):自该肌内面进入。

至头前直肌的肌支(颈 1、2):在颈椎横突前面,自颈丛第一襻上部发出。

至头长肌的肌支(颈 1、2、3):上位 3 个颈神经,分别发支至该肌。

至颈长肌的肌支(颈 2、3、4):第 2～4

颈神经发出分支至该肌。

③膈神经(颈 3、4、5):主要起自第 4 颈神经,也常接受第 3 及第 5 颈神经的小支。膈神经在颈部,自前斜角肌上部外缘,沿该肌的前面,于椎前筋膜的深侧,以近似垂直的方向下降,在颈根部被胸锁乳突肌及颈内静脉遮盖,并有肩胛舌骨肌的中间腱、颈横动脉及肩胛上动脉横过其表面。左膈神经的前面,还有胸导管经过。膈神经的前内侧与迷走神经及颈部交感干相邻。膈神经继续下降,经锁骨下动、静脉之间,自胸廓内动脉的外侧,斜至其内侧,进入胸腔。自此以下,膈神经的经过左右不同。

2.臂丛(图 3-17) 臂丛由下位四个颈神经(颈 5、6、7、8)的前支与第 1 胸神经前支的大部分组成。第 4 颈神经经常发出一支与第 5 颈神经连接;第 1 胸神经也有支与第 2 胸神经连接。臂丛的 5 个神经根,先经椎动脉后侧及前后横突间肌之间向外侧行,再于前斜角肌与中斜角肌间的斜角肌间隙穿出。在此第 5、6 颈神经于中斜角肌外侧缘处合成上干;第 7 颈神经单独成中干;第 8 颈神经与第 1 胸神经于前斜角后侧,合成下干。此三干向外下方在锁骨后侧经过,各干又分为前、后二股,因此以上三干共分成六股。上干与中干的前股合成一束,叫外侧束,位于腋动脉的外侧。上、中、下三干的后股合成一束,叫后束,此束位于腋动脉的上侧。而下干的前股独自成为一束,叫内侧束,此束先在腋动脉后侧,然后转到它的内侧。

臂丛自斜角肌间隙穿出时,锁骨下动脉位于丛的前侧,至颈外侧三角的颈根部,其表面被颈阔肌、锁骨上神经及颈固有筋膜遮盖;此外,还有颈外静脉的下部、锁骨下神经、颈横静脉、肩胛上静脉、肩胛舌骨肌下腹及颈横动脉,均在丛的浅面越过。

臂丛的分支,可分为锁骨上部及锁骨下部两部分。

(1)臂丛锁骨上部的分支

①臂丛根部与交感神经节的交通支:第 5、第 6 颈神经的前支,均接受自颈中神经节来的灰

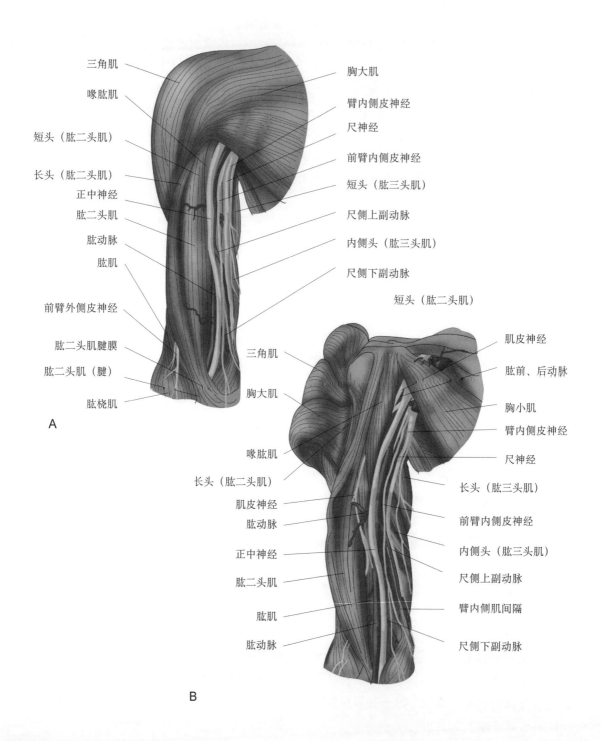

图 3-17 肩臂前面的肌肉、神经、血管

交通支；第7、第8颈神经前支，接受自颈下神经节来的灰交通支。

②与膈神经的交通支：一般在前斜角肌的外侧缘，起于第5颈神经；第6颈神经的纤维，也可能参加此交通支。尚有自锁骨下神经发支，在胸廓上口处加入膈神经。

③肌支：在锁骨以上起始的，可分前后两组。

前组：

a. 至前斜角肌及颈长肌的肌支：起于第5、6、7、8颈神经，在颈神经刚出椎间孔时发出。

b. 锁骨下神经：起于臂丛上干的前侧，由第4、5、6颈神经的纤维组成。此神经下降，经臂丛下部及锁骨下动脉第三段的前侧，至锁骨下肌。此神经经常发支与膈神经相连，成为副膈神经。

后组：

a. 至中斜角肌及后斜角肌的肌支：来自第5、6、7、8颈神经，在颈神经刚出椎间孔时发出。

b. 肩胛背神经：主要来自第5颈神经，但常接受第4颈神经的小支。在颈神经刚出椎间孔时发出，向后下方越过中斜角肌表面与副神经平行，至肩胛提肌前缘，经该肌和菱形肌的深侧，沿肩胛内侧缘下降，至该骨的下角，分布于肩胛提肌及大、小菱形肌。

c. 胸长神经：起于第5、6、7颈神经，当这些神经刚出椎间孔时发出。其中自第5、6颈神经来的纤维，穿中斜角肌，即合为一束；而第7颈神经的纤维，经中斜角肌前面，到前斜角肌上部，与第5、6颈神经来的纤维合为一干。此干下降经臂丛及腋动脉第一段的后面入腋窝。沿前锯肌的腋窝面下降，最后分成小支，分布于前锯肌各肌齿。支配前锯肌的神经，大致可分为上、中、下三部：上部为第5颈神经的纤维；中部为第5、6颈神经的纤维；下部为第6、7颈神经的纤维。

d. 肩胛上神经：由第5、6颈神经的纤维组成。此神经起于臂丛的上干，位于臂丛的上侧，向下外方行，与肩胛骨的上缘平行，经斜方肌及肩胛舌骨肌的深侧，至肩胛切迹处，与肩胛上动脉邻接。此动脉经肩胛横韧带上侧至冈上窝，然后转至冈下窝。而肩胛上神经则经肩胛横韧带下侧至冈上窝。在此该神经发支支配冈上肌、肩关节及肩锁关节。继而伴肩胛上动脉绕过肩胛颈切迹至冈下窝。

（2）锁骨下部的分支：均起于臂丛的三束，也可分为前组和后组两种分支。前组起于内侧束者，为胸前神经内侧支、正中神经内侧根、尺神经、臂内侧皮神经及前臂内侧神经；起于外侧束者，为胸前神经外侧支、正中神经外侧根及肌皮神经。后组起于后束者，有桡神经、腋神经、两条肩胛下神经及胸背神经。上述分支中有五大支，即正中神经、肌皮神经、尺神经、桡神经及腋神经。为臂丛神经的终末支。

①胸前神经：为支配胸大肌及胸小肌的神经。可分为胸前神经外侧支及胸前神经内侧支。

a. 胸前神经外侧支：有两根，各起于上干及中干的前股，或起于两前股合成外侧束处，故其中含有第5、6、7颈纤维。此神经发出后跨过腋动脉及静脉的前侧，穿胸小肌与锁骨下肌之间的喙锁胸筋膜，分布于胸大肌，大致可分为：至胸大肌锁骨部的纤维，来自第5、6颈神经；至胸肋部的纤维，来自第5、6、7颈神经。而支配胸小肌的纤维则来自第7、8颈神经及第1胸神经。

b. 胸前神经内侧支：当臂丛内侧束在腋动脉后侧经过中，发出此支。其中包含第8颈神经及第1胸神经的纤维。该神经弯曲向前，经腋动静脉之间，在腋动脉第一支的前侧，与胸前神经外侧支所发的分支结合；并发分支自胸小肌的深侧进入该肌；除支配胸小肌外，尚有二或三分支，分布于胸大肌。因此，全部胸大肌，自锁骨部至胸肋部的下侧，由上而下，被第5、6、7、8颈神经及第1胸神经的纤维所支配。

②臂内侧皮神经：为肩臂丛至臂诸长神经中的最短者，起于内侧束。先经过腋动静脉之间，继行于腋静脉内侧，与肋间臂神经相交通。沿肱动脉及贵要静脉内侧向远侧行，约到上臂中点处，穿固有筋膜至浅筋膜内，分布于臂内侧下1/3的皮肤。末梢支达内上髁及鹰嘴附近，并有支与前臂内侧皮神经的后支交通。

③前臂内侧皮神经：起于内侧束，包含第8

颈神经与第1胸神经的纤维。经过腋动静脉之间达上臂，位于肱动脉前面转至其内侧；在上臂的中下1/3交界处，该神经与贵要静脉共同穿上臂固有筋膜，至浅筋膜；分为前支及后支。其分支有：

a.上臂皮支：有一支或数小支，自神经干的近侧段发出，分布于肱二头肌表面的皮肤。

b.掌侧支（前支）：较尺侧支大，在正中静脉的前侧或后侧经过，分成几支分布于前臂前面内侧部的皮肤，下至腕的尺侧部。它与尺神经在前臂部的分支、尺神经掌皮支间有连结。

c.尺侧支（后支）：斜向后下方，于静脉的内侧，经肱骨内上髁前面，在前臂浅层屈肌及旋前圆肌起始部的前面下降。分支分布于前臂后内侧部的皮肤。尺侧支与臂内侧皮神经、前臂背侧皮神经及尺神经手背支间发生交通。

④胸背神经：起于臂丛后束，于两肩胛下神经的中间发出。包含第6、7、8颈神经的纤维。向下外侧与肩胛下动脉伴行，沿肩胛下肌的腋窝缘下降，至背阔肌，于该肌前面进入肌内。

⑤肩胛下神经：有上下两支，起于后束。

a.上肩胛下神经，含第5、6颈神经的纤维。位于腋窝上后部，常为二支，下降分布于肩胛下肌上部。

b.下肩胛下神经：自第5、第6颈神经的纤维而成；自后束发出，有时与腋神经共干。此神经经肩胛下动脉后侧至大圆肌，并终于该肌；有1～2支分支，至肩胛下肌腋窝缘附近，进入并支配该肌下部。

（3）臂丛的上肢终末支（图3-18）

①肌皮神经：于胸小肌下缘自臂丛外侧束发出，其中包含第5、第6颈神经的纤维。此神经初位于腋动脉的外侧，穿喙肱肌，向下外侧行；于肱二头肌与肱肌之间达臂外侧缘，沿肱二头肌外侧沟远侧行；在肘关节的稍上方，于肱二头肌腱的外侧，穿固有筋膜，继续下降于前臂，称为前臂外侧皮神经。

肌皮神经在上臂的行进中，发肌支支配上臂诸肌。至喙肱肌的肌支，主要来自第7颈神经的纤维；至肱二头肌两个头和肱肌的肌支，在肌皮

神经穿过喙肱肌后，在肱二头肌与肱肌之间发出；至肱肌的肌支，还分出细支至肘关节。

②正中神经：以两根起于臂丛，其中一支起于内侧束，另一根起于外侧束。此神经由第6、7、8颈神经及第1胸神经的纤维组成。

a.至旋前圆肌的肌支，一般于肘窝上方由正中神经干发出，在该肌的外侧缘穿入肌内。肌支有1～3支。

b.至桡侧腕屈肌、掌长肌及指浅屈肌的肌支，一般在旋前圆肌支的下方近肘关节处发出。至桡侧腕屈肌的肌支数目，多数只有一支；至指浅屈肌的多为1～2支。

c.前臂骨间掌侧神经：当正中神经穿过旋前圆肌两头之间时，由神经干的背侧发出。与骨间掌侧动脉伴行，于前臂骨间膜掌侧，经指深屈肌与拇长屈肌之间下降，达旋前方肌的深侧进入该肌；并发关节支，分布到腕关节及腕骨间关节。前臂骨间掌侧神经在其起始部，发支支配指深屈肌桡侧半部及拇长屈肌全部；正中神经至指深屈肌的肌支，在该肌内，可与尺神经支配该肌的肌支结合。

d.掌皮支：是一小支，在腕横韧带的近侧发出。经桡腕屈肌及掌长肌之间下降，跨过腕横韧带表面，穿出固有筋膜，分为内外两支。内侧支分布于手掌中部的皮肤，与尺神经的掌皮支吻合；外侧支分布于鱼际的皮肤，与桡神经浅支及前臂外侧皮神经的前支结合。

e.指掌侧总神经：正中神经经腕横韧带深侧入手掌，分为三条指掌侧总神经，位于掌腱膜与掌浅弓的深侧，指屈肌腱的表面。

第1指掌侧总神经：发出返支支配鱼际诸肌，即拇短展肌、拇指对掌肌及拇短屈肌。此神经有细支可与尺神经的掌深支连结。

第2、第3指掌侧总神经：第2指掌侧总神经至第2与第3指之间，分支至第2蚓状肌。第3指掌侧总神经至第3与第4指之间。此两支指掌侧总神经，在掌指关节的近侧，各分为两条指掌侧固有神经，分布于示指、中指与环指相对缘的皮肤，并有分支至示指中节和末节的背面及环

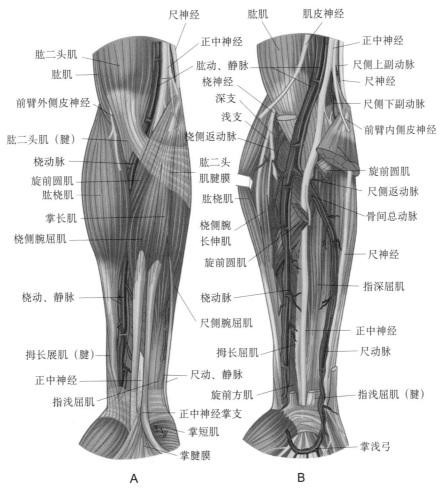

尺神经
正中神经
肱动、静脉
桡神经
深支
浅支
桡侧返动脉
肱二头肌腱膜
肱桡肌
桡侧腕长伸肌
旋前圆肌
桡动脉
尺侧腕屈肌
拇长屈肌
尺动、静脉
旋前方肌

肱二头肌
肱肌
前臂外侧皮神经
肱二头肌（腱）
桡动脉
旋前圆肌
肱桡肌
掌长肌
桡侧腕屈肌
桡动、静脉
拇长展肌（腱）
正中神经
指浅屈肌
正中神经掌支
掌短肌
掌腱膜

肱肌
肌皮神经
正中神经
尺侧上副动脉
尺神经
尺侧下副动脉
前臂内侧皮神经
旋前圆肌
尺侧返动脉
骨间总动脉
尺神经
指深屈肌
正中神经
尺动脉
指浅屈肌（腱）
掌浅弓

A                    B

**图 3-18** 前臂前面的肌肉、神经、血管（A、B）

指中节及末节背面桡侧的皮肤。

③尺神经：起于臂丛内侧束，包含第 7、8 颈神经及第 1 胸神经的纤维。自胸小肌下缘发出，经腋窝于腋动脉与腋静脉之间向下行。至上臂上部，位于肱动脉内侧。在喙肱肌止点处，与尺侧上副动脉伴行，穿臂内侧肌间隔，自隔的前侧达其后侧。然后沿肱三头肌的前面下降到肘后侧，于肱骨内上髁及尺骨鹰嘴之间，经内上髁后下侧的尺神经沟，穿尺侧腕屈肌两头之间至前臂。继续沿前臂内侧下降，在前臂上半部，位于指深屈肌的表面，被尺侧腕屈肌遮盖；下半部则位于尺侧腕屈肌的桡侧，仅被皮肤及固有筋膜覆盖。继而越过腕横韧带的浅面，并在腕掌侧韧带的深面，经豌豆骨桡侧入手掌，分为掌深支及掌浅支。尺动脉在前臂中、上 1/3 交界处，与尺神经伴行向

下到手掌，神经位于动脉的尺侧。

尺神经的分支（图 3-19）：

a. 经肘关节时，发 2～3 细支，至肘关节。

b. 在前臂上部近肘关节处，分出两支肌支，一支至尺侧腕屈肌，另一支至指深屈肌尺侧部。至指深屈肌的肌支数多为 1 支；至尺侧腕屈肌的为 1～2 支。

c. 掌皮支：在前臂中点发出，沿尺动脉掌侧下降，穿深筋膜分布于手掌小鱼际的皮肤，有时支配掌短肌，并与前臂内侧皮神经及正中神经的掌侧皮支结合。

d. 手背支：在腕关节近侧约 5cm，自尺神经发出。经尺侧腕屈肌腱及尺骨之间，转向背侧，下达手背。

e. 浅支：分两支，一支为指掌侧固有神经，

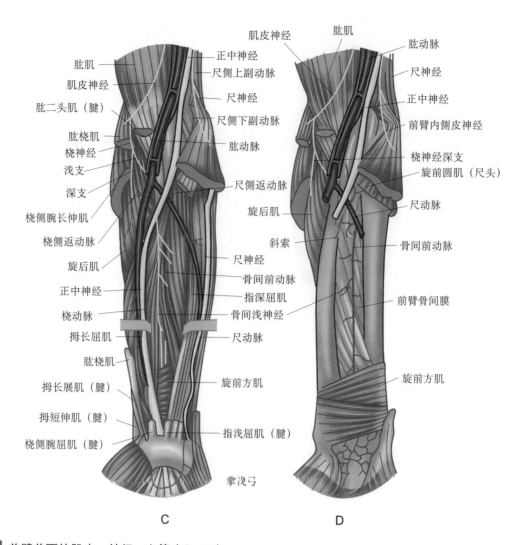

图 3-18　前臂前面的肌肉、神经、血管（C、D）

分布于第 5 指掌侧的尺侧缘，另一支为指掌侧总神经，在掌筋膜深侧，该支又分为两支，分布于环指与小指掌侧的相对缘，并转至背侧，分布于该两指中及末节背侧的皮肤。掌浅支发支支配掌短肌，并分支与正中神经结合。

　　f. 深支：与尺动脉的深支伴行，经小指展肌与小指短屈肌之间，穿小指掌肌，与掌深弓的经过一致，形成神经弓。自此弓的起始处，发支支配小鱼际诸肌（即小指展肌、小指短屈肌、小指对掌肌）；在弓行程中发支至背侧骨间肌及掌侧骨间肌，第 3、第 4 蚓状肌；终末支分布于拇收肌及拇短屈肌；并发关节支至腕关节。

　　④桡神经：为臂神经丛中较大的分支，其中含有第 5、6、7、8 颈神经的纤维，第 1 胸神经

的纤维亦可加入其中。起于臂丛后束，在腋窝内位于腋动脉的背侧，经肩胛下肌、背阔肌及大圆肌的前面，到上臂与肱深动脉伴行，沿肱骨后面的桡神经沟，经肱骨肌管（由肱骨和肱三头肌内侧头、外侧头所围成），转至外侧，穿过臂外侧肌间隔，至肘前外侧沟下降。于肘前外侧沟内，有肱深动脉的分支桡侧副动脉与之伴行。在肱骨外上髁前面分为浅、深两终支。其分支如下：

　　a. 至肱三头肌长头及内侧头的肌支：为桡神经在腋窝发出的分支；至长头的肌支，发出后立即进入其中；至内侧头者，在不同高处进入肌内，其中一支细长，与尺神经伴行，直达上臂的下 1/3，入内侧头，称为副尺神经。

　　b. 至肱三头肌外侧头、内侧头及肘肌的肌支：

由桡神经经过肱骨肌管时发出，分别至肱三头肌的外侧头及内侧头。至肘肌者为一细长支，与肱深动脉的一分支伴行，穿肱三头肌内侧头，于肘关节的后侧入肘肌。

c. 至肱桡肌、桡侧腕长伸肌及肱肌外侧部的肌支：这些肌支在桡神经穿过臂外侧肌间隔后，在肘前外侧沟内发出。至肱桡肌的肌支数以 2 ～ 3 支居多，至桡侧腕长伸肌者常为 1 ～ 2 支。

d. 臂后皮神经：为桡神经在腋窝内发出的细支，横过背阔肌腱，经肋间臂神经后侧，绕肱三头肌长头下行，穿固有筋膜至臂的后内侧；分布于臂后三角以下的皮肤，直达肘关节。当此神经横过肋间臂神经时，发一交通支与之连结（图3-20）。

e. 前臂后皮神经：当桡神经经肱骨肌管内时发出，经肱三头肌内、外两头之间，在近肘关节处，分为上、下两支（图3-21）。

f. 关节支：至肘关节。

g. 终支：分为浅支和深支。

浅支：属于皮神经。在肘关节前面下降，被肱桡肌覆盖，经旋后肌及桡侧返动脉的掌侧，至旋后肌下缘，与桡动脉邻接，神经位于动脉的桡侧。继续下降，经旋前圆肌、指浅屈肌及拇长屈肌掌侧面，约在腕以上 7cm 处，经肱桡肌腱的深侧，转向前臂背侧，在此与桡动脉分离。浅支转至前臂背侧后，穿固有筋膜，跨过腕背侧韧带，分为 4 ～ 5 支指背神经。第一支支配拇指桡侧及鱼际附近的皮肤，与前臂外侧皮神经交通。第二支支配拇指尺侧的皮肤。第三支支配示指外侧缘。第四支支配示指与中指的相对缘。第五支除发一

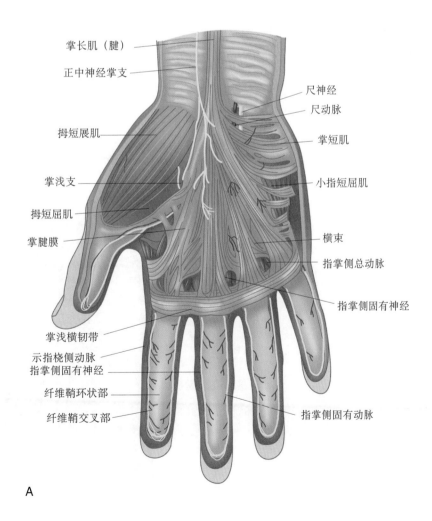

掌长肌（腱）
正中神经掌支
拇短展肌
掌浅支
拇短屈肌
掌腱膜
掌浅横韧带
示指桡侧动脉
指掌侧固有神经
纤维鞘环状部
纤维鞘交叉部

尺神经
尺动脉
掌短肌
小指短屈肌
横束
指掌侧总动脉
指掌侧固有神经
指掌侧固有动脉

A

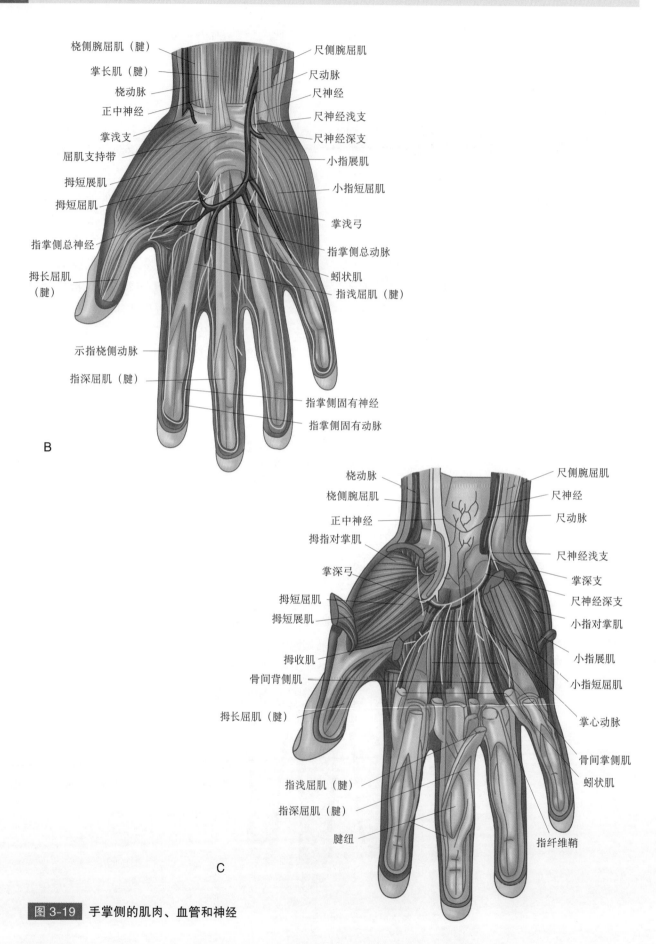

桡侧腕屈肌（腱）
掌长肌（腱）
桡动脉
正中神经
掌浅支
屈肌支持带
拇短展肌
拇短屈肌
指掌侧总神经
拇长屈肌（腱）
示指桡侧动脉
指深屈肌（腱）

尺侧腕屈肌
尺动脉
尺神经
尺神经浅支
尺神经深支
小指展肌
小指短屈肌
掌浅弓
指掌侧总动脉
蚓状肌
指浅屈肌（腱）
指掌侧固有神经
指掌侧固有动脉

B

桡动脉
桡侧腕屈肌
正中神经
拇指对掌肌
掌深弓
拇短屈肌
拇短展肌
拇收肌
骨间背侧肌
拇长屈肌（腱）
指浅屈肌（腱）
指深屈肌（腱）
腱纽

尺侧腕屈肌
尺神经
尺动脉
尺神经浅支
掌深支
尺神经深支
小指对掌肌
小指展肌
小指短屈肌
掌心动脉
骨间掌侧肌
蚓状肌
指纤维鞘

C

图 3-19 手掌侧的肌肉、血管和神经

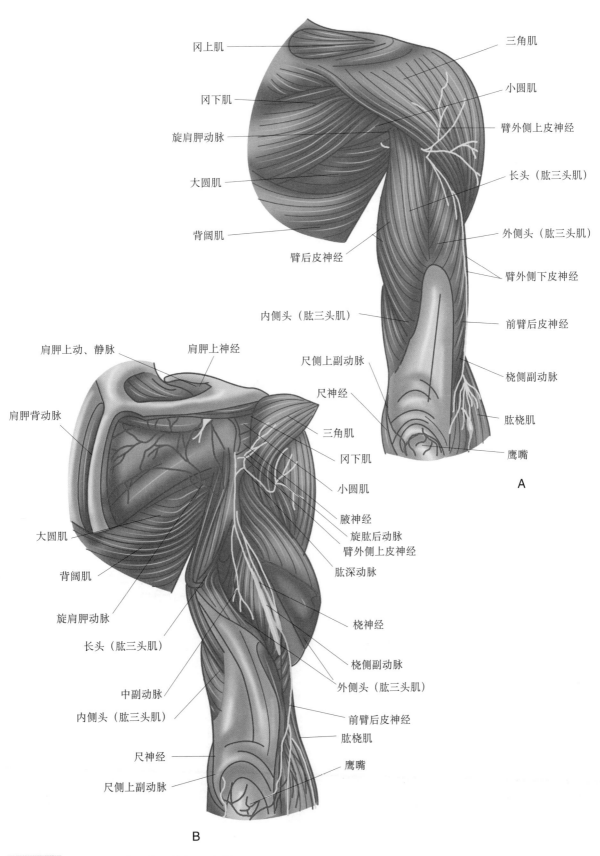

冈上肌

冈下肌

旋肩胛动脉

大圆肌

背阔肌

臂后皮神经

三角肌

小圆肌

臂外侧上皮神经

长头（肱三头肌）

外侧头（肱三头肌）

臂外侧下皮神经

内侧头（肱三头肌）

前臂后皮神经

尺侧上副动脉

尺神经

桡侧副动脉

肱桡肌

鹰嘴

A

肩胛上动、静脉

肩胛上神经

肩胛背动脉

大圆肌

背阔肌

旋肩胛动脉

长头（肱三头肌）

三角肌

冈下肌

小圆肌

腋神经

旋肱后动脉

臂外侧上皮神经

肱深动脉

桡神经

桡侧副动脉

外侧头（肱三头肌）

中副动脉

内侧头（肱三头肌）

前臂后皮神经

肱桡肌

尺神经

鹰嘴

尺侧上副动脉

B

图 3-20　肩臂后面的肌肉、神经、血管

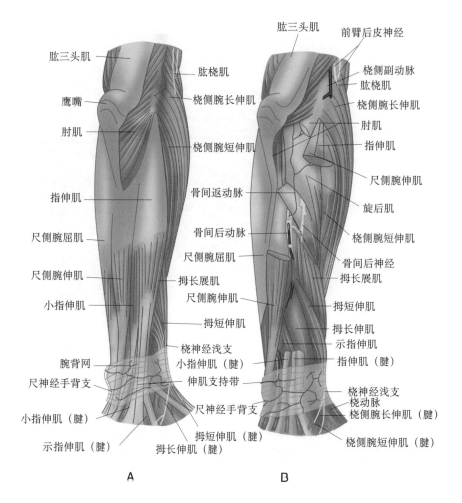

肱三头肌
肱桡肌
鹰嘴
桡侧腕长伸肌
肘肌
桡侧腕短伸肌
指伸肌
骨间返动脉
尺侧腕屈肌
骨间后动脉
尺侧腕伸肌
尺侧腕屈肌
小指伸肌
拇长展肌
尺侧腕伸肌
拇短伸肌
桡神经浅支
腕背网
小指伸肌（腱）
尺神经手背支
伸肌支持带
小指伸肌（腱）
尺神经手背支
示指伸肌（腱）
拇短伸肌（腱）
拇长伸肌（腱）

肱三头肌
前臂后皮神经
桡侧副动脉
肱桡肌
桡侧腕长伸肌
肘肌
指伸肌
尺侧腕伸肌
旋后肌
桡侧腕短伸肌
骨间后神经
拇长展肌
拇短伸肌
拇长伸肌
示指伸肌
指伸肌（腱）
桡神经浅支
桡动脉
桡侧腕长伸肌（腱）
桡侧腕短伸肌（腱）

A                    B

**图 3-21** 前臂后面的肌肉、神经、血管

支尺神经的交通支外，还支配中指及环指相对缘的皮肤。

深支：又称前臂骨间背侧神经。当桡神经在外上髁前侧分成深浅二支后，深支在肘关节及桡侧返动脉的前侧经过，继穿旋后肌，绕桡骨的外侧向后，至前臂背侧下降于深层肌与浅层肌之间，在此有骨间背侧动脉与之伴行。下达拇短伸肌下缘，则穿入深层，在拇长伸肌的深侧，沿前臂间膜背侧下降，并与自骨间膜掌侧穿至背侧的骨间掌侧动脉伴行，最后达腕背，形成如神经节状的膨大，发出关节支，入腕关节。在前臂后侧深浅两层伸肌之间，发出三个短的和二个长的肌支。短肌支至指总伸肌、小指固有伸肌及尺侧腕伸肌；长肌支的内侧支至拇长伸肌及示指固有伸肌，外侧支至拇长展肌及拇短伸肌（图 3-22）。

⑤腋神经（图 3-23）：起于后束，包含第5、6颈神经纤维。初位于桡神经的外侧，腋动脉的后侧，肩胛下肌的前侧，继与旋肱后动脉伴行，穿四边间隙，绕肱骨的外科颈向后行进，在三角肌的深侧，分为上、下二支。

a. 上支：与旋肱后动脉伴行，绕肱骨颈，发分支至三角肌，并有穿过该肌达到皮卜的细支。分布于被盖三角肌表面的皮肤。

b. 下支：有皮支为臂为侧皮神经，绕三角肌后缘，穿固有筋膜至皮下，分布于三角肌后下部及被盖肱三头肌长头附近的皮肤。其肌支分布于三角肌的后部；另以一支至小圆肌。腋神经由其干上发关节支，于肩胛下肌下侧入肩关节。

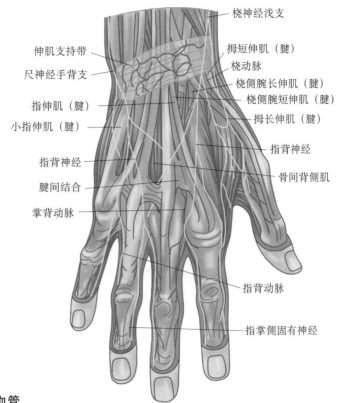

桡神经浅支
伸肌支持带
拇短伸肌（腱）
尺神经手背支
桡动脉
桡侧腕长伸肌（腱）
桡侧腕短伸肌（腱）
指伸肌（腱）
拇长伸肌（腱）
小指伸肌（腱）
指背神经
指背神经
骨间背侧肌
腱间结合
掌背动脉
指背动脉
指掌侧固有神经

**图 3-22** 手背侧的肌肉、神经、血管

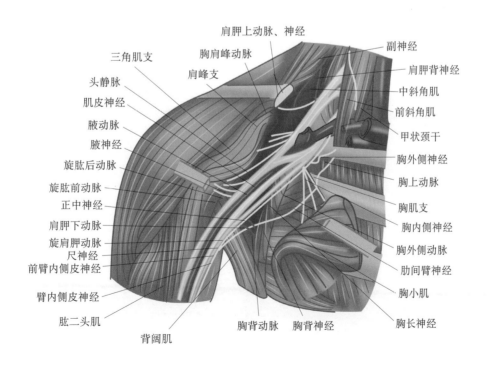

肩胛上动脉、神经
三角肌支
胸肩峰动脉
副神经
头静脉
肩峰支
肩胛背神经
肌皮神经
中斜角肌
腋动脉
前斜角肌
腋神经
甲状颈干
旋肱后动脉
胸外侧神经
旋肱前动脉
胸上动脉
正中神经
胸肌支
肩胛下动脉
胸内侧神经
旋肩胛动脉
胸外侧动脉
尺神经
肋间臂神经
前臂内侧皮神经
胸小肌
臂内侧皮神经
肱二头肌
胸背动脉
胸背神经
胸长神经
背阔肌

A

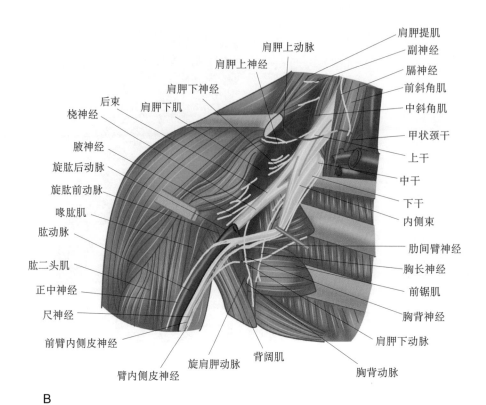

肩胛上动脉
肩胛上神经
肩胛下神经
后束
桡神经
肩胛下肌
腋神经
旋肱后动脉
旋肱前动脉
喙肱肌
肱动脉
肱二头肌
正中神经
尺神经
前臂内侧皮神经
臂内侧皮神经
旋肩胛动脉
背阔肌
肩胛提肌
副神经
膈神经
前斜角肌
中斜角肌
甲状颈干
上干
中干
下干
内侧束
肋间臂神经
胸长神经
前锯肌
胸背神经
肩胛下动脉
胸背动脉

B

图 3-23 腋窝的肌肉、神经、血管

治疗。

## 第二节 锁骨骨折

锁骨架于胸骨与肩峰之间，是唯一联合肩胛带与躯干的支架，骨干较细，具有弯曲、位置表浅的特点，易发生骨折，幼年患者尤为多见。

### 一、病因与病理

锁骨骨折的发病原因有间接和直接暴力两种形式。间接性骨折是因病人跌倒时掌心触地或肩外侧着地所致，身体跌倒的冲力和地面的反作用力，致使锁骨中部骨折。直接性骨折是因外伤暴力直接作用于锁骨，造成锁骨骨折。骨折的类型取决于骨折病人的年龄大小，青少年和成人骨折临床上多为横断型，偶有斜面或粉碎型，幼年骨折为横断或青枝骨折，由于骨质较软，骨折后骨膜仍保持联系，所以骨折断端不易分离。

### 二、锁骨骨折治疗概述

1. 中西医结合治疗　体外手法复位治疗：患者取坐位，医者用 1% 普鲁卡因 5 ～ 10ml 注入骨折断端的血肿内。当注射管内有回血时即可推药。医者位于患者的后侧，一膝关节屈曲，顶在患者双肩胛骨之间，同时医者双手用力使双肩关节后展，牵拉错位畸形的骨折断端。依靠骨折周围肌肉韧带的牵拉使骨折断端复位。而后放适度的纸垫，双圈外固定。固定的松紧要适度，以桡动脉搏动为准，复位后第 1 周复查 2 次，第 2 周后复查 1 次，第 4 周拆掉外固定，进行李培刚医学治疗手法治疗。

2. 手术治疗　锁骨骨折后患者取仰卧位，首先给予骨折局部麻醉，沿着锁骨骨折做横形切口，切开皮肤、皮下组织、筋膜后，再切开骨筋膜，做骨膜下连同颈阔肌止点一起分离，并向两侧牵开。使用克氏针或接骨板内固定。将骨膜和肌肉及皮肤依次缝合，术后三角巾悬吊固定。1 ～ 4 周后拆除三角巾固定，接受李培刚医学治疗手法

### 三、锁骨骨折治疗的李培刚新疗法

中西医结合治疗和西医手术切开、固定治疗锁骨骨折后所应用的李培刚医学治疗手法大致相同，但治疗的时机和阶段不同。李培刚医学治疗手法对中西医结合治疗锁骨骨折的时机大约在治疗后 3 周至 4 周，待骨折断端骨性愈合或接近骨性愈合，骨折局部具备一定的稳固性后根据骨折的愈合情况，才能选择适度的手法和力量进行适宜的治疗。

手术切开复位、接骨板内固定锁骨骨折后，当骨折局部具备一定的稳定性时，一般在刀口拆线后即可采用李培刚医学治疗手法治疗。应用的手法和采用的力量要根据骨折和手术刀口的瘢痕情况而定。治疗时去掉三角巾的外固定，治疗后再固定，隔日进行一次治疗。3 周后去掉三角巾外固定，继续治疗。直到症状和异常病理变化消失及功能恢复为止。

1. 麻醉手法　副神经麻醉（图 3-24）：患者取坐位。医者位于患者的前外方，一手位于患者的一侧进行固定，另一手拇指位于其颈外侧的副神经根支处进行按压。应用的力量由小到大，当患者感觉有酸、麻、胀时，再改为定点按揉手法。力量同上，应用 10 ～ 15s 结束。锁骨骨折术后，采用神经麻醉手法的主要作用是达到减轻症状和止痛的目的。

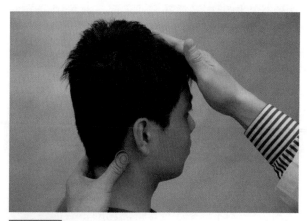

**图 3-24**　副神经麻醉

2. 按揉手法（图 3-25）　按揉手法在治疗锁骨骨折上常用的手法有：掌面按揉、拇指按揉、两指按揉和四指按揉四种按揉手法。这四种不同手法分别应用在锁骨骨折的不同时期和阶段，可达到不同时期和不同阶段的治疗效果。

患者取坐位和仰卧位均可，患臂位于躯干的外侧。医者位于患者的前侧或外侧，可根据病情分别使用掌面、拇指、两指或四指交替位于骨折的局部及周围血水肿机化、痉挛和粘连的组织处，沿着骨折局部及周围不同层次各组织的走行，由内向外或由上而下反复进行按揉。应用的力量要根据锁骨骨折的类型和骨折愈合及稳定程度而进行。力量由小逐渐加大，由浅入深，反复进行，以不影响骨折的稳定并促进骨折愈合为目的。当医者感觉骨折上下左右及周围的痉挛的肌肉缓解、原发性损伤造成的血水肿机化，各纤维组织形成的粘连和条索由大减小、由硬变软、由厚变薄时结束。

按揉手法可对骨折手法复位、小夹板外固定和手术切开复位、内固定及石膏外固定的初期治疗，可起到消肿止痛、活血化瘀的作用，防止原发性损伤和手术过程中人为对各组织的必然破坏所造成的血水液体的渗出，血水肿机化而形成的粘连及纤维性瘢痕组织挛缩，以及血水肿机化、手术瘢痕组织增生、肥厚和挛缩形成的结节。通过不同阶段按揉手法和不同的力量软化结节、促使血水肿和炎症吸收，恢复各组织原有的弹性和功能。可使不同层次和相邻各组织间的粘连剥离，扩大各组织间的间隙，理顺了各组织间的关系，达到骨折周围血液循环畅通无阻。改善锁骨骨折及上肢的血液循环和新陈代谢，为锁骨骨折断端和骨折周围各组织损伤的愈合创造良好的环境。促进锁骨骨折愈合和各损伤组织的修复，因此缩短骨折的愈合期。同时保障了肌肉、韧带和肩锁关节及胸锁关节功能的恢复。

3. 剥离手法（图 3-26）　该手法作用于骨折术后的治疗。临床上对锁骨骨折常用的剥离手法有拇指剥离、两指剥离和四指剥离三种，可交替使用。进行时，要针对骨折周围的不同部位、不

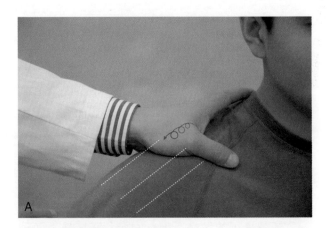

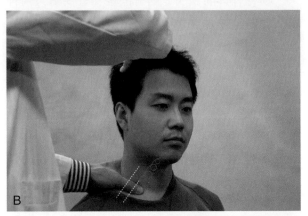

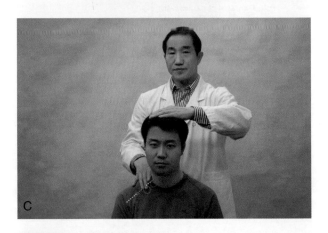

图 3-25　颈肩部掌面按揉

同程度和不同层次粘连组织而选择不同手法和力量，以免加重损伤不利于各组织的恢复。无论使用哪一种手法，在治疗过程中，一定要按骨折周围各组织的解剖走行和粘连组织的形状进行。剥离手法必须按着粘连条索的相反方向进行，由上而下，由内至外，由浅入深，反复进行数遍，而后再按着肌肉和粘连条索的走行纵向剥离，由上

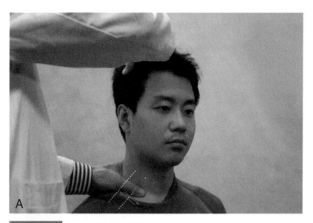

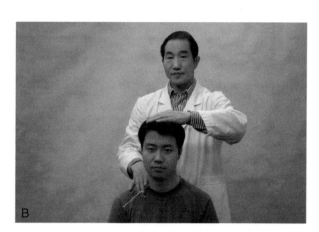

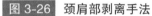

图 3-26　颈肩部剥离手法

而下，由下往上，或由内至外，反复进行剥离。应用的力量由小逐渐加大，由浅入深。当医者感觉到骨折局部及周围机化粘连的条索及结节由硬变软，由大减小，由粗变细时而结束本次治疗。剥离手法与按揉手法应用的部位相同而力的方向不同。

剥离手法主要作用于锁骨骨折周围及胸肩部关节纤维组织间的浅深层邻里之间的粘连。通过手法将骨折周围不同层次的邻里之间的粘连剥离分开，扩大各组织间的纵向间隙和邻里间隙，解除局部各组织关系紊乱，解除异常组织对伴行神经和血管的压迫，加大骨折断端及骨折周围损伤组织的血液循环、新陈代谢和营养的供给，因此，促使骨折的愈合和肌肉及关节功能的恢复。

## 第三节　肱骨颈骨折

肩部骨折包括肩胛骨骨折、肩峰骨折、肱骨大结节骨折、肱骨颈骨折和儿童肱骨头骨骺合并肱骨解剖颈骨折。各种肩部骨折均有不同的发病原因，不同的外伤史，不同的损伤程度，不同的骨折部位，不同的骨折类型，因而形成不同病理变化。临床上根据不同的骨折类型而选择不同的治疗方法。为了减少本书的篇幅和防止骨折治疗方法的重复性，肩部骨折仅对肱骨颈骨折做全面叙述。

肱骨颈位于解剖颈下 2 ～ 3cm，相当于大小结节交界处，此处的骨质为骨松质、骨密质邻界部位，因此最容易发生骨折。此种骨折多发生于青壮年和老年人。

### 一、发病机制与骨折分类

肱骨颈骨折的发病机制决定于骨折的类型。了解骨折的类型，就明确了治疗的方向。临床上常见的骨折可分为：裂纹型骨折、外展型骨折和内收型骨折三种。裂纹型骨折的外伤史来于直接暴力，而内收和外展型骨折是来于病人跌倒时掌心着地，身体的重量下坠的传达暴力所造成。因姿势和外力使肢外展，即造成外展型骨折。相反，使伤肢内收者即发生内收型骨折。以上骨折的外伤史可直接决定于骨折移位的严重程度。

### 二、肱骨颈骨折治疗概述

1.中西医结合治疗　患者取坐位或仰卧位，医者用 2% 的普鲁卡因 15 ～ 20ml，注入到骨折断端，当医者见注射器内有凝固血液时，说明针头已进入骨折断端的血肿内，此时即可推药。第一助手位于患者的肩上方或后方，用布带置于腋下；第二助手使肘关节微屈，双手持握肱骨干的下端，二人同时用力牵拉，使纠正骨折断端的嵌插重叠移位。当牵拉将嵌插和重叠移位纠正时，

医者位于骨折肢体的外侧进行手法复位。当医者感觉骨折断端复位时，即可采用该类型的夹板进行外固定。1 ～ 4 周后拆去夹板，采用李培刚医学治疗手法治疗，直到骨折临床愈合及肩关节功能恢复为止。

2.手术切开复位内外固定治疗　高位硬膜外麻醉或气管内插管乙醚麻醉：患者取仰卧位，在肩前方切开皮肤及皮下组织，分离三角肌前缘并向外侧牵开，把胸大肌、喙肱肌、肱二头肌短头向内侧牵开，即可暴露骨折断端。松解骨折断端的移位，清理局部积血，在对抗牵引下使骨折断端复位，在维持对位的同时，可选择 2 枚克氏针或 2 孔接骨板固定。而后将皮下组织和皮肤缝合，使三角肌悬吊或石膏外固定，2 周后可解除外固定采用李培刚医学治疗手法治疗，治疗结束后即可再用三角巾固定，直到关节功能恢复为止。

### 三、肱骨颈骨折治疗的李培刚新疗法

在治疗肱骨颈骨折手术后，医者必须先了解和掌握肢体骨折的类型、骨折时间长短和治疗后骨折断端的稳定程度。再根据各种情况选择相应的手法和适度的力量进行手法治疗。

对手法复位小夹板外固定治疗的骨折，待骨折接近骨性愈合时可采用手法治疗，根据骨折愈合牢固程度而选择手法和力量。直到功能恢复正常终止治疗。

对手术切开复位内固定的骨折，拆线 1 周后即可采用李培刚医学治疗手法治疗。因骨折断端采用钢板内固定，具一定的稳定性，因此，可采用轻柔的手法在手术的局部和骨折的周围进行治疗。随着时间的推移，骨折断端大量的骨痂形成，骨折的稳定性日益加强，治疗手法随着骨折的愈合和骨折周围软组织损伤及手术切开的瘢痕组织挛缩的恢复而逐渐加大、加重，但必须有利于骨折的愈合和骨折周围软组织损伤的恢复。治疗直到肱骨颈骨折愈合，肩关节功能恢复正常为止。治疗手法如下：

**（一）麻醉手法**

1. 锁骨上臂丛神经麻醉（图 3-27） 患者取坐位或仰卧位均可。医者位于患者的前外侧，一手拇指位于患者锁骨上窝处，按压通过的臂丛神经干支。按压的力量由小逐渐加大。当患者感觉患侧肢体有酸、麻感时再改为定点按揉手法，应用的力量要大于按压手法，当酸麻胀的程度显于按法时维持 10 ～ 15s 而结束。

2. 肩胛上神经麻醉（图 3-28） 患者取坐位。医者位于患者的外侧，使拇指位于其肩胛下方，按压通过和支配肩胛后侧的肩胛上神经干支。按压的力量由小逐渐加大，当患肩的后部有酸麻胀时再改为定点按揉。应用的力量要大于按压手法，酸麻胀感觉也要显于按压手法。按压和按揉手法持续 10 ～ 15s。

**（二）按揉手法**

按揉手法应用在治疗手法复位、小夹板外固定和手术切开复位内固定及石膏外固定治疗术后，常用的治疗手法有掌面按揉、拇指按揉、两指按揉和四指按揉四种。它们在治疗过程中可轮换交替使用。

1. 颈肩部按揉

（1）颈肩部掌面按揉（图 3-29）：患者取坐位。医者位于患者的后侧，一手位于患者对侧颈肩部固定，另手掌位于颈根部，沿着斜方肌前缘的走行向肩部进动按揉。应用的力量由小逐渐加大，反复进行数遍，当感到痉挛和疼痛减轻时结束。

（2）颈肩部拇指按揉（图 3-30）：患者体位同上。医者位于患者的后侧或外侧均可，一手位于其头部固定，同时使头向对侧倾斜，使患侧斜方肌的前缘相对紧张；另手拇指由颈部沿着斜方肌前缘和深层肩胛提肌及神经和血管的走行按揉至肩部。应用的力量由小逐渐加大，反复进行数遍。随着按揉的进行，斜方肌和肩胛提肌及相邻的肌肉痉挛度缓解，疼痛减轻。而医者的拇指由浅入深，按揉深层痉挛的肌肉和机化粘连增生的

结节，当异常的条索和结节由硬变软、由厚变薄、由大变小时结束。

2. 肩胛后按揉

（1）肩胛后部掌面按揉（图 3-31）：患者取坐位。医者位于其后外侧，一手位于患者胸前固定，另手掌由斜方肌内侧（棘突）处沿着斜方肌、冈上肌、冈下肌和大小圆肌的走行至肩部，反复进行按揉。应用的力量由小逐渐加大，当背胛部肌肉痉挛缓解，疼痛减轻时结束。

（2）肩胛后部拇指按揉（图 3-32）：医者与患者的体位同上。医者一手位于患者颈肩部固定，另手拇指位于其脊旁斜方肌的内侧缘处，沿着斜方肌和深层的冈上肌、冈下肌及肩胛后侧的大、小圆肌的走行，由内上下方至肩部。应用的力量和按揉的程度同上，反复进行数遍结束。

3. 肩外侧按揉

（1）掌面按揉（图 3-33）：患者取坐位。医者位于患者的前外侧，一手及前臂将患肢环抱并外展，使三角肌相对放松，另手掌位于肩部，分别位于三角肌的后、中、前三束，并按其走行由各肌束的起点下移至肌束的抵止点，自上而下进行按揉。应用的力量随着按揉的进行，三角肌各束痉挛紧张度的缓解，疼痛的减轻由小逐渐加大，由浅入深，反复进行数遍结束。

（2）拇指按揉（图 3-34）：患者取坐位。医者位于患者的外侧，使其肩关节尽量外展，肘关节屈曲并放于医者的膝上，使肩外三角肌相对放松，另手拇指分别位于三角肌的后、中、前肌束的起点处，沿着三角肌各肌束的走行由起点至止点，由上而下反复进行按揉。应用的力量由小逐渐加大，由浅入深，当医者手感到按揉的三角肌各肌束紧张痉挛或机化粘连的条索及结节由硬变软、由大变小、由粗变细、由厚变薄时结束。

（3）前臂按揉（图 3-35）：患者与医者的体位同上。医者用前臂位于患者三角肌各肌束的起点处，沿着三角肌各肌束的走行，由上而下反复进行按揉。应用的力度大于拇指按揉手法，力量进行的程度同上。当三角肌的痉挛条索和结节由硬变软、由大变小、疼痛减轻时结束。

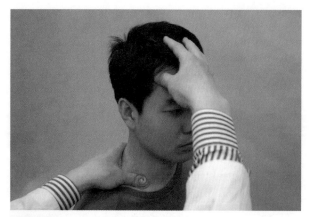

图 3-27　锁骨上臂丛神经麻醉

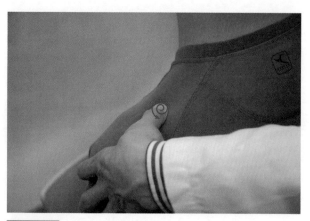

图 3-28　肩胛上神经麻醉

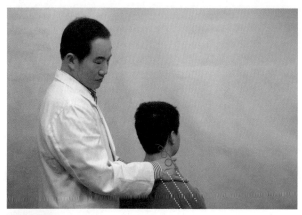

图 3-29　颈肩部掌面按揉

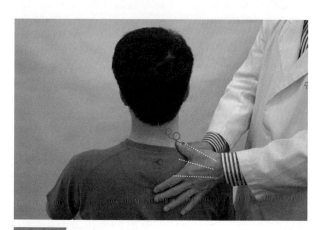

图 3-30　颈肩部拇指按揉

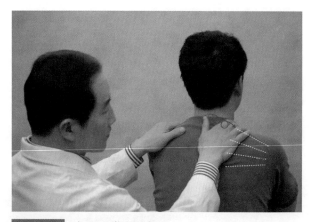

图 3-31　肩胛后掌面按揉

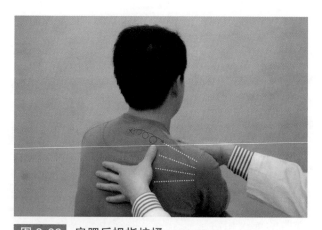

图 3-32　肩胛后拇指按揉

4. 肩前侧按揉

（1）掌面按揉（图 3-36）：患者取坐位。医者位于患者的前外方，一手位于其肩后方固定，另手掌分别位于肩前侧的胸大小肌和肱二头肌起点处，并按诸肌的走行由起点至抵止点，由外向内和由上而下反复进行按揉。应用的力量由小逐

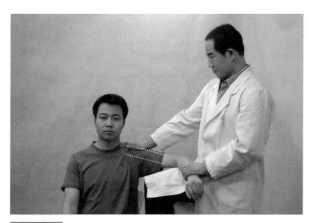

图 3-33　肩外侧掌面按揉

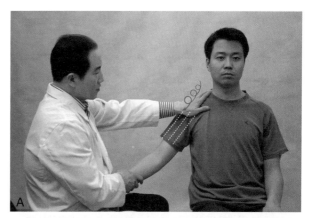

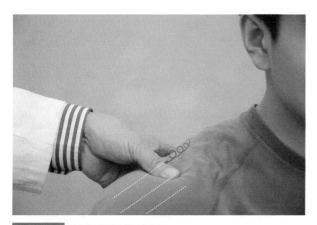

图 3-34　肩外侧拇指按揉

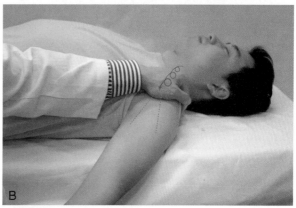

图 3-36　肩前侧掌面按揉

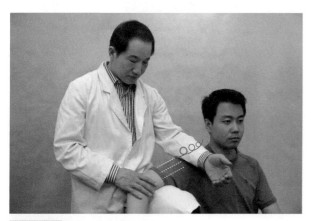

图 3-35　肩外侧前臂按揉

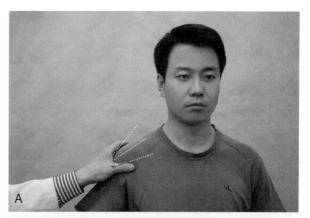

渐加大，随着按揉的进行胸大小肌和肱二头肌的紧张痉挛逐渐缓解，疼痛减轻时结束。

（2）拇指按揉（图 3-37）：患者与医者的体位同上。医者一手持握患者前臂的下端，使其肘

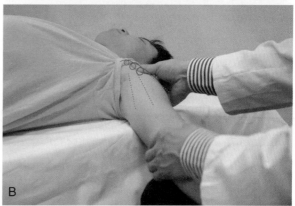

图 3-37　肩前侧拇指按揉

关节屈曲位，另手拇指分别位于其胸大小肌抵止点和肱二头肌的起点处，沿着各肌的走行由外向内、由上而下按揉紧张而痉挛的肌肉和机化粘连的条索及结节。应用的力量由小逐渐加大，当紧张痉挛的肌肉缓解，疼痛减轻，机化粘连的条索和结节由硬变软、由大变小、由粗变细、由厚变薄时结束。

肱骨颈骨折手术后，待骨折断端骨性愈合或接近临床愈合时，骨折断端相对稳定或较稳定的情况下，拆掉外固定的小夹板可采用李培刚医学治疗手法按揉治疗。治疗时使掌面、拇指、两指和四指分别位于在肩关节的周围交替进行，当一个部位的挛缩、机化、粘连的异常条索和结节由硬变软、由粗变细时，增厚的结缔组织和条索由硬变软、由厚变薄、由粗变细，萎缩松软的肌肉富有一定的弹性时结束，再移向另一个部位。当肩关节周围的挛缩、痉挛的组织缓解，机化、增生、肥厚的结节和条索由硬变软、由厚变薄、由粗变细，萎缩松软的肌肉富有一定的弹性时而结束。各种按揉手法的运用及力度的选择要根据骨折的稳定程度和骨折周围各软组织损伤及恢复的程度而定。总之要由轻逐渐加重，随着骨折时间的推移和治疗的进行，病人的接受能力及损伤组织的恢复而逐渐加大手法的力度，以不加重骨折断端和骨折周围软组织损伤为宜。

5. 腋下按揉（图 3-38）　拇指按揉：患者根据病情可取坐位和仰卧位。医者坐在患者的前方或外侧，用拇指在其腋下内侧的胸大肌和外侧的背阔肌的末端处进行按揉。应用的顺序由上而下或由下而上，力量由小逐渐加大。当疼痛减轻时结束。

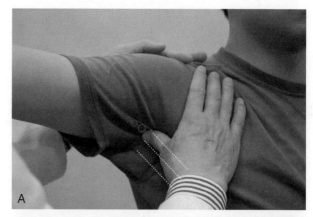

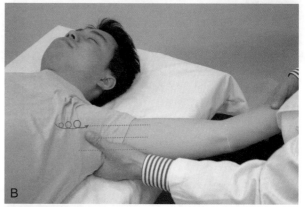

图 3-38　腋下拇指按揉

**（三）剥离手法**

1. 颈肩部剥离

（1）拇指剥离（图 3-39）：患者取坐位。医者位于患者的后侧，一手位于其健侧肩固定，另手拇指位于颈肩交界处的斜方肌和肩胛提肌的内侧，沿着诸肌的走行和粘连机化结节的形状做横向弹剥。进行的顺序由内至外，应用的力量由小

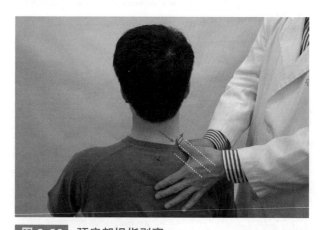

图 3-39　颈肩部拇指剥离

逐渐加大，反复进行数遍。当医者手感到剥离的肌肉条索和机化增生的结节由硬变软，间隙扩大，弹性有所恢复时结束。

（2）肘尖剥离（图 3-40）：患者的体位与医者的位置不变。医者肘关节屈曲，肘尖位于患者斜方肌前缘和肩胛提肌内端，沿着肌肉和粘连条

索及结节的走行而横向弹剥。由内向外反复进行数次，应用的力度要大于拇指剥离手法，由小逐渐加大，由浅入深。当手感到条索和结节由硬变软、由大变小、由厚变薄，并富有一定弹性时结束。

2. 肩后、外侧剥离

（1）拇指剥离（图 3-41）：患者取坐位。医者位于其后，一手位于患者肩前部固定，另手拇指分别位于肩胛后冈下肌、大小圆肌的内缘起点处，沿着各肌的走行和机化粘连条索及结节的形状横向弹剥。应用的力量由小逐渐加大，反复进行，当手感到粘连的条索间隙和肌肉的轮廓由小到大，机化的结节由硬变软，由厚变薄，疼痛减轻时结束。

（2）肘尖剥离（图 3-42）：作用于三角肌机化粘连较严重的患者，在拇指剥离手法达不到目的时采用肘尖剥离手法。患者的体位与医者的位置不变。医者一手位于患者肩内侧固定，另肘关节屈曲，肘尖分别位于三角肌的后束、中束和前束各肌束的起点处，沿着各肌束和条索及结节的走行横向弹剥。进行的程度、应用的力量和所达到的程度均同拇指剥离手法，但力度要大于拇指剥离，并由浅入深反复进行数遍结束。

3. 腋下剥离

（1）拇指剥离（图 3-43）：患者取坐位或仰卧位。医者位于其后外侧，持患肩外展，并将患臂放在医者的肩上或臂上，另手拇指位于腋下肩胛骨下角背阔肌的抵止点处，沿着背阔肌和挛缩、粘连的条索及机化的结节的走行横向弹剥。由上而下反复进行数遍，应用的力量由小到大，由浅入深。当医者拇指感到痉挛的条索相对缓解，间隙扩大，结节由硬变软，并富有一定的弹性，疼痛减轻时结束。

（2）肘尖剥离：患者取仰卧位。医者位于一侧，一手使患者肩关节尽量高举，另肘尖位于肩胛骨下角背阔肌的抵止点处，沿着背阔肌和条索及结节的走行横向弹剥，由上而下，由浅入深，应用的力量同上，但力度要大于拇指剥离手法。当医者拇指感到痉挛的条索相对缓解，间隙扩大，结节由硬变软，疼痛减轻时结束。

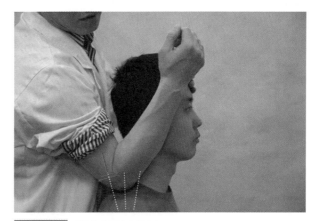

图 3-40　颈肩部肘尖剥离

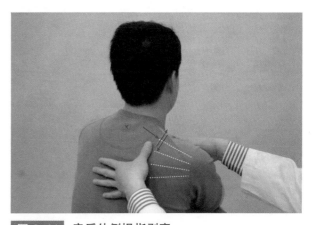

图 3-41　肩后外侧拇指剥离

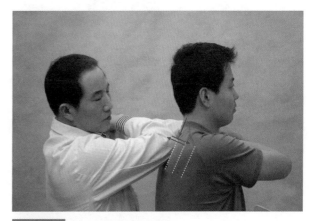

图 3-42　肩后外侧肘尖剥离

4. 肩前拇指剥离（图 3-44）　患者取坐位。医者位于前方，一手位于肩部固定，另手拇指分别位于胸大、小肌的止点和肱二头肌长短头的起点处，分别由胸大、小肌的抵止肩峰开始，沿着

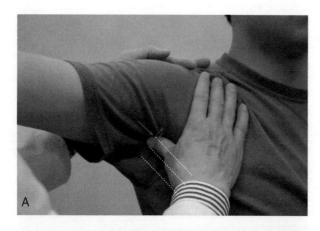

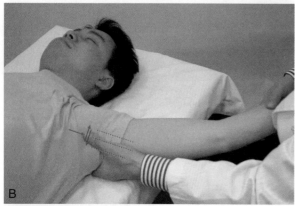

图 3-43 腋下拇指剥离

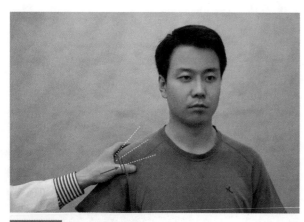

图 3-44 肩前拇指剥离

胸大、小肌和条索及结节的走行横向弹剥，由外向内反复进行数遍。当胸大、小肌的痉挛度缓解和条索及结节变软，疼痛减轻时结束。再使拇指位于肱二头肌长短头的起点处，沿着肱二头肌上端的肌腱和粘连机化的结节的走行横向弹剥，自上而下反复进行，应用的力量由小逐渐加大，直

到肩前部诸肌和肌腱的粘连及结节间隙扩大，由硬变软，疼痛减轻时结束。

剥离手法有拇指、两指和四指剥离手法，分别作用于骨折周围各部。手法进行时应用的力量由轻逐渐加重，必须根据骨折的时间长短、骨折的愈合稳定程度、病人的体质强弱和接受能力及恢复情况而进行。确保在不加重骨折断端和骨折周围软组织损伤的情况下，使骨折断端的愈合和骨折周围软组织修复及关节功能得到恢复。剥离时，医者手指位于各部机化、粘连结节、条索的上端或下端的一侧及条索之间，沿着肌肉、神经和伴行血管的走行，自上而下，或由下而上横向弹剥，反复进行数遍。当医者感觉机化的结节及粘连的各组织间隙增宽或变软时结束横向剥离。而后进行纵向剥离手法，该手法是沿着肌肉和神经血管的走行纵向剥离，它与横向剥离手法的方向相反，使各组织的纵向粘连剥离分开。手法进行的顺序和治疗程度与横向剥离手法相同。

该手法作用于手法复位小夹板和采用手术切开固定治疗的肱骨颈骨折的远期（骨折愈合期）。对手术切开采用接骨板治疗的骨折，因手术后骨折断端相对稳固，拆线 1 周后即可采用剥离手法。通过该手法剥离分开因原发性损伤、手法复位和手术切开再度损伤骨折周围各软组织而形成的浅、深各层次之间的相互粘连，扩大骨折周围各组织间的间隙，理顺组织关系，促进血液循环，促使骨折早期愈合和关节功能的恢复。

### （四）运动治疗手法

在肱骨颈骨折术后治疗过程中，根据骨折的愈合和稳定程度可使关节做有利的被动运动。复位后骨折断端有大量的骨痂形成或有骨性愈合，骨折相对稳固，医者可使肘关节做被动屈伸等一些有利于骨折愈合和骨折周围软组织修复运动，促使主动运动功能的恢复。同时防止骨折周围的软组织机化粘连、肌肉废用性萎缩和肩肘关节挛缩，促进骨折的愈合和肩肘关节功能的恢复。

1. 肘关节运动治疗手法

（1）肘关节屈伸法（图 3-45）：患者可取坐

位或仰卧位。医者位于患者外前方，一手持握其肘后部固定，另手持握患肢的前臂，在维持肩关节固定的同时，使肘关节做被动屈伸运动。动度由小逐渐加大，当达到最大限度时巩固数次而结束。

（2）肘关节旋转法（图3-46）：患者与医者的体位不变。医者双手位置同上，在不影响肩关节固定的同时，使肘关节做旋转运动。旋转的范围和角度由小逐渐加大，当达到最大限度时再向相反方向旋转，其程度与范围同上。

以上两种运动，主要通过肘关节的被动运动使上臂前侧的肱二头肌和后侧的肱三头肌被动收缩和伸展，撕脱肌肉之间的粘连，促使血水肿和非特异性炎症的吸收。防止肩关节和上臂诸肌之间的机化、粘连和萎缩，加速骨折局部的血液循环，促使肌肉增长，力量加强，对骨折的愈合和功能的恢复起到积极作用。

**2.肩关节运动治疗手法**

（1）屈肘旋臂法（图3-47）：患者取坐位。医者位于患侧，一手持握患腕关节，并使肘关节屈曲位，另手托住肘后部，使肘关节做旋转运动。动度由小到大，当达到最大限度时，再向相反方向旋转数遍。当达到最大限度时巩固数遍结束。

（2）屈肘旋肩法（图3-48）：患者取坐位或仰卧位。医者位于患者的一侧，一手持握患者前臂下端，另手位于上臂下端或肘后部，使肘关节屈曲位，双手同时使肩关节做内收外旋旋转运动。旋转时由前向肩外方向旋转，旋转的范围和角度要根据关节的病情轻重和关节功能受限障碍程度，由小逐渐加大，反复进行。当关节达到最大限度时，再使肩关节向相反方向做旋转运动。反复进行，当达到最大限度时结束。

（3）伸肘旋肩法（图3-49）：医者与患者的体位不变。医者一手位于患者肩部固定，另手持握其前臂的下端，肘关节伸直，使肩关节做旋转运动。角度、范围和进行的程序同上。

（4）屈肘抬肩法（图3-50）：患者取坐位或仰卧位。患者取坐位时，医者位于患者的后侧；患者取仰卧位时，医者位于患者的头上方。医者

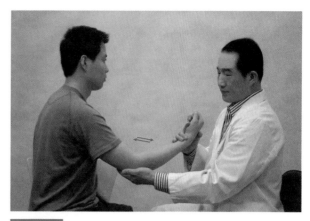

图 3-45 肘关节屈伸法

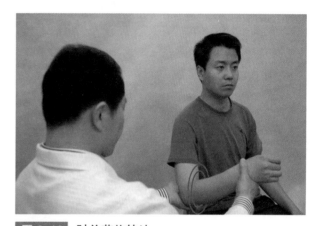

图 3-46 肘关节旋转法

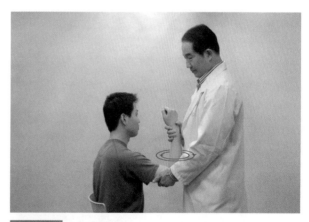

图 3-47 屈肘旋臂法

一手持握前臂上端，将肘关节屈曲位，另手位于肘部，双手同时使肩关节做高抬运动。其动度要根据肩关节肿胀、疼痛、肌肉萎缩、挛缩情况和关节受限或障碍程度由小逐渐加大，反复进行，

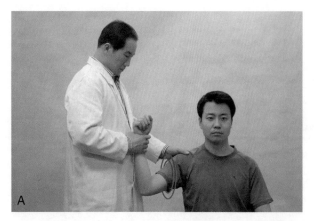

A

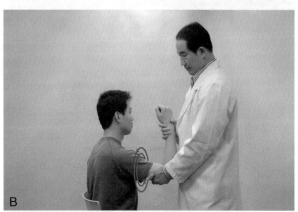

B

图 3-48 屈肘旋肩法

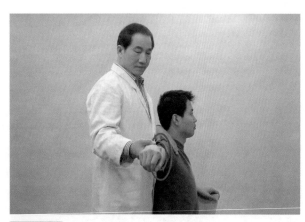

图 3-49 伸肘旋肩法

当达到最大限度时结束。

（5）伸肩拉肩法（图 3-51）：患者取坐位，双上肢自然下垂。医者位于患者的后侧，双手握前臂下端，先将肘关节屈曲位，而后再将肘关节伸直，伸直的同时使肩关节向上做伸肩拉肩运动。其向上拉肩的力量与动度要根据肩关节的病情和

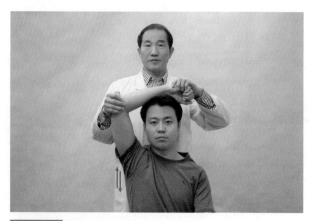

图 3-50 屈肘抬肩法

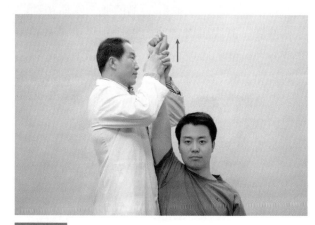

图 3-51 伸肩拉肩法（坐位）

关节功能障碍程度由小逐渐加大，反复进行，当达到最大限度时结束。

（6）牵臂拉肩法（图 3-52）：患者取坐位或仰卧位。仰卧位时，医者位于患者头上方；取坐位时，医者位于患者一侧。医者双手持握患者前臂下端，使肩关节向后方牵拉。其动度根据肩关节的病情轻重由小逐渐加大，反复进行，当达到最大限度时结束。每组举拉 30～60 次，每日 2～3 组。

（7）上臂拧转法（图 3-53）：患者取坐位或仰卧位。医者位于患者的一侧，一手同时握患者上臂的下端，另手持前臂的下端，使上臂做内旋和外旋转运动。旋转的幅度要根据肩关节的狭窄和功能障碍程度由小逐渐加大，反复进行，当达到最大幅度时结束。

（8）屈肘收肩展肩法（图 3-54）：患者取坐位，医者位于患者的后侧。医者一手位于肩关节固定，

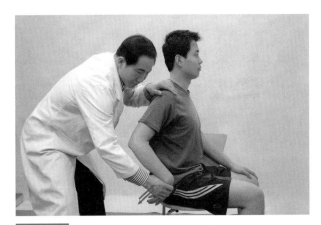

图 3-52　牵臂拉肩法

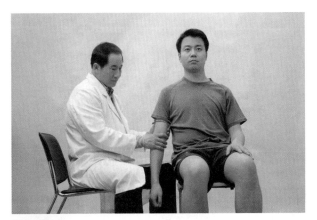

图 3-53　上臂拧转法

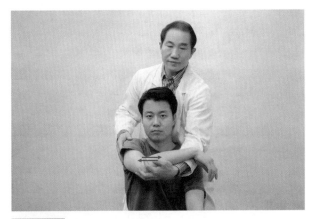

图 3-54　屈肘收肩展肩法

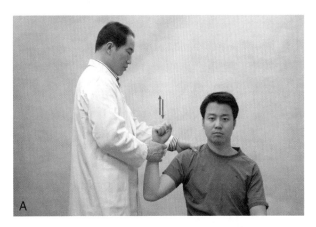

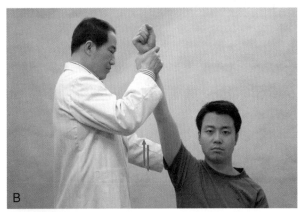

图 3-55　屈肘伸肘抖肩法

或仰卧位，双肩放松。医者位于患者的后外方，一手位于肩关节处固定，另手持握患者前臂下端使肘关节屈曲，使前臂向上方牵抖，同时肘关节伸直，肘关节屈伸向下、向后反复进行。其动度由小逐渐加大，当达到最大限度时结束。每组牵抖 20 ～ 40 次，每日 2 ～ 3 组。

　　以上不同的运动治疗手法是针对限制肩关节功能障碍的各组织的病理变化而进行的。肩关节在被动地做每一个动作时，使肩关节、关节囊、韧带、关节周围的肌肉和神经及血管产生被动收缩和牵拉，对康复起着不同的积极作用。通过肩关节不同方向的动作来强化肌肉、韧带和关节囊的收缩，同时也对相应部位的肌肉、韧带和关节囊进行了牵拉，这样一收一拉，既加强了肌肉、韧带和关节囊的收缩力和弹性，又撕脱了各种纤维组织因血水肿的机化造成的粘连，解除了对局部经过的神经、血管的压迫，理顺了各组织间的关系，扩大了关节活动范围和各纤维组织间的间

另手握患者前臂下端并将肘关节屈曲 90°，使肩关节做内收外展运动。其收展的动度要根据关节的内收外展功能障碍程度由小逐渐加大，反复进行，当达到最大限度时结束。

　　(9) 屈肘伸肘抖肩法（图 3-55）：患者取坐位

隙，加强了软组织间的伸展度，加速了肢体和各组织间的血液循环和新陈代谢，促使了关节、肌肉和其他结缔组织间的炎症和血水肿的吸收，并防止了血水肿、炎症在局部的集聚、机化和再粘连形成，增强了肌肉、韧带和关节囊的收缩和舒张力，调解和平衡关节的运动功能，扩大了肌肉和关节的活动范围，起到了消肿止痛的作用，达到了各功能改善和恢复的目的。

## 四、科学有效的锻炼方法

1. 双肩屈伸法（图 3-56）　患者可取坐、立或仰卧位，患者使双臂同时向前上方抬起，当抬到最大限度时再使双臂向后甩动，做肩关节后伸运动。伸到最大限度时再向前抬起，反复进行。其动度要根据病情轻重和病人的接受能力及耐力而由小逐渐加大，当抬伸动作均达到本组的最大限度时巩固数次结束。每抬伸为 1 次，每组 20 ～ 50 次以上，每日 2 ～ 3 组。

双肩屈曲时，使肩前三角肌、斜方肌前束、肩胛提肌和关节囊、韧带及神经、血管等组织主动收缩，同时牵拉肩后部背阔肌、肱三头肌和腋下的神经及血管等。当肩向后伸时，使肩后部的三角肌后束、冈下肌、大小圆肌、后侧的关节囊、韧带、肱三头肌、背阔肌和伴行的神经及血管等组织主动收缩，同时牵拉肩前侧的关节囊、韧带、胸大肌，以及三角肌前、中两束和肱二头肌。

2. 双肩交叉抬伸法（图 3-57）　患者体位同上，使双臂一前一后交叉做前抬、后伸运动。双肩抬伸的动度由小逐渐加大，反复进行，当达到最大限度时巩固数次结束。每抬伸为 1 次，每组双肩分别进行 20 ～ 50 次，每日 2 ～ 3 组。

双臂交叉抬伸运动所收缩和牵拉的肌肉、关节囊、韧带和伸展伴行的神经及血管均与双肩屈伸运动法相同。

3. 屈肘收肩展肩法（图 3-58）　患者取坐、立或仰卧位，双肘屈曲，双肩外展，使双肩同时做内收和外展运动。其动度要根据肩关节的病情和功能障碍程度及关节挛缩情况由小逐渐加大，

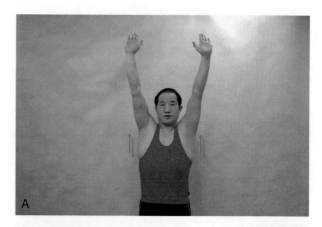
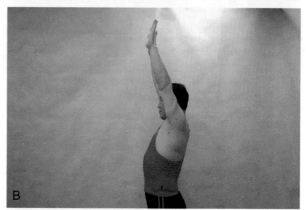
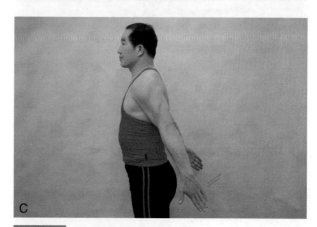

图 3-56　双肩屈伸法

反复进行。当收展均达到本组的最大限度时巩固数次结束。肩收展为 1 次，每组 20 ～ 50 次，每日 2 ～ 3 组。

双肩内收时，使肩内侧的关节囊、韧带、胸大小肌、三角肌前束、肱二头肌和伴行的神经及血管等组织主动收缩，同时牵拉肩后侧的关节囊、韧带、斜方肌前束、肩胛提肌、大小圆肌、三角肌后束、背阔肌和肱三头肌。

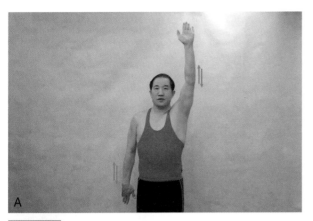
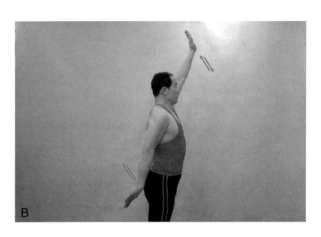

图 3-57　双肩交叉抬伸法

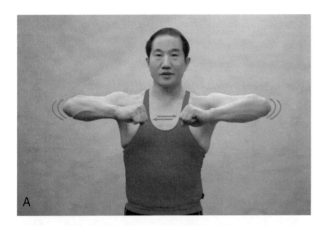
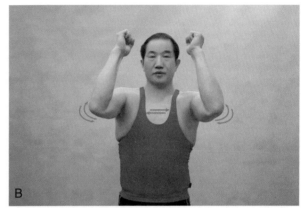
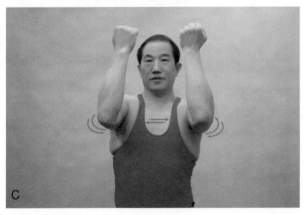
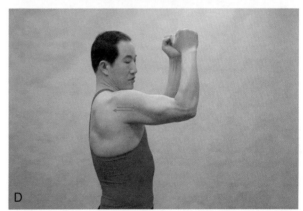
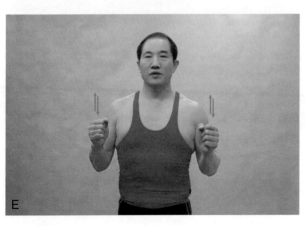

图 3-58　屈肘收肩展肩法

双肩外展时，使肩外后侧的关节囊、韧带、斜方肌前束、肩胛提肌、冈上下肌、大小圆肌、三角肌中束及、后束、背阔肌、肱三头肌和伴行的神经及血管等组织主动收缩，同时牵拉肩关节前侧的关节囊、韧带、胸大小肌、三角肌前束、肱二头肌和伸展伴行的神经及血管等软组织。

4.伸肘收肩展肩法（图3-59）　该方法肩部的肌肉收缩和牵拉度大于屈肘收肩展肩法。患者的位置同上，双肘伸直将双肩拉起，使双肩做内收和外展运动。其动度均由小逐渐加大，反复进行，当达到本组最大限度时巩固数次结束。每收展为1次，每组20～50次，每日2～3组。

伸肘收肩运动时，使肩前的关节囊、韧带、胸大肌、三角肌前束和伴行的神经、血管主动收缩，同时牵拉肩后部的关节囊、韧带和伴行的神经及血管。肩外展时与内收时相反。

5.抱肘拉肩法（图3-60）　患者体位同上，双手交叉环抱双肘，分别使肘向左右牵拉摆动。

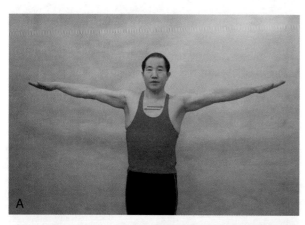

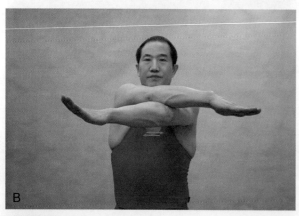

图 3-59 伸肘收肩展肩法

左手向左拉右肩时，左肩主动外展。当拉到最大限度时，右手向右拉左肩，同时右肩主动外展，双手抱双肘使肩做拉肩展肩运动。牵拉的动度由小逐渐加大，当达到最大限度时巩固数次结束。每肩左右拉为1次，每组30～60次，每日2～3组。

当左手拉右肩使右肩内收时，被动牵拉右肩后外侧的关节囊、韧带、大小圆肌、三角肌后束、背阔肌、肱三头肌和伴行的神经及血管等组织，同时被动收缩右肩前内部的胸大肌和肱二头肌及三角肌的前束等各组织，牵拉右肩的同时左肩外后侧的关节囊、韧带、肱二头肌、大小圆肌、背阔肌、三角肌中束及、后束、肱三头肌和伴行的神经及血管的主动收缩，使肩外展。当右手拉肩使左肩内收时，右肩外后侧的上述诸肌和关节囊、神经及血管主动收缩，同时牵拉左肩后外侧的上述诸肌和关节囊、韧带及神经、血管等组织。

6.抱肘抬肩降肩法（图3-61）　患者取坐、立、仰卧位均可，双手分别交叉环抱双肘，使双肩做高抬运动。其高抬的动度由小逐渐加大，抬到最大限度时巩固数次而结束。每抬落为1次，每组进行20～50次，每日2～3组。

抱肘抬肩时，使肩关节前上方的关节囊、韧带、斜方肌前束、肩胛提肌、三角肌中束和伴行的神经及血管等组织主动收缩，同时牵拉和伸展肩前下部的胸大肌、肱二头肌、背阔肌、肱三头肌和腋下伴行的诸神经及血管。

7.背手拉肩法（图3-62）　患者取坐位或立位均可，双手背后相握，使双手向左右牵拉双肩关节。牵拉的动度要根据肩关节的病情和功能障碍程度由小逐渐加大，当达到最大限度时反复巩固数次时结束。左右牵拉为1次，每组30～50次以上，每日2～3组。

左手拉右手时左肩外展，使右臂向左侧倾移，而牵拉右肩前外部的关节囊、韧带、胸大小肌、肱二头肌、三角肌前中两束和伴行的神经及血管，同时使左肩后侧的关节囊、韧带、冈下肌、大小圆肌、背阔肌、上下菱形肌、斜方肌内缘和伴行的神经及血管等组织主动收缩。右手牵拉左手时

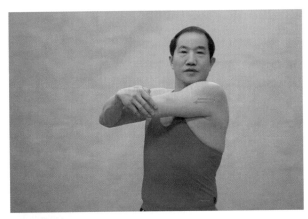

图 3-60　抱肘拉肩法

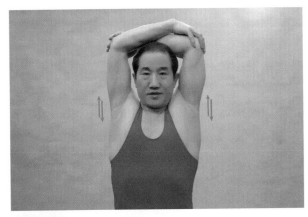

图 3-61　抱肘抬肩降肩法

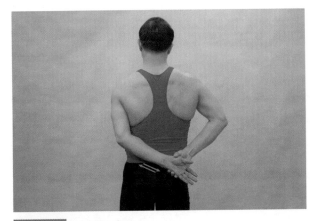

图 3-62　背手拉肩法

右肩外展，右肩的上述诸肌和关节囊、韧带及神经、血管主动收缩，同时牵拉左肩后部的上述诸肌和关节囊、韧带及神经、血管被动收缩，并牵拉左肩前外侧的上述诸肌、关节囊、韧带和神经

及血管等组织。

8.背手收肩展肩法（图 3-63）　患者取坐或立位，双肩外展，双肘屈曲，双手背位于双髂骨之上处，使双肩同时做内收外展运动，收展的动度由小到大，当达到本组的最大限度时巩固数次结束。每收展为 1 次，每组 30 ～ 60 次，每日 2 ～ 3 组。

双肩内收时，使肩关节前侧的关节囊、韧带、胸大小肌、三角肌内束、肱二头肌和神经及血管收缩，同时牵拉和伸展了肩关节后侧的关节囊、韧带、冈上下肌、大小圆肌、三角肌后束、背阔肌、斜方肌、肱三头肌和神经及血管等组织。

当双肩外展时，使双肩后侧的关节囊、韧带、三角肌后束、冈上下肌、大小圆肌、斜方肌、菱形肌、背阔肌、肱三头肌和伴行的神经及血管等组织主动收缩，同时牵拉、伸展肩前部的关节囊、韧带、胸大小肌、三角肌前束、肱二头肌和伴行的神经及血管。

9.肩关节外展法（图 3-64）　患者取坐、立或仰卧位均可，双肘伸直，位于躯干的两侧，而后使双肩做外展运动。当展抬到最大限度时，再使双肩下降到原位，反复进行，动度由小逐渐加大，当达到本组的最大限度时反复巩固数次结束。每展、降为 1 次，每组 20 ～ 40 次以上，每日 2 ～ 3 组。

展肩时，使双肩外上侧的关节囊、韧带、斜方肌、三角肌中后两束、肱三头肌和伴行的神经及血管等组织主动收缩，同时牵拉伸展肩外下方的胸大小肌、肱二头肌、背阔肌和腋下的诸神经及血管等组织。

10.屈肘旋肩法（图 3-65）　患者取坐、立或仰卧位，患者双肘屈曲，使双肩同时做内收外旋旋转运动。旋转的动度要根据肩关节的障碍程度由小逐渐加大，当达到最大限度时再使双肩向相反方向做外展内旋旋转运动，其旋转的程度和范围同上。双肩各方向旋转 20 ～ 40 圈，每日 2 ～ 3 组。

双肩关节做内收外旋时，使双肩关节上后方的关节囊、韧带、三角肌、斜方肌、肩胛提肌、

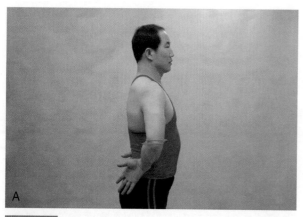

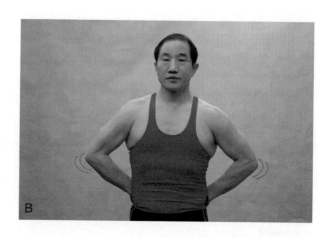

图 3-63　背手收肩展肩法

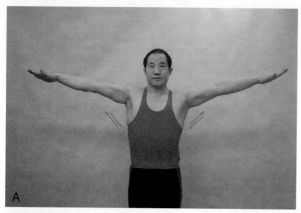

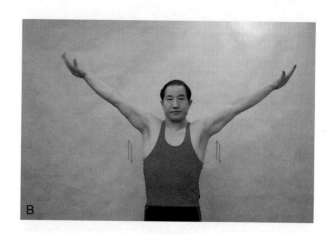

图 3-64　肩关节外展法

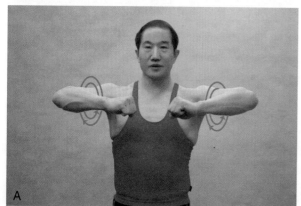

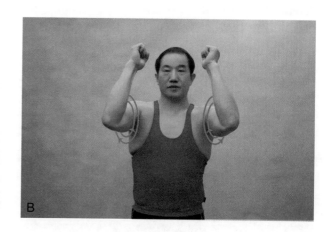

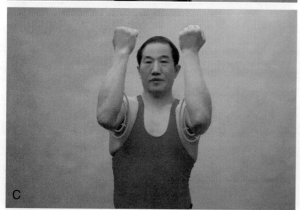

图 3-65　屈肘旋肩法

冈上下肌、大小圆肌和伴行的神经及血管主动收缩，同时牵拉和伸展肩关节前侧的关节囊、韧带、胸大小肌、肱二头肌及神经、血管。当双肩做外展内旋时，使肩外侧的关节囊、韧带、胸大小肌、三角肌前中两束、肱二头肌和伴行的神经及血管等组织主动收缩，同时牵拉伸展肩后外侧的上述诸肌、关节囊、韧带和血管主动收缩，同时牵拉和伸展肩关节前侧的关节囊、韧带、胸大小肌、肱二头肌及神经、血管。

11. **屈肘甩臂拉肩法**（图 3-66） 患者取坐或立位，双臂自然下垂，使患肩稍抬起，肘关节屈曲，使手向后下方甩动，做伸肘甩肩运动。甩动的幅度要根据关节的障碍程度由小逐渐加大，当达到最大限度时反复进行数次结束。每组甩动30 ~ 60 次，每日 2 ~ 3 组。

屈肘时使肱二头肌主动收缩，同时牵拉肱三头肌伸肘后甩时，主要使肩后部三角肌后束和肱三头肌主动收缩，同时牵拉伸展肩前部的胸大肌、肱二头肌、关节囊、韧带和伴行的神经及血管。

12. **背手翻掌法**（图 3-67） 患者取坐或立位，使双手同时或分别向背后背，掌心向外，而后腕关节翻转，使掌心再向内做背手翻掌运动。其翻转动度要根据肩关节的情况由小逐渐加大，由低逐渐增高，当达到本组的最大限度时巩固数次而结束。每翻转为 1 次，每组 20 ~ 40 次，每日 2 ~ 3 组。

背手翻掌时，使肩后部的关节囊、韧带、冈下肌、大小圆肌、背阔肌和伴行的神经及血管主动收缩，同时牵拉、伸展肩前部的关节囊、韧带、肌腱、胸大肌、肱二头肌、三角肌前中两束和神经及血管等组织。

13. **甩臂摸肩法**（图 3-68） 患者取坐、立位，双臂同时向一个方向甩动，向左甩动时，左手向后，右肘屈曲，右手摸左肩，当向右甩动时，右手向后背，左肘屈曲，左手摸右肩，甩动的范围和角度由小逐渐加大，当达到本组的最大限度时巩固数次结束。每左右为 1 次，每组甩动 20 ~ 40 次，每日 2 ~ 3 组。

双臂向左甩动时，左肩后外侧和右肩内侧的各组织主动收缩，同时牵拉右肩后侧和伸展左肩前侧的关节囊、韧带等各组织。

双臂向右甩动时，收缩牵拉的肩关节诸肌、韧带、关节囊、神经及血管与向左甩动时相反。

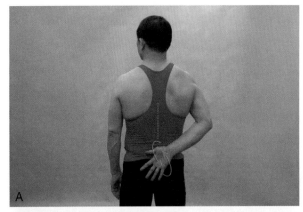

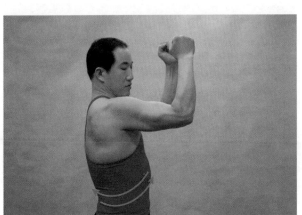

图 3-66 屈肘甩臂拉肩法

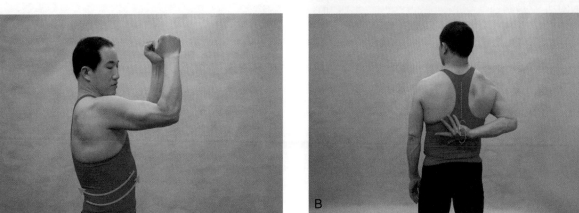

图 3-67 背手翻掌法

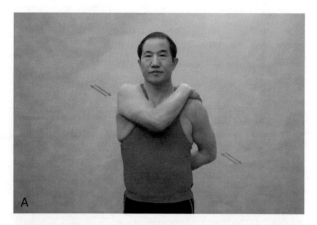

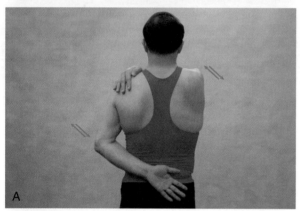

图 3-68　甩臂摸肩法

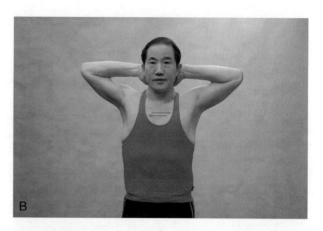

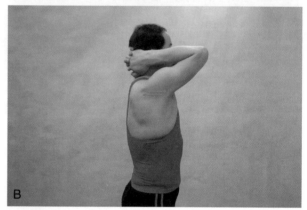

图 3-69　抱颈收肩展肩法

　　14. 抱颈收肩展肩法（图 3-69）　患者取坐、立或仰卧位，患者双手指交叉相握抱颈，而后使双肩做内收和外展运动，其动度由小逐渐加大，当达到本组的最大限度时巩固数次结束。收展为1次，每组 20～40 次，每日 2～3 组。

　　收肩时，使肩内侧的关节囊、韧带、胸大肌、三角肌前束主动收缩，同时牵拉肩后部的斜方肌、大小圆肌、背阔肌、三角肌后束、肱三头肌和伴行的神经及血管。肩外展时，使肩后部的斜方肌、冈下肌、大小圆肌、三角肌后束、背阔肌、肱三头肌和伴行的神经及血管主动收缩，同时牵拉、伸展肩前的关节囊、韧带、胸大肌、三角肌前束、肱二头肌和神经及血管等组织。

　　15. 伸肘转肩法（图 3-70）　患者取坐、立位，使单或双肘伸直，单臂或双臂同时做内收外旋肩运动。旋转的角度范围要根据肩关节的病情，关节周围软组织挛缩及障碍程度，由小逐渐加大，当达到最大限度时再使单臂或双臂向相反方向做

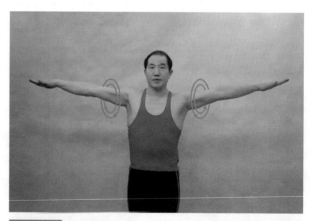

图 3-70　伸肘转肩法

外展内旋旋转运动，其旋转的范围和程度同上。每组各方向旋转 20～40 圈，每日 2～3 组。

　　内收外旋时，使肩关节内侧的胸大肌、三角肌、冈下肌、大小圆肌和伴行的神经及血管主动收缩，同时牵拉肩关节前侧的胸大小肌、肱二头

肌、背阔肌、肌腱和腋下的神经及血管。

肩关节外展内旋时，使肩关节外后侧的关节囊、韧带、三角肌、斜方肌、冈下肌、大小圆肌、背阔肌、肱三头肌和伴行的神经及血管主动收缩，同时牵拉、伸展肩前的关节囊、韧带、胸大小肌、肱二头肌和神经及血管等组织。

16. 划圈转肩法（图 3-71） 患者取立位，开始弯腰，单肘或双肘及腕手关节伸直，而后使手做外展内旋划圈旋转运动。旋转的范围根据病人肩关节的病情轻重和关节功能障碍程度由小逐渐加大。当达到最大限度时，再向相反方向做内收外展运动，当达到最大限度时结束。每组各方向旋转 20 ～ 40 圈，每日 2 ～ 3 组。

当单肩或双肩向外旋时，收缩双肩的后外部的冈上下肌、大小圆肌、肩胛提肌、三角肌后外两束和肱三头肌，同时牵拉肩前部的胸大小肌、斜方肌前缘、三角肌前束和肱二头肌。而向内旋转时，使肩前部的胸大小肌、三角肌前中两束和肱二头肌的主动收缩，同时牵拉、伸展三角肌后束、冈上下肌、大小圆肌、背阔肌、肱三头肌和神经及血管等组织。

以上十六种不同的肩关节主动功能锻炼方法，是根据肩关节的生理功能需要，针对肩关节骨折后、关节功能障碍和病理变化总结出的新的有效的运动锻炼方法。通过肩关节不同方向、不同角度和不同范围的活动，牵拉和伸展肩关节周围的关节囊、韧带、肌肉、肌腱和伴行的神经及血管等组织。肩关节的反复活动，撕脱了肩周围肌肉、韧带、关节囊、血管和神经及其他结缔组

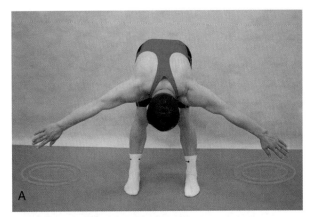

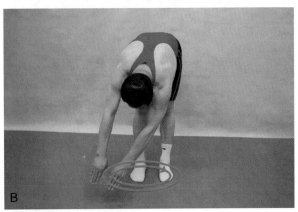

图 3-71 划圈转肩法

织的相互粘连，扩大了肩关节和各纤维组织间的间隙，加大了各软组织纤维的伸展度和弹缩性，增大了肩关节的活动范围，同时加速了肩关节周围各组织的血液循环，加强了新陈代谢，并促进了肩关节炎症和血水肿的吸收，防止了炎症的刺激和血水肿的机化及再度粘连的形成，协调了关节的稳固性和平衡性。通过主动功能锻炼起到了治疗的作用，达到了肩关节功能改善的目的。

## 第四节　肱骨干骨折

### 一、发病机制与骨折分类

1. 直接暴力　常见于肱骨干的中部 1/3 处，多为粉碎性或横断型骨折。

2. 传达暴力　多见于肱骨干下部，为斜型或螺旋型骨折。

3. 旋转暴力　见于肱骨中下部 1/3，多为螺旋型。如"掰手腕"而造成的骨折。

骨折后，骨折的断端移位与骨折近端的肌肉牵拉有关。

肱骨上部骨折，骨折线位于三角肌止点上方时，骨折近端受胸大肌、背阔肌和大圆肌的收缩牵拉而向前向内移位。相反骨折的远端因三角肌牵拉向上向外移位。

肱骨干中部骨折，骨折位于三角肌止点下部时，骨折近端受三角肌和喙肱肌的收缩牵拉而向外、向前，骨折远端因肱三头肌及肱二头肌的收缩牵拉，向上移位。

### 二、肱骨干骨折治疗概述

1. 手法复位、小夹板固定治疗　肱骨干骨折可用 2% 的普鲁卡因局部麻醉或臂丛神经阻滞麻醉。

患者可取坐位或仰卧位，一助手位于后侧将布带绕过腋下向上牵拉，同时另一助手双手紧握上臂的下端用力与第一助手对抗牵引，医者两手分别握骨折的上下两端，根据骨折的移位而进行复位。复位后给予小夹板外固定，骨性愈合后采用李培刚医学治疗手法治疗。

2. 手术切开复位，内固定及石膏外固定治疗　患者取仰卧位，采用臂丛神经麻醉。在上臂外侧做切口，切开皮肤、皮下组织、浅深筋膜，分离肱二头肌及肱三头肌，并分别向前、后侧牵开，即可达到肱骨干的骨折处。将其骨干断端复位。如有桡神经压迫或合并断裂损伤，当即解除

压迫或修复及断端吻合术。而后切开骨膜离分开，在骨折端各钻两个孔，将四孔接骨板固定，而后按顺序由内向外诸层组织缝合，最后肘关节屈曲 90°，用石膏托外固定，三角巾悬吊。2 周后拆线，可采用李培刚医学治疗手法进行治疗。每次治疗结束后，再把石膏托及时固定。4 周后去掉外固定，继续治疗，直到骨折愈合，关节功能恢复为止。

### 三、股骨干骨折治疗的李培刚新疗法

肱骨干骨折后，不论是手法复位、小夹板外固定，或手术切开复位、接骨板内固定及石膏托外固定治疗，术后均采用李培刚医学治疗手法进行治疗，治疗的阶段、时期和骨折的稳固情况与肱骨颈骨折相同。

#### （一）麻醉手法

1. 锁骨上臂丛神经麻醉　该麻醉手法与肱骨颈骨折麻醉手法相同。

2. 桡神经麻醉（图 3-72）　拆去石膏托或小夹板外固定后，患者取坐位或仰卧位。医者位于患者的外侧，一手持握其前臂下端，上肢内旋位，使上臂外侧的桡神经干支暴露明显，另手拇指或两指位于三角肌止点的后侧和喙肱肌的前缘处，按压通过和支配上臂有关肌肉的桡神经干支。当患者感觉到肢体外侧有酸麻胀时改为定点按揉手法，按揉的力量由小逐渐加大，当感觉到酸麻胀及触电感向下放射时维持 10 ~ 15s 结束。

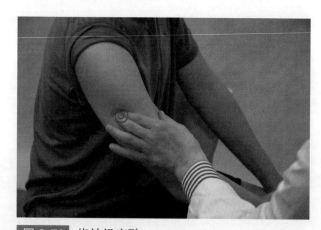

图 3-72　桡神经麻醉

**（二）按揉手法**

1. 上臂前、内侧按揉

（1）掌面按揉（图 3-73）：患者取坐位。医者位于患者的前外方，患前臂放于医者膝关节之上，使患肢绝对放松，一手掌位于患者上臂后外侧的上端进行对抗和固定，另手掌位于其上臂内侧上端（腋下）的肱二头肌内侧缘和肱三头肌的内侧缘上端，沿着肌肉和上臂内侧腋下动、静脉及正中神经根的走行进行按揉，由上而下至肘部，反复进行数遍。应用的力量随着局部组织紧张痉挛度的缓解，血水肿的消散，机化粘连的条索、结节变软，疼痛逐渐减轻，当达到本次最大限度时结束。

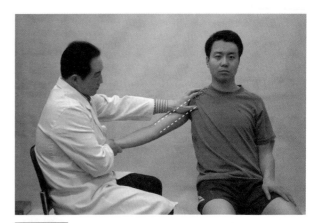

图 3-73　上臂前、内侧掌面按揉

（2）拇指按揉（图 3-74）：患者的体位与医者的位置同上。医者将受伤前臂放于医者的膝关节之上，医者一手持握患者前臂，另手拇指分别沿着肱二头肌内侧缘、肱三头肌的前内缘上端和通过的正中、尺神经及腋下动静脉的走行，自上而下进行按揉。同时沿着急性软组织损伤痉挛的肌肉、血水肿和慢性软组织损伤引起的血水肿机化、组织间的相互粘连形成的条索和结节进行按揉。要局限于病变异常部位，突出重点，应用的力量要大于掌面按揉手法，反复进行数遍。当医者拇指感到上臂内侧损伤局部的紧张痉挛缓解，血水肿和机化的结节及粘连的条索变软、消散，疼痛减轻时结束。

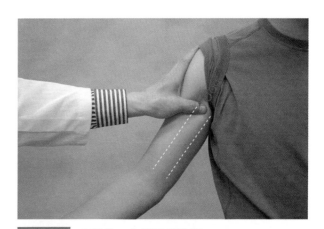

图 3-74　上臂前、内侧拇指按揉

（3）四指按揉（图 3-75）：患者的体位与医者的位置同上。医者四指位于患者上臂内侧，沿着损伤痉挛条索，血水肿和机化粘连的结节处自上而下、由后向前反复进行按揉。应用的力量要大于拇指按揉手法，随着病人的适应和症状的缓解，由浅入深，反复进行数遍。按揉时要抓住重点，要局限于异常部位，当局部的痉挛度和粘连的条索缓解，机化的结节由硬变软、由厚变薄，局部的血水肿由大减小而消散时结束。

2. 上臂外、后侧按揉

（1）掌面按揉（图 3-76）：患者取坐位。医者位于患侧的外侧方，一手持握患者前臂下端，

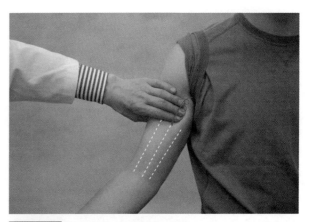

图 3-75　上臂前、内侧四指按揉

另手掌面分别位于上臂外和后侧的肱桡肌和肱三头肌的上端，沿着诸肌和桡神经及同行的有关血管走行，自上而下至肘后部反复进行按揉。应用

的力量由小逐渐加大，当医者手掌感到上臂外后侧诸肌的痉挛度缓解，肿胀消散，条索和机化的结节变软时结束。

（2）拇指按揉（图3-77）：医者取坐位。医者位于患者外后侧方，一手将其前臂或上臂外展，患者前臂放在医者的大腿之上，使上臂肌肉相对放松，另手拇指分别位于患者上臂后侧的肱三头肌、外侧肱桡肌和桡神经及同行的静、动脉的上端，沿着肌肉和肌肉异常改变的粘连的条索及机化的结节的形状，自上而下，由前向后反复进行按揉。应用的力量由小逐渐加大，力度要大于掌面按揉手法，要突出重点，由浅入深。当局部异常改变的肌肉、粘连的条索和机化增生的结节及血水肿由硬变软，由大变小，疼痛减轻时结束。

（3）四指按揉（图3-78）：患者的体位与医者位置同上。医者一手持握患者前臂下端，另手四指分别位于其上臂后侧的肱三头肌和外侧的肱桡肌的上端，沿着肌肉和局部血管及桡神经的走行，自上而下至肘后部为止，反复进行数遍。进行的过程中要突出异常病变部位，应用的力量要大于掌面按揉，由浅入深，当上臂外后侧的肌肉痉挛度缓解和疼痛缓解，条索和结节及血水肿由大变小，由硬变软时结束。

对肱骨干骨折手术后的治疗，常用手法有掌面、拇指和四指按揉三种手法进行。三种手法分别轮换对骨折周围的软组织损伤所形成的痉挛的条索、机化粘连的结节、挛缩增生肥厚的结缔组织及手术切开的瘢痕组织挛缩进行治疗。通过手法缓解上臂肌肉痉挛，软化上臂的结节，剥脱上臂各组织间的粘连，扩大组织间隙，促使瘢痕组织及增生肥厚的结缔组织软化吸收，恢复肌肉故有的弹性，加速骨折局部和肢体的血液循环，防止肌肉萎缩，促使肌肉增长，力量加强，使肱骨骨折的愈合和肩、肘关节及上臂肌肉等组织功能恢复。

### （三）剥离手法

患者的体位与医者的位置不变。医者双手轮换，使双手的拇指、两指或四指分别位于患者上

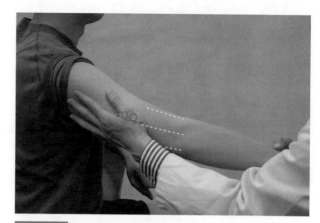

图3-76　上臂外、后侧掌面按揉

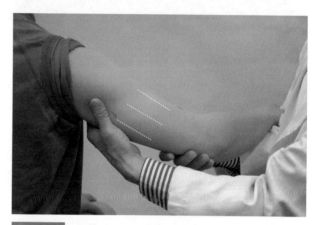

图3-77　上臂外、后侧拇指按揉

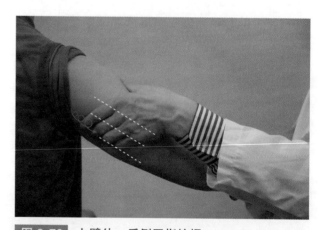

图3-78　上臂外、后侧四指按揉

臂骨折周围、上下及肘窝处，沿着上臂各处的肌肉走行，自上而下，做横向和纵向剥离。反复进行数遍，应用的力量均由小逐渐加大，由浅入

深，要根据骨折稳固程度而进行。直到上臂骨折周围及肘窝处的组织间隙扩大且清淅时结束（图3-79）。

对手法复位、小夹板外固定和手术切开复位、接骨板内固定及石膏外固定术后的治疗，常用手法有拇指、两指和四指剥离手法。主要通过不同手法作用于上臂骨折周围软组织机化的结节、粘连的条索、手术切开后的瘢痕和增生肥厚的异常组织处软化吸收，使其粘连的组织剥脱分开，扩大上臂各层次之间的间隙，解除关系紊乱。改善上臂及骨折周围组织间的血液循环，增强新陈代谢，促进骨折断端的愈合、周围软组织修复和肩、肘关节功能的恢复。

### （四）运动治疗手法

运动手法在治疗肱骨干骨折时，可使肩、肘两关节做有利于肱骨干骨折愈合的运动。

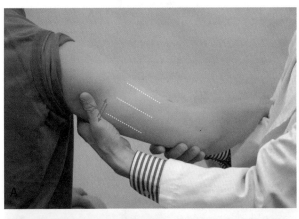

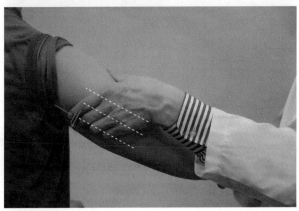

**图 3-79** 剥离手法

1. *屈肘旋肩法*（图 3-48） 患者的体位与医者的位置不变。医者一手位于肘后部，另手握前臂下端，双手同时使肩关节做旋转运动。旋转的动度和范围要根据骨折的稳固程度而进行，应由小逐渐加大。当达到最大限度时，再向相反方向旋转，其程度和进行的顺序同上。

2. *肩关节前屈后伸法* 患者的体位同上。医者位于患者外后侧，使肘关节屈曲，一手在肩部固定，另手持握前臂使肩关节做前屈后伸运动。屈伸的动度由小逐渐加大，当达到最大限度疼痛减轻时而结束。

3. *伸肘转肩法*（图 3-49） 患者的体位与医者的位置同上。医者一手位于患者肩部固定，另手持握前臂下端使肩关节做旋转活动。运动的范围与角度由小逐渐加大，当达到最大限度时再向相反方向旋转，其范围及角度同上而结束。

4. *肘关节屈伸法*（图 3-45） 医者与患者取坐位。医者一手位于患者肘后固定，另手持腕关节使肘关节做屈伸运动。动度由小逐渐加大，当达到最大限度时而结束。

5. *肘关节旋转法*（图 3-46） 医者与患者的体位不变。医者一手位于患者肘后固定，另手持握腕关节处，使肘关节屈曲，做肘关节旋转运动。动度由小到大，当达到最大限度时使肘关节再向相反方向旋转。其旋转的动度和范围同上。

## 四、科学有效的锻炼方法

1. *肘关节屈伸法*（图 3-80） 患者根据自己的病情轻重，可选立、坐和仰卧不同的体位，使肘关节做屈伸运动。活动的动度和角度由小逐渐加大，当达到最大限度时可巩固数次而结束。每屈伸为 1 次，每组 15～20 次以上，每日 2～3 组。

开始活动时，关节有些疼痛，病人要忍痛继续活动，随着关节的活动和韧带、关节囊和肌肉的主动收缩及牵拉、伸展的进行，痉挛和疼痛将得到缓解。

屈曲时，肘前侧的关节囊、韧带、肱二头肌和伴行的神经及血管主动收缩，同时牵拉肘后侧的关节囊、韧带、肱三头肌和伴行的神经及血管。伸直时，肘后侧的关节囊、韧带、肱三头肌和神经及血管主动收缩和伸展，同时牵拉肘前的关节囊、韧带、肱二头肌和伴行的神经及血管等。

2. 前臂旋转法（图3-81）　患者根据病情自己选择最佳体位，使肘关节屈曲做内收外旋运动。旋转的动度由小逐渐加大，反复进行。前臂内旋时，肱二头肌短头和前臂屈肌群及旋前肌主动收缩，同时牵拉肱三头肌、前臂背侧的伸肌群和伴行的神经、血管等组织。前臂外旋时，肱二头肌长头、前臂伸肌群主动收缩，同时牵拉肱三头肌和前臂屈肌群及神经、血管等。

3. 肘关节旋转法（图3-82）　患者肘关节屈曲位，使肘关节做内收外旋运动。其旋转的动度和范围根据肘关节的病情轻重而由小逐渐加大。当达到最大限度时反复巩固数次再向相反方向做外展内旋运动。其旋转的一切同上，当达到最大限度时结束。每组各方向旋转30～60圈，每日2～3组。

内收外旋时，使肱二头肌短头和肘前关节囊、韧带和伴行的神经及血管收缩，同时牵拉肘后侧的关节囊、韧带和肱三头肌及神经、血管。外展内旋时，肱二头肌长头和肱三头肌、喙肱肌主动收缩，同时牵拉肱二头肌短头和伴行的神经及血管等组织。

肘关节主动锻炼方法，是治疗手法结束后，病人关节具备一定的主动功能时进行的。通过肘关节主动活动和肌肉、关节囊、韧带的主动收缩和舒张，强化肘上下部肌肉和肘关节韧带、关节囊和关节的功能，同时撕脱肘关节周围各纤维组织间的相互粘连，理顺各组织间的关系，扩大关节间隙和各纤维组织间隙，解除局部和肢体因机化粘连所造成的压迫，使肘关节的活动范围加大，各纤维组织弹性和关节的稳固性加强，使局部的血水肿的渗出和炎症的集聚尽早及时吸收，并能促使损伤的组织早日修复和愈合，防止了再度机化和粘连的形成，起到了消肿止痛、功能改善和恢复的作用，达到了巩固治疗效果的目的。因此强调病人加强肘关节的主动活动。

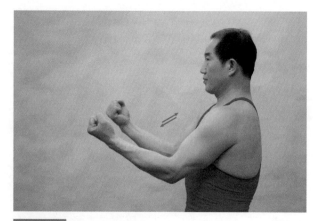

图 3-80　肘关节屈伸法

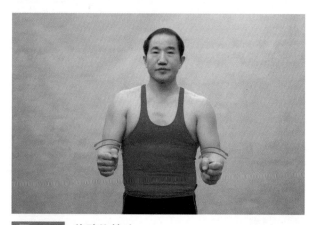

图 3-81　前臂旋转法

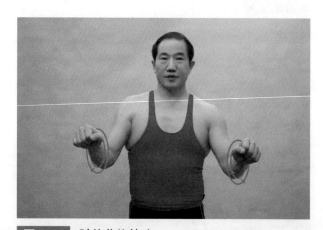

图 3-82　肘关节旋转法

## 第五节　肘部肱骨髁上骨折

肘部骨折包括：肱骨髁上骨折，肱骨小头骨骺分离，肱骨外髁骨折，肱骨内髁、内上髁及外上髁骨折，桡小头骨折，尺骨鹰嘴骨折，肱骨髁间骨折。

以上各种骨折均有各自的发病机制，同时各骨折根据不同的外伤形式，而造成不同的骨折类型。临床上针对骨折类型的不同分为两种治疗方法，一是手法复位小夹板外固定，根据骨折的类型而选择不同的复位手法和运用不同而合适的夹板及纸压垫固定。二是手术切开复位、内固定和石膏外固定。以上各种骨折不管采用哪一种方法进行治疗，术后在骨折断端允许的情况下，在不同时间、不同阶段采用不同的手法和力量在骨折局部和肘关节周围进行治疗，提高手法复位和切开复位治疗骨折的效果，有利于肘部骨折的愈合和肘关节功能的恢复。为了避免重复性，本节仅对肱骨髁上骨折做详细叙述。

### 一、发病机制和骨折分类

肱骨髁上骨折多见于 10 岁左右的儿童。根据造成骨折暴力的大小和方向的不同，临床上肱骨髁上骨折可分为伸直型、屈曲型和粉碎型三种。其中以伸直型最多见，屈曲型较少见，粉碎型多见于成年人。

1. **伸直型**　儿童跌倒后，肘关节过伸位掌心触地，因身体的冲力加上地面的反作用力，经前臂传达至肱骨下端骨质疏松处，将肱骨干推向前方，形成伸直型骨折。因外伤形势和骨折后上臂肌肉牵拉的方向不同，肱骨髁上骨折后而出现桡偏和尺偏型，如外伤史较严重，骨折断端前后或左右移位较大，容易损伤肘前的正中神经和左右侧的桡神经及尺神经干支。

2. **屈曲型**　肘关节在屈曲位跌倒，肘后侧直接触地。加之身体的惯性和地面的反传达作用，致使肱骨下端骨质疏松处骨折，骨折线与伸直型骨折相反。

3. **粉碎型**　临床上分伸直型和屈曲型，伸直型的骨折外伤史与儿童伸直型骨折相同，但身体的惯性和地面的反作用极大，而造成伸直性骨折。屈曲型的外伤史与儿童肱骨髁上骨折的外伤史相同，其力量较大，从而造成粉碎性骨折。

### 二、肘部肱骨髁上骨折治疗概述

1. **手法复位、小夹板固定治疗**　以伸直型肱骨髁上骨折为例。患者取仰卧位，可采取腋下神经阻滞麻醉和骨折局部麻醉。两助手分别用双手持握骨折近端的上部和骨折远端前臂，两者同时用力纵向牵引，其力量由小逐渐加大，当肘部外观的畸形消失时，医者双手同时放于骨折近端和远端的内外两侧，纠正侧方移位，而后医者双手四指按住肘前侧骨折的近端，双拇指位于尺骨鹰嘴处，在四指下按的同时双拇指向前方推。牵引前臂的助手使肘关节屈曲，此时前后方的移位即可整复，2 ～ 3 周后去掉夹板，接受李培刚医学治疗手法治疗。

2. **手术切开复位、内固定和石膏外固定治疗**　可根据骨折轻重程度选择臂丛阻滞麻醉和乙醚吸入麻醉。麻醉后，在肘前方切开皮肤及皮下组织，找到肱二头肌腱膜向两侧牵开，可见正中神经、肱动脉和肱静脉，此时可观察神经和血管有无压迫及损伤，如有神经和血管断破裂及压迫，根据损伤的不同程度和情况酌情处理，而后再用两根克氏针或接骨板固定，最后逐层组织缝合、肘关节屈曲石膏外固定和胸前三角巾悬吊。2 ～ 3 周后移除克氏针接受李培刚医学治疗手法治疗，直到肱骨髁上骨折愈合和肘关节功能恢复为止。

### 三、肘部肱骨髁上骨折治疗的李培刚新疗法

肘部骨折后，不论采取手法复位、小夹板外固定和手术切开内固定及石膏外固定治疗，术后

均需要采用李培刚医学治疗手法治疗。因各种骨折的发病年龄不同，外伤史的形式不同，骨折的部位不同，骨折的严重程度不同，骨折类型不同，采用的治疗方法不同。所以骨折术后采取的治疗手法和力量的选择上均有差异，对肘部骨折治疗时，除了治疗骨折周围软组织异常变化和肘部手术瘢痕组织挛缩增生外，还要针对肘关节屈曲固定引起的肘关节纤维性强直和肘关节纤维性挛缩进行治疗。对肘部骨折治疗时，先治疗上臂的肌肉、肘关节周围和前臂上端的肌肉、肌腱、韧带和筋膜。肘关节是上臂诸肌的止点，也是前臂诸肌的起始点，因此通过不同手法和最适度的力量缓解痉挛，软化机化的结节、手术瘢痕组织，以及剥脱开不同层次和邻里间的粘连，扩大肘关节周围层次和邻里之间的组织间隙，改善上肢和肘部及骨折断端的血液循环，促使肘部骨折早期愈合和肘关节的功能恢复。

各种手法在针对肘部骨折治疗时，应用的力量要由小逐渐加大，由浅入深，由轻渐重，循序渐进。要根据肘部骨折断端和周围软组织异常改变的需要而进行，直到疼痛减轻、机化的结节和手术瘢痕组织增生肥厚软化吸收，肘关节功能恢复为止。

## （一）麻醉手法

**1. 上臂正中神经麻醉（图 3-83）** 患者取坐位。医者位于患者的前方，一手持患前臂下端，另手拇指或四指位于上臂内侧按压通过的正中神经和尺神经，应用的力量由小逐渐加大。当患者上臂以下有酸、麻、胀、沉感时进行定点按揉，应用的力量同上，当患者上肢有酸麻及触电感向下放射时持续 15～20s 结束。

**2. 上臂桡神经麻醉（图 3-72）** 患者取坐位。医者位于患者前外方，一手持握患前臂下端，另手拇指或示、中指重叠位于上臂外侧的桡神经根支处，摸准该神经进行按压。应用的力量由小逐渐加大，当患肢有酸、麻、胀、沉感时进行定点按揉，应用的力量同上。当患者有酸麻胀及触电感向下放射时持续 15～20s 结束。

## （二）按揉手法

**1. 肘前、内侧按揉**

**（1）掌面按揉（图 3-84）**：患者取坐位。医者位于患者的前方，一手持握前臂下端并旋后位，另手掌面分别位于上臂的下端前侧和内侧，沿着前侧肱二头肌和肱三头肌内侧缘下端的走行，向下经过肘窝前内侧的肌腱、关节囊和韧带至前臂的上端，自上而下，由前向内反复进行按揉。应用的力量由小到大，当患者肘前内侧肌肉痉挛度和疼痛缓解减轻时结束。

**（2）拇指按揉（图 3-85）**：患者的体位与医者的位置同上。医者一手持握前臂下端，另手拇指分别位于上臂下端的前内侧方，沿着肘前内侧的诸肌、关节囊、韧带和上臂诸肌的抵止点及前臂诸肌的起点处进行按揉。自上而下，由前至内，反复数遍。应用的力量由小逐渐加大，要大于掌面按揉，进行时随着疼痛的减轻、症状的缓解由浅入深。当肘前内侧血水肿机化的结节和粘连的异常条索由硬变软、由大变小、由厚变薄时结束。

**2. 肘外、后侧按揉**

**（1）掌面按揉（图 3-86）**：患者取坐位。医者位于患者的前外方，一手持握前臂下端，使其外展旋前位，另手掌面位于患肘上方外侧肱桡肌和肘后上方的肱三头肌的下端，分别沿着各肌的走行至止点处，经肘后外侧的关节韧带、关节囊至前臂后外侧诸肌和肌肉的起点处，自上而下、由外向后侧反复进行按揉。应用的力量由小逐渐加大，当感到肘后外侧血水肿、机化增厚的结节和粘连的条索由硬变软时结束。

**（2）拇指或四指按揉（图 3-87，图 3-88）**：患者的体位与医者的位置同上。医者拇指或四指分别位于患者肘后各组织间的血水肿、血水肿机化和粘连的异常条索和结节处，按局部各组织的走行进行按揉，由上而下、由外向后反复进行数遍。应用的力量、程度同上，力度要大于掌面按揉手法。随着按揉的进行，病人接受和适应能力加强，力量要逐渐加大，并由浅入深，当感到肘外后侧的结节、血水肿和粘连的条索由硬变软，

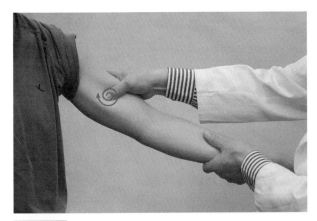

图 3-83　上臂正中神经麻醉

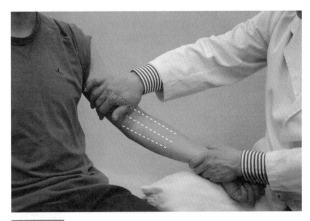

图 3-84　肘前内侧掌面按揉

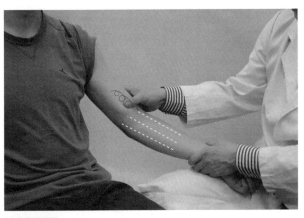

图 3-85　肘前内侧拇指按揉

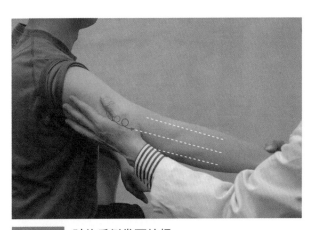

图 3-86　肘外后侧掌面按揉

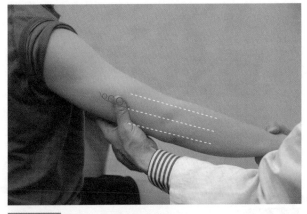

图 3-87　肘外后侧拇指按揉

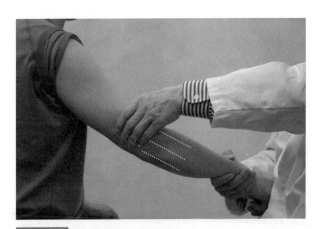

图 3-88　肘外后侧四指按揉

由大变小，由厚变薄，疼痛减轻时结束。

### （三）剥离手法

1.肘内侧剥离（图3-89） 患者取坐位。医者位于患者的前方，一手持前臂并旋后位，使肘关节尽量伸直，使肘内侧的肿胀机化的结节和粘连所致的条索相对紧张。另手拇指位于患部并沿着诸肌、韧带和关节囊的走行，弹剥局部异常的结节和粘连的条索等结缔纤维组织。由上而下，弹剥的方向与组织的走行相反，应用的力量由轻逐渐加重，以病人能接受为度。当医者手感到各组织间隙扩大，轮廓相对清楚，结节由硬变软时结束。

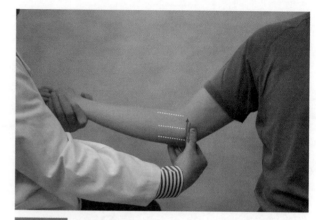

图3-89 肘内侧拇指剥离

2.肘前侧剥离（图3-90） 患者的体位与医者的位置不变。患者肘关节尽量伸直，使肘窝处的组织相对紧张。医者拇指位于患者肘窝处，沿着肘窝前侧的诸肌、关节囊、韧带、血管和神经的走行，对血水肿机化增厚和粘连的条索及结节进行弹剥。由上而下，由内向外，弹剥的方向与组织走行相反，应用的力量由小逐渐加大，反复进行。当手感局部的异常结节和条索由硬变软，由厚变薄，疼痛减轻时结束。

3.肘外侧剥离（图3-91） 患者取坐位。医者位于患者的前外侧，一手持前臂下端，并将前臂旋前位，另手拇指位于肘外侧血水肿机化和肌肉痉挛和粘连条索处进行弹剥。其方向与肌肉等组织的走行相反，由上而下，由前向后，应用的力量同上，反复进行数遍。当肘外侧的异常结节和粘连的组织由硬变软，间隙增大，组织间的轮廓相对清楚时结束。

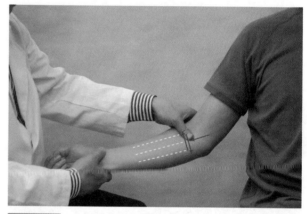

图3-90 肘前侧拇指剥离

4.肘后侧剥离（图3-92） 患者的体位与医者的位置同上。医者一手持前臂，使肘关节尽量屈曲，使肘后的组织相对紧张，另手拇指或四指位于肘后诸肌和关节囊及关节韧带处，弹剥肘后部的机化增厚的结缔组织和粘连的异常条索。进行的方向与组织的走行相反，由上而下，由浅入深。当肘后部的条索和结节由硬变软，组织间隙扩大，疼痛减轻时结束。

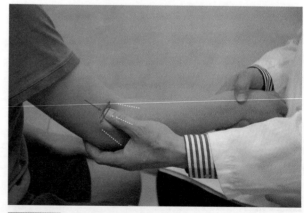

图3-91 肘外侧拇指剥离

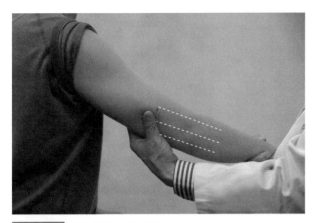

图 3-92　肘后侧拇指剥离

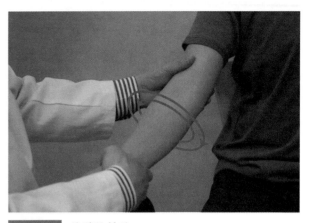

图 3-93　前臂旋转法

### （四）运动治疗手法

1. 肘关节屈伸法（图 3-45）　患者取坐位或仰卧位。医者位于患者的前外方，一手位于肘后部，另手持握前臂的下端使肘关节做屈伸运动。其动度由小逐渐加大，当达到最大限度时结束。

2. 前臂旋转法（图 3-93）　患者的体位与医者的位置同上。医者一手位于肘后部固定，另手握前臂下端，使前臂做内收外旋旋转运动。旋转的动度由小逐渐加大，当达到最大限度时反复进行数次结束。

3. 肘关节旋转法（图 3-46）　患者的体位与医者的位置不变。医者一手位于肘后部，另手握前臂下端，使肘关节做内收外旋旋转运动。其旋转的范围和角度要根据肘关节的病情轻重而由小逐渐加大，当达到最大限度时结束。

## 四、科学有效的锻炼方法

1. 肘关节屈伸法（图 3-80）　患者根据自己的病情轻重，可选立、坐和仰卧不同的体位，使肘关节做屈伸运动。活动的动度和角度由小逐渐加大，当达到最大限度时可巩固数次而结束。每屈伸为 1 次，每组 15 ～ 20 次以上，每日 2 ～ 3 组。

开始活动时，关节有些疼痛，病人要忍痛继续活动，随着关节的活动，韧带、关节囊和肌肉的主动收缩及牵拉、伸展的进行，痉挛和疼痛将得到缓解。

屈曲时，肘前侧的关节囊、韧带、肱二头肌和伴行的神经及血管主动收缩，同时牵拉肘后侧的关节囊、韧带、肱三头肌和伴行的神经及血管。

伸直时，肘后侧的关节囊、韧带、肱三头肌和神经及血管主动收缩和伸展，同时牵拉肘前的关节囊、韧带、肱二头肌和伴行的神经及血管等。

2. 前臂旋转法（图 3-81）　患者根据病情自己选择最佳体位，使肘关节屈曲做内收外旋运动。旋转的动度由小逐渐加大反复进行，当达到最大限度时巩固数次结束。

前臂内旋时，肱二头肌短头和前臂屈肌群及旋前肌主动收缩，同时牵拉肱三头肌、前臂背侧的伸肌群和伴行的神经、血管等组织。

前臂外旋时，肱二头肌长头、前臂伸肌群主动收缩，同时牵拉肱三头肌和前臂屈肌群及神经、血管等。

3. 肘关节旋转法（图 3-82）　患者肘关节屈曲位，使肘关节做内收外旋运动。其旋转的动度和范围根据肘关节的病情轻重而由小逐渐加大，当达到最大限度时反复巩固数次再向相反方向做外展内旋运动，其旋转的一切同上，当达到最大限度时结束。每组各方向旋转 30 ～ 60 圈，每日 2 ～ 3 组。

内收外旋时，肱二头肌短头和肘前关节囊、韧带和伴行的神经及血管收缩，同时牵拉肘后侧的关节囊、韧带和肱三头肌及神经、血管。外展内旋时，肱二头肌长头和肱三头肌、喙肱肌主动收缩，同时牵拉肱二头肌短头和伴行的神经及血管等组织。

肘关节主动锻炼方法是在治疗手法结束后，当病人关节具备一定的主动功能时进行的。通过肘关节主动活动和肌肉、关节囊、韧带的主动收缩和舒张，强化肘上下部肌肉和肘关节韧带、关节囊和关节的功能，同时撕脱肘关节周围各纤维组织间的相互粘连，理顺各组织间的关系，扩大关节间隙和各纤维组织间隙，解除局部和肢体因机化粘连所造成的压迫，使肘关节的活动范围加大，各纤维组织弹性和关节的稳固性加强，使局部的血水肿的渗出和炎症的集聚尽早吸收，并能促使损伤的组织早日修复和愈合，防止了再度机化和粘连的形成，起到了消肿止痛、功能改善的作用，达到了巩固治疗效果的目的。

## 第六节 前臂骨折

前臂骨折是临床上较为常见的骨折，该骨折多发生在青壮年和少年。前臂骨折根据外伤史的不同，暴力大小不同，受累的部位不同，发生骨折的部位、严重程度和类型而各不相同。临床上常见的骨折有桡、尺骨双骨折和单骨折两种类型。因为在手法复位、小夹板外固定和手术切开复位、内固定及石膏外固定治疗的方法上大致相同，为了避免重复性，重点叙述前臂桡、尺骨双骨折的发病机制和治疗方法。

### 一、发病机制和骨折分类

1.**直接暴力型** 该外伤史多见于击打或机器、车轮挤压。骨折多为横断或粉碎型，双骨的骨折线大多在一个水平线上，偶尔有一骨两段或多段骨折，同时伴有严重的软组织损伤。

2.**传达暴力型** 患者跌倒时，手掌着地，力量由掌面通过前臂向上传达，同时身体的重量突然向下冲击，两种不同暴力的对抗，而使前臂桡骨中或上 1/3 处骨折，此时外力继续进行，致使尺骨骨折，尺骨的骨折线低于桡骨的骨折线，而桡骨骨折为横断型，尺骨骨折为斜面型。

3.**扭转暴力型** 患者前臂受传达暴力的同时，又受到一种扭转外力，前臂双骨过度旋前或旋后的扭转，而造成桡尺骨双骨折，双骨骨折线是同一个方向，但不在一个部位，尺骨在上，桡骨在下。

### 二、前臂骨折治疗概述

1.**手法复位小夹板外固定治疗** 可采取臂丛阻滞麻醉，尽量不采用局部麻醉。因为前臂有发达的屈肌、伸肌、旋前肌和旋后肌群及桡、尺之间的骨间肌膜牵拉，所以在手法复位之前，首先将上述肌肉全部麻醉，彻底松弛，骨折复位才能顺利而圆满地进行。

患者取仰卧位，两助手和医者位于患者的外侧，第一助手使肩关节外展 90°，使肘关节处于屈曲位，双手用力握住上臂的下端，第二助手使前臂旋前位（掌心向下），双手持握手部，两者在保持前臂平衡的条件下同时用力向下对抗牵拉，其力量由小逐渐加大。当前臂双骨折断端重叠错位牵开时，医者用双手的拇指位于骨折的近端，余四指位于在骨折的远端，根据骨折类型、骨折断端的移位方向，而用分骨、折顶、提按、摇摆等手法进行复位，当把双骨折的断端整复好时，两助手在维持对抗牵引的情况下，使用棉花和绷带缠好，分骨垫和平纸压垫放到指定的位置，再用四块不同的木板进行固定，四条系带的松紧度为上下移动 1cm，最后使用托板和宽布带及三角巾悬吊胸前固定，当骨性愈合相对稳定时，可拆去夹板接受李培刚医学治疗手法治疗和主动锻炼。

2.**手术切开复位，接骨板和石膏外固定治疗** 患者仰卧位，肘关节微屈，前臂旋前位，（掌面向下）可采取臂丛神经阻滞麻醉。麻醉后，医者在前臂尺、桡骨骨折的背侧切开皮肤、皮下组织和前臂背侧的逐层肌肉，并牵拉分开，切口长短取决于桡骨和尺骨骨折的位置。当双骨骨折断端暴露后进行复位，而后用骨膜分离器将双骨近远两端的骨膜分开，在桡骨和尺骨骨折近远端各钻两个孔，将骨折线对齐后，用四孔接骨板对双骨折进行内固定。随后将骨膜及肌肉、皮肤按顺序诸层缝合，石膏托外固定。2 周后可临时拆去石膏托采用李培刚医学治疗手法局部治疗，治疗结束后立即将石膏托固定上，直到骨折愈合，关节功能恢复为止。

### 三、前臂骨折治疗的李培刚新疗法

#### （一）麻醉手法

1.**肘上正中神经麻醉**（图 3-83） 患者取坐位或仰卧位均可，将前臂的小夹板或石膏托的外固定临时解除。医者位于患者的前外方，一手持握前臂外展，另手拇指或四指位于上臂的内侧，找准正中神经干支进行按压。应用的力量由小逐渐加大，当前臂及手内侧有酸麻胀感时，再改为定点按揉，应用的力量相对要大于按压手法。酸麻胀感及触电感向下放射时维持 10～15s 结束。

2. 肘部尺神经麻醉（图 3-94） 医者与患者的体位不变。医者一手持握腕关节，另手两指位于在肘内侧尺神经沟处，按压和定点按揉通过及支配前臂外侧及手外侧的尺神经干支。应用的力量和所达到的程度同上。

3. 上臂桡神经麻醉（图 3-72） 医者与患者的体位不变。医者一手持握患者前臂内收，肘关节微屈位，另手拇指或两指位于在肱骨小结节外后方，按压和定点按揉通过的桡神经干支。应用的力量和所达到的目的与其他麻醉相同。

以上 3 种不同神经干支的麻醉，主要达到缓解前臂诸肌的痉挛，兴奋萎缩和瘫痪的肌肉，同时起到麻醉和止痛的作用。

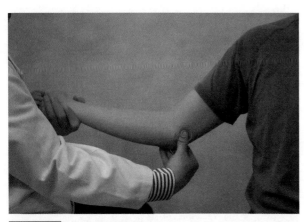

图 3-94 肘部尺神经麻醉

**（二）按揉手法**

1. 掌面按揉（图 3-95） 患者取坐位。医者位于患者前外方，一手持腕部使前臂外旋后位（掌心向上），另手掌面位于肘部，由前臂掌侧屈肌群的起始处，上端沿着诸肌和伴行的神经及血管的分布走行下移至腕部，自上而下反复进行数遍。根据前臂软组织损伤为急性或慢性及损伤的程度而选择最佳的手法和力量，以病人能接受和适应

为度。随着按揉的反复进行，疼痛减轻，紧张和痉挛度缓解、放松，力量逐渐加大，由浅入深结束。

2. 拇指按揉（图 3-96） 患者与医者的体位同上。医者一手持患腕部，使前臂旋外位，另手拇指位于前臂掌侧诸肌的起点处上端，沿着屈肌、神经和血管的走行下移至腕部，自上而下反复进行数遍。应用的力量由小逐渐加大，力度要大于掌面按揉手法，由浅入深。当医者感觉到前臂掌侧的痉挛、紧张度缓解，血水肿消散，以及机化增生的结节由硬变软、由大变小、由厚变薄，粘连的条索由粗变细，疼痛减轻时结束。

3. 前臂背侧掌面按揉（图 3-97） 患者患肘微屈，前臂旋前位（掌心向下）。医者位于患者前方，一手持患腕关节处，另手掌面位于肘部，沿着前臂背侧诸肌的走行下移按揉至腕部。双手可交替进行，反复数遍。当前臂背侧痉挛处缓解，肌肉有一定弹性和疼痛减轻时结束。

4. 前臂背侧拇指按揉（图 3-98） 医者与患者体位不变。医者双手拇指轮换位于前臂背侧诸肌处，并沿着背侧诸肌的走行由上而下进行按揉。应用的力量由小逐渐加大，反复进行，当前臂背侧诸肌痉挛缓解，疼痛减轻时结束。

前臂骨折后，无论采用手法复位小夹板固定，还是手术复位、接骨板和石膏内外固定治疗，术后均应根据各种治疗方法适用期而采用李培刚医学治疗手法。对前臂骨折的按揉手法有掌面按揉和拇指按揉两种，在施治过程中，双手掌面和双手拇指轮换进行。作用于前臂骨折的局部和骨折断端的周围及上下各组织，缓解前臂肌肉的痉挛，兴奋前臂因固定静止不动而产生的肌肉萎缩，刺激伴行的神经干支及纤维，软化前臂因原发性损伤和手术切开复位和手法复位造成的瘢痕组织、机化的结节及增生肥厚的结缔组织纤维。同时剥离撕脱前臂浅、深层次间的粘连，扩大层次间的组织间隙，促使肢体和前臂各层次间组织血液循环和新陈代谢，保障前臂骨折断端的愈合和周围各层次肌肉修复及功能的恢复。

治疗时，双手掌面和双手拇指分别位于在前臂掌、背内、外侧，沿着前臂诸肌的起点下移至

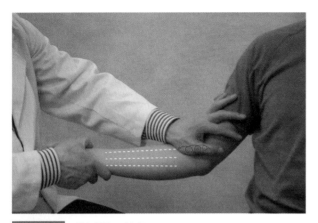

图 3-95　前侧掌面按揉

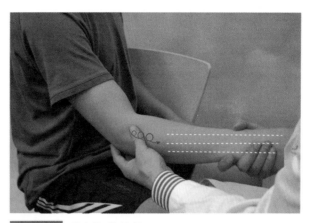

图 3-98　背侧拇指按揉

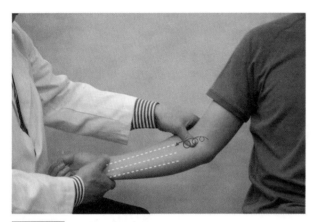

图 3-96　前侧拇指按揉

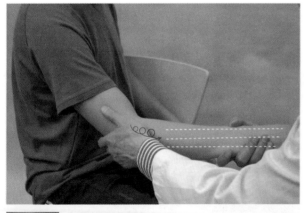

图 3-97　背侧掌面按揉

止点，自上而下，要突出重点，反复在前臂机化的结节、粘连的条索、手术切开增生肥厚的瘢痕组织处进行按揉。应用的力量要根据骨折愈合程

度和稳固情况由小逐渐加大。直到前臂周围机化的结节变软，粘连的条索由粗变细而分离，增生肥厚的结缔组织变薄，萎缩和瘫痪的肌肉富有一定的弹性时而结束。

### （三）剥离手法

前臂骨折术后剥离手法有拇指剥离和四指剥离手法两种，该手法主要使前臂浅、深各层组织邻里之间的粘连剥离分开，扩大前臂各层次邻里之间的间隙，理顺各组织关系，解除粘连机化的异常组织对神经和血管的压迫，加速前臂的血液循环，促进前臂骨折的愈合和前臂肌肉损伤的修复及功能的恢复（图 3-99）。

剥离手法作用于前臂掌、背两侧的屈肌和伸肌群及手术切开的瘢痕组织的浅、深两层，医者双手拇指和四指分别位于在前臂各处的机化粘连的结节及条索处，要轮换进行，自上而下，横向弹剥，由浅入深。要根据骨折的时间长短、愈合和稳定程度而选择力量，以不加大或加重损伤为宜。当条索由硬变软，由粗变细，组织间隙增宽扩大时结束，而在进行纵向剥离，纵向剥离手法进行的力量和顺序均与横向相同。

### （四）运动治疗手法

1. **腕关节屈伸法**（图 3-100）　医者与患者的体位不变。医者一手持握前臂下端固定，另手持握患手做被动屈伸运动。其动度由小逐渐加大，当达到最大限度时结束。

2. 腕关节旋转法（图3-101） 医者与患者体位不变。双手分别持握前臂下端和手部，使腕关节做被动旋转运动，旋转的范围由小逐渐加大，当达到最大限度时，再向相反方向旋转，其程度同上。

### 四、科学有效的锻炼方法

1. 腕关节屈伸法（图3-102） 患者取坐、立、卧位均可，使腕关节做主动屈伸运动。开始活动时不妨有一定的疼痛和不灵便，患者要忍痛继续活动。当腕关节适应、痉挛度缓解时，疼痛就会相对减轻，活动相对自如灵便。动度由小逐渐加大，当达到本组的最大限度时巩固数次结束。每

组30～60次，每日2～3组。

腕关节主动屈曲时，是前臂和腕掌侧的肌肉、肌腱和韧带的主动收缩，同时牵拉前臂及腕背的肌肉、肌腱、韧带和神经及血管等组织。

腕关节主动背伸时，是主动收缩前臂背伸肌，同时牵拉前臂屈肌、肌腱、韧带和神经及血管等。

2. 双手推腕拉腕法（图3-103） 患者双十指交叉合握，双手相互推拉腕关节，做被动屈伸运动，当右手拉左手时，左手腕关节为屈曲位，同时右手使右腕关节处于背伸位，而左手拉右手时，右手腕关节处于屈曲位，同时左手推左手使

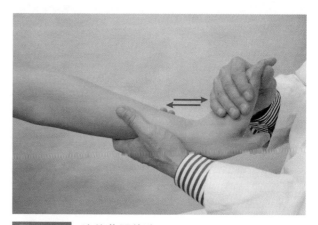

图 3-100　腕关节屈伸法

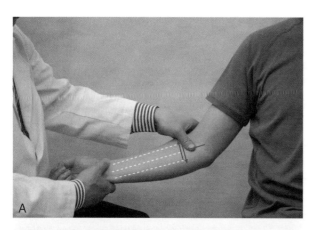

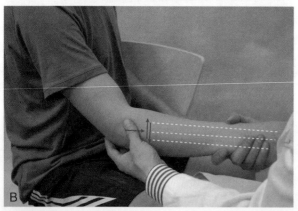

图 3-99　剥离手法

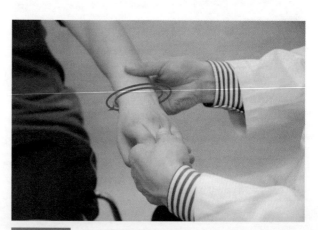

图 3-101　腕关节旋转法

118

左腕关节处于背伸位，双手相互一屈一伸同时进行。腕关节动度要根据腕关节的病情轻重和关节功能障碍程度而由小逐渐加大，当达到最大限度时结束。屈伸为1次，每组进行30～60次，每日2～3组。

腕关节推拉屈伸法，主要通过双手的推拉，使双腕关节做屈伸运动，同时使前臂及腕关节掌背两侧的肌肉、肌腱、关节囊、韧带和伴行的神经及血管牵拉收缩。右手拉左手使左腕关节屈曲时，收缩左前臂及掌的屈肌群，同时牵拉左前臂及腕背侧的肌肉、肌腱等组织，而左腕屈曲的同时推右腕关节，使右前臂和腕背侧的肌肉、肌腱收缩，同时牵拉右前臂和腕掌侧的屈肌、肌腱、韧带及神经、血管等组织，促使血水肿的吸收和功能的恢复。

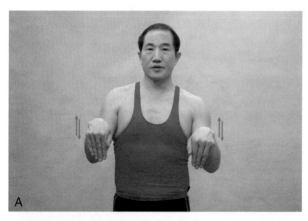

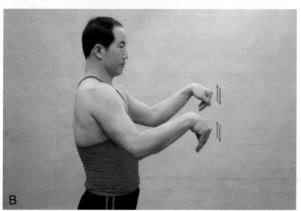

**图 3-102 腕关节屈伸法**

3. 甩手转腕法 (图3-104)　患者的体位自选，双肘屈曲，使双手甩手做转腕运动。甩动转动的范围和角度要根据病人腕关节功能障碍的程度而由小逐渐加大。当达到最大限度时，使双手再向相反方向甩动旋转，其程度和范围同上。各方向甩动旋转20～40圈，每日2～3组。

甩手转腕进行时，各甩动旋转的同时使前臂和腕关节掌背两侧肌肉、肌腱、关节囊和韧带等组织的收缩和牵拉，加强前臂和腕部肌肉、肌腱和韧带的功能，扩大了关节的活动范围，增强了肌肉的弹性和关节协调、平衡性。

4. 双手摇腕法 (图3-105)　患者的体位自选，双手十指交叉相握，双手一推一拉的同时使双腕做旋转运动。旋转的动度和范围由小逐渐加大，当推拉屈伸旋转到最大限度时，再使双手推拉相反方向做腕关节旋转运动，其推拉屈伸旋转的动度同上。每组各方向旋转20～40圈，每日2～3组。

双手十指摇转方法，主要通过双腕屈伸旋转使双前臂、腕关节掌背及左右两侧的关节囊、韧带、肌肉、肌腱、筋膜和伴行的神经及血管等组织收缩或牵拉，扩大关节间隙和肌肉等组织的伸展度，加大关节活动范围，增强肌肉和关节的协调性和平衡性，促使腕关节功能恢复。

5. 腕关节旋转法 (图3-106)　患者体位自选，双肘屈曲位，使双腕做旋转运动。旋转的范围和角度要根据腕关节的病情轻重和关节功能障碍程度而由小逐渐加大，当达到最大限度时，再使双腕关节向相反方向旋转，其程度和范围同上。每组各方向旋转20～40圈，每日2～3组。

腕关节向不同方向旋转时，同时收缩、牵拉前臂、手背、手掌及左右两侧的关节囊、韧带、肌肉、肌腱、筋膜和伴行的神经及血管等组织。

以上五种不同的腕关节主动锻炼方法，是根据腕关节的生理功能和局部病理变化的需要而制订的科学有效的锻炼方法。通过关节的主动运动，加强和改善了关节和肌肉等组织的功能，同时通过关节的活动，使肌肉和关节囊及韧带收缩牵拉，来撕脱关节周围纤维组织间的粘连，防止了血水肿和炎症在局部的机化粘连，促使血水肿的吸收，起到了消肿止痛，关节功能改善和治疗恢复的作用，达到了有病治病、无病健身和巩固治疗效果的目的。

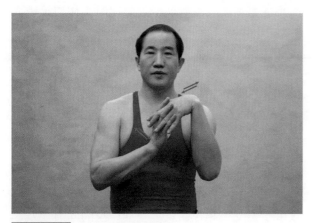

图 3-103 双手推腕拉腕法

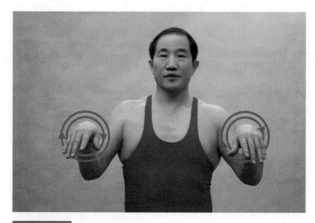

图 3-104 甩手转腕法

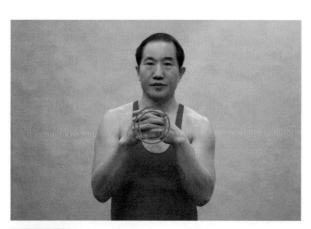

图 3-105 双手摇腕法

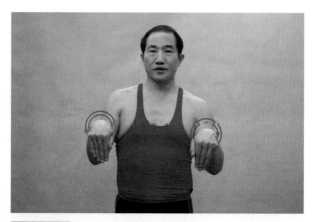

图 3-106 腕关节旋转法

## 第七节　腕部骨折

腕部骨折包括伸直型桡骨下端骨折（克雷斯骨折）屈曲型桡骨下端骨折（史密斯骨折）和腕舟骨骨折。以上三种骨折均可采用手法复位小夹板外固定和手术切开内固定及石膏外固定治疗，根据骨折的类型，采取不同的治疗方法，可达到治疗愈合的目的。以桡骨下端骨折为例。

### 一、病因与发病机制

桡骨下端骨折是骨科临床上最多见的骨折之一，成年人和老年人占大多数。骨折发生在骨与骨骺交界闭合处，20 岁以下的患者因骨骺未完全闭合，遇到同等的外伤史后可造成骨骺分离，此种也成为骨折。该骨折多为传达暴力所致，当患者突然跌倒时，掌心着地，身体自身的重量向前下方冲击，同时地面的反作用对抗力通过手掌向上传达，而使前臂骨骺与桡骨干交界处发生骨折。外伤史的大小和暴力的轻重是决定骨折移位严重与否。轻则骨折无移位，外力继续进行而造成骨折向桡侧、向背侧移位，同时合并尺骨茎突撕脱性骨折，因局部软组织严重损伤和骨折的错位及局部血肿导致腕关节反叉样畸形。

### 二、腕部骨折治疗概述

1. 手法复位、小夹板固定治疗　患者可取仰卧或坐位，医者可用 1% ~ 2% 普鲁卡因 5 ~ 10ml 进行骨折断端血肿内麻醉。

患者的体位不变，肘关节屈曲位，掌心向下，医者抓紧前臂的上端和手部，两者在保持平线的同时，对抗牵拉，力量逐渐加大，当将骨折断端牵开时，医者用双手分别位于骨折近远端先纠正桡偏，而后再纠正桡骨近端的背侧错位。医者双拇指位于骨折远端的背侧，余四指位于骨折近端的掌侧，在双拇指下按骨折远端的同时，位于掌侧的双手四指向上提骨折的近端，使骨折断端对

位，而后内垫脱脂棉和绷带，放好横档纸压垫和平方垫用夹板外固定和三角巾及布带悬吊胸前。1 ~ 4 周后拆掉夹板采用李培刚医学治疗手法治疗。

2. 手术切开复位，内外固定治疗　患者取仰卧位，医者可采用臂丛阻滞麻醉。局部麻醉后，医者切开皮肤、皮下组织，将腕部的肌腱拉开，暴露出骨折的局部，使移位的骨折断端复位，用分离器分开骨膜，用克氏针或接骨板进行内固定，而后再由内至外逐层逢合，最后用石膏托外固定。2 周后采用李培刚医学治疗手法治疗。

### 三、腕部骨折治疗的李培刚新疗法

#### （一）麻醉手法

1. 前臂正中神经麻醉（图 3-107）　医者位于患者前外方，一手持腕部使掌心向上，另手拇指位于前臂中段桡、尺两骨之间，用力按压和定点按揉经过的正中神经干支。应用的力量由小逐渐加大，当患者腕手部有酸麻胀感时维持 10 ~ 15s 即可。

2. 前臂背侧桡神经麻醉（图 3-108）　患者取坐位。医者位于患者前外方，使手掌向下，一手持握腕关节处，另手拇指位于前臂背侧的中段按压和定点按揉经过此处的桡神经干支。应用的力量由小逐渐加大，当患者腕手部有酸麻胀感时维持 10 ~ 15s 结束。

#### （二）按揉手法

腕部桡骨下端骨折，通过中西医结合手法复位和西医手术切开、内固定及石膏外固定治疗后采用李培刚医学治疗手法治疗，其治疗的机制和所起的作用及达到的目的与前臂骨折相同。对腕部和桡骨下端骨折术后的治疗有掌面和拇指按揉两种手法。

医者与患者的位置同上。医者双手分别轮换持握患者手部固定，使掌面和拇指交替在腕关节掌侧、背侧的上下及左右侧进行按揉。进行顺序由前臂周围肌肉、肌腱和关节韧带、神经及血管

的走行，自上而下，反复进行数遍。应用的力量根据骨折的轻重、时间长短、骨折愈合情况、稳定程度、术后骨折和腕关节周围软组织机化粘连及挛缩、增生、肥厚情况而由小逐渐加大，由浅入深。在不加重软组织损伤、不影响骨折愈合和病人能接受的情况下进行。直到前臂、腕关节和

手掌、背部机化的结节由硬变软、由大减小、由厚变薄，浅深层次之间和邻里之间的粘连的组织间隙扩大，邻里和层次间隙清楚，手术切开的瘢痕组织挛缩及增生肥厚的结缔组织由硬逐渐变软，由厚变薄，并富有一定的弹性时结束本次的治疗（图 3-109）。

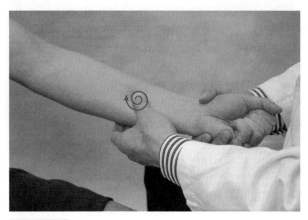

图 3-107　前臂正中神经麻醉

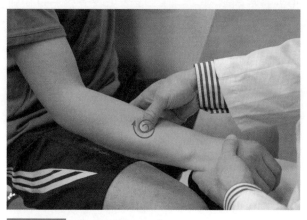

图 3-108　前臂桡神经麻醉

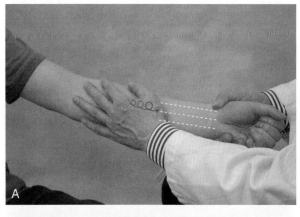

A

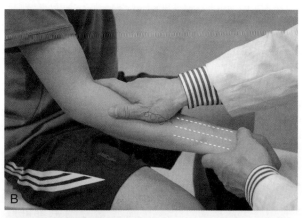

B

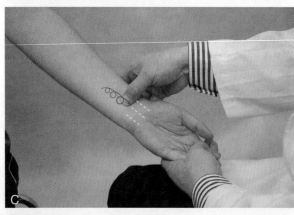

C

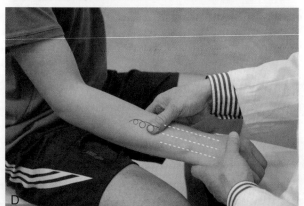

D

图 3-109　按揉手法

### （三）剥离手法

腕部桡骨下端骨折（克雷斯骨折）后，剥离手法主要作用于骨折和手术切开的刀口及外固定后。因前臂下端和腕关节周围血水肿机化，各组织粘连，手术后，瘢痕组织增生肥厚，腕关节挛缩或纤维性强直。临床上采用的手法有：拇指剥离、两指剥离和四指剥离手法，三种手法分别轮换作用于骨折断端上下和腕关节周围，剥离分开各层次和邻里组织之间的粘连，扩大层次和邻里之间的间隙，解除对局部和通过神经干支及神经纤维的压迫，增加对肌肉和骨折断端的兴奋度，加速肢体、骨折断端和腕关节周围及手的血液循环，促使前臂、腕部周围损伤组织的修复，促进骨折断端的愈合和腕关节功能的恢复。

剥离手法（图3-110）：医者与患者的体位不变。将患者临时或长期外固定解除后，医者双手分别交换固定，同时双手拇指、两指或四指位于骨折上下及腕关节周围的机化结节和粘连的条索的上端或一侧，按照前臂下及腕关节周围肌腱、鞘膜、韧带、神经和血管走行，自上而下，由起点至止点，横向弹剥。应用的力量由小逐渐加大，以不加重骨折周围软组织损伤和影响骨折愈合为度，反复进行数次。当机化的结节由硬变软、由厚变薄、由大减小，粘连的条索由粗变细、由硬变软、弹性加强，组织间扩大而结束。

### （四）运动治疗手法

桡骨下端骨折术后腕关节的运动治疗与前臂骨折术后的腕关节运动手法相同。

## 四、科学有效的锻炼方法

1.腕关节屈伸法（图3-100） 患者取坐、立、卧位均可，使腕关节做主动屈伸运动。开始活动时可有一定的疼痛和不灵便，患者要忍痛继续活动，当腕关节适应、痉挛度缓解时，疼痛相对减轻，活动相对自如灵便。动度由小逐渐加大，当达到本组的最大限度时巩固数次结束。每组30～60次，每日2～3组。

腕关节主动屈曲时，前臂和腕掌侧的肌肉、肌腱和韧带的主动收缩，同时牵拉前臂及腕背的肌肉、肌腱、韧带和神经及血管等组织。

腕关节主动背伸时，主动收缩前臂背伸肌，同时牵拉前臂屈肌、肌腱、韧带和神经和血管等。

2.双手推腕拉腕法（图3-103） 患者双十指交叉合握，双手相互推拉腕关节，做被动屈伸运动。当右手拉左手时，左手腕关节为屈曲位，同时右腕关节处于背伸位，而左手拉右手时，右手腕关节处于屈曲位，同时左腕关节处于背伸位，双手相互一屈一伸同时进行。腕关节动度要根据腕关节的病情轻重和关节功能障碍程度而由小逐

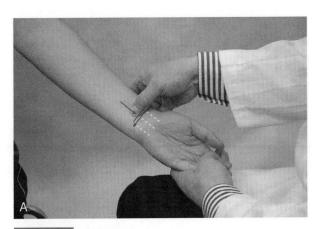
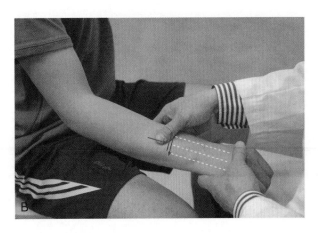

**图3-110** 剥离手法

渐加大，当达到最大限度时结束。屈伸为 1 次，每组进行 30 ～ 60 次，每日 2 ～ 3 组。

腕关节推拉屈伸法，主要通过双手的推拉，使双腕关节做屈伸运动，同时使前臂及腕关节掌背两侧的肌肉、肌腱、关节囊、韧带和伴行的神经及血管牵拉收缩。右手拉左手使左腕关节屈曲时，收缩左前臂及掌的屈肌群，同时牵拉左前臂及腕背侧的肌肉、肌腱等组织，而左腕屈曲的同时推右腕关节，使右前臂和腕背侧的肌肉、肌腱收缩，同时牵拉右前臂和腕掌侧的屈肌、肌腱、韧带及神经、血管等组织，促使血水肿的吸收和功能的恢复。

3. **甩手转腕法**(图 3-104)　患者的体位自选，双肘屈曲，使双手甩手做转腕运动。甩动转动的范围和角度要根据病人腕关节功能障碍的程度而由小逐渐加大。当达到最大限度时，使双手再向相反方向甩动，以扩大关节间隙和肌肉等组织的伸展度，加大关节活动范围，增强肌肉和关节的协调性和平衡性，促使腕关节功能恢复。

4. **双手摇腕法**(图 3-105)　患者的体位自选，双手十指交叉相握，双手一推一拉的同时使双腕做旋转运动。旋转的动度和范围由小逐渐加大，当推拉屈伸旋转到最大限度时，再使双手推拉相反方向做腕关节旋转运动，其推拉屈伸旋转的动度同上。每组各方向旋转 20 ～ 40 圈，每日 2 ～ 3 组。

双手十指摇转方法，主要通过双腕屈伸旋转使双前臂、腕关节掌背及左右两侧的关节囊、韧带、肌肉、肌腱、筋膜和伴行的神经及血管等软组织收缩或牵拉，扩大关节间隙和肌肉等组织的伸展度，加大关节活动范围，增强肌肉和关节的协调性和平衡性，促使腕关节功能恢复。

5. **腕关节旋转法**(图 3-106)　患者体位自选，双肘屈曲位，使双腕做旋转运动。旋转的范围和角度要根据腕关节的病情轻重和关节功能障碍程度而由小逐渐加大，当达到最大限度时，再使双腕关节向相反方向旋转，其程度和范围同上。每组各方向旋转 20 ～ 40 圈，每日 2 ～ 3 组。

腕关节向不同方向旋转时，同时收缩牵拉前臂、手背、手掌及左右两侧的关节囊、韧带、肌肉、肌腱、筋膜和伴行的神经及血管等组织。

以上五种不同的腕关节主动锻炼方法，是根据腕关节的生理功能和局部病理变化的需要而制订的科学有效的锻炼方法。通过关节的主动运动，加强和改善了关节和肌肉等组织的功能，同时通过关节的活动，使肌肉和关节囊及韧带收缩牵拉，来撕脱关节周围纤维组织间的粘连，防止了血水肿和炎症在局部的机化粘连，促使血水肿的吸收，起到了消肿止痛、改善关节功能和促进康复的作用，达到了有病治病、无病健身和巩固治疗效果的目的。

防止粘连和促使手关节功能的恢复。

## 第八节　手部骨折

　　手部骨折在临床上也是较多见的骨折之一。手是人生活工作的主要组成部分，一旦骨折，造成病人工作和生活上不便，给经济上带来负担。手部骨折与其他部位骨折有所不同，因手部的肌肉较复杂，关节、韧带、肌腱、腱鞘、血管和神经甚多，因此骨折的同时，容易合并其他损伤。骨折后因毛细血管的破裂和局部的积血使手部的肿胀较为明显，无论采用中西医结合手法复位、小夹板固定和西医手术切开复位、内固定并石膏外固定治疗，手术 2 周后，都会因原发性创伤和手法复位及手术切开复位人为的损伤而产生血水肿及淤血。受手术和内外固定的限制，机化粘连的结缔组织增生肥厚，在骨折局部机化。因手部的肌腱和鞘膜较多，而相互之间粘连影响了肌腱在腱鞘内的伸展和收缩活动及骨折的愈合。另一方面，因为手部神经末梢和血管甚多，血液循环相对旺盛，只有营养和新陈代谢相对加强，骨折的愈合就会相对加快。然而，骨折局部及骨折周围的血水肿机化粘连，结缔组织增生肥厚阻滞了骨折及手部的血液循环、营养的供给和新陈代谢，延缓了骨折的愈合和损伤软组织的修复及功能的恢复。

　　临床上特别明显的一种现象是：一个掌骨或一个指骨骨折后，不但骨折掌背侧的组织出现机化粘连、增生肥厚，而且常涉及整个手掌背侧和手指的周围。当骨折愈合后，将内外固定解除后，掌指关节和指间关节的屈伸功能仍然受限，甚至严重障碍。此时需要大胆而大量的运动，通过屈伸运动使手掌、背两侧的机化粘连撕脱开而吸收。但大部分病人因怕痛或怕再骨折而不敢运动，因此机化粘连的组织随着时间的推移而更加牢固。轻者 1～6 个月功能恢复，重者可几年或功能障碍随伴终身。因此给病人带来极大的痛苦和工作生活的不便。对此，针对上述诸多不良因素，骨折术后采用李培刚医学治疗手法治疗，促进了血液循环，促使骨折愈合，缩短了骨折的愈合期，

## 一、发病机制和骨折分类

　　手部骨折临床上可分为第一掌骨骨干骨折、第一指掌骨基底部骨折、其他掌骨骨折和指骨骨折。

　　1. 第 1 掌骨干骨折　比较少见，多因为直接外力所致，骨折类型多为横断型和粉碎型。

　　2. 第 1 掌骨基底部骨折　该骨折在临床上常见，造成该骨折的外因多为间接外力所致，骨折为横断型。

　　3. 其他掌骨骨折　骨折的外伤史分别有直接外力和间接外力，直接外力造成的骨折类型多为横断和粉碎，间接外力造成的骨折多为斜面型，手掌五个掌骨中第 1 和第 5 掌骨骨折的发病率要高于第 2、3 和 4 掌骨，其次第 2 掌骨的发病率相对要高于第 3 和第 4 掌骨。

　　4. 指骨骨折　指骨可分为近节、中节和末节。指骨骨折的外伤史多见于直接外力所致，骨折类型多为横断型、粉碎型，间接外伤史造成的骨折有末节基底全部撕脱型骨折和指骨骨干斜面型骨折。此种骨折临床上较少见。

## 二、手部骨折治疗概述

　　1. 掌骨及指骨骨折治疗方法

　　（1）手法复位、小夹板外固定：临床上可采用臂丛麻醉或局部麻醉两种。医者一手在腕关节处固定，拇指位于在骨折的背面固定。另手持握骨折的拇指牵引，使掌骨头外展。骨折移位即可整复归位，然后用 30° 弧形的夹板和毡垫背伸固定。1～4 周后可根据骨折愈合情况拆去外固定，采用李培刚医学治疗手法治疗。

　　（2）手术切开复位，克氏针及石膏外固定：采用臂丛麻醉和局部麻醉。局部皮肤消毒后，将皮肤及皮下诸层组织切开，暴露骨折的断端复位，根据骨折的类型而采用克氏针固定，而后再由深至浅将诸层组织缝合，最后采用石膏托外固定，

固定 3 周后解除外固定，采用李培刚医学治疗手法治疗。

**2. 其他掌骨骨折治疗方法**

（1）手法复位、小夹板外固定：采用神经阻滞麻醉或局部麻醉。医者一手持握手指牵引，另手持握手掌部固定，在牵引的同时，拇、示指在掌骨骨折断端纠正掌背移位，当骨折断端复位后，即可采用夹板或掌骨垫外固定。3 周后去掉外固定，采用李培刚医学治疗手法进行治疗。

（2）手术切开复位，克氏针内固定和石膏外固定：采用神经阻滞麻醉和局部麻醉方法。切开局部皮肤，将伸肌腱分开，切开骨膜，暴露骨折断端，使骨折解剖对位，然后用克氏针经骨髓腔固定，而后再由深至浅诸层组织缝合，石膏托功能位外固定，3 周后拔出克氏针，采用李培刚医学治疗手法治疗。

**3. 指骨骨折治疗方法**

（1）手法复位，小夹板外固定：采用局部麻醉。指骨骨折后，骨折远端如有掌背或向外移位，医者一手固定骨折的近端，另手指握骨折的远端进行牵引，在维持牵引的同时，可使用拇指和中指进行复位，复位后即采用小夹板外固定，3 周后拆去外固定采用李培刚医学治疗手法治疗。

（2）手术切开复位，内固定及石膏外固定：神经阻滞或局部麻醉。切开皮肤，将伸肌腱分开，暴露骨折断端，并将骨折解剖对位，用克氏针内固定，然后由深至浅诸层组织缝合，最后用石膏托外固定，2～3 周后拆去外固定，进行李培刚医学治疗手法治疗。

# 三、手部骨折治疗的李培刚新疗法

## （一）第 1 掌骨骨折术后的治疗手法

骨折后不管是采用中西医结合手法、小夹板外固定治疗，还是采用西医切开复位、克氏针内固定和石膏外固定治疗，在术后均应采用李培刚医学治疗手法治疗。因手法复位，手术切开时人为导致第 1 掌骨骨折周围的软组织、血管、神经、骨折断端再度损伤和出血，因此，术后骨折局部

有严重的肿胀和局部淤血不能及时吸收，而在骨折断端和外周不同层次及不同邻里之间的机化粘连，使关节周围的纤维组织挛缩和手术瘢痕组织增生肥厚而挛缩，引起第 1 掌骨掌、背及左右两侧组织关系紊乱，不同层次和邻里之间的间隙缩小，压迫阻滞了神经对第 1 掌骨骨折和周围软组织的兴奋，同时因压迫使第 1 掌骨骨折的断端和周围软组织的血液循环较差，营养的供给和新陈代谢不足，而影响骨折断端的愈合和骨折周围损伤组织的修复。因此，针对骨折手术后形成的结节、条索、血水肿机化、各组织的粘连和手术瘢痕组织挛缩等异常变化，而有针对性地采用手法进行治疗，使骨折术后形成的结节和肥厚的组织通过手法治疗由硬变软、由厚变薄、由浅入深、由大变小而吸收。使各不同层次和邻里之间的粘连的条索，通过手法剥离分开粘连的组织，理顺各组织关系，扩大各组织间隙，解除对神经和血管的压迫，加强神经对骨折及软组织的兴奋度和血液循环，促使骨折愈合和软组织的修复及第 1 掌骨骨折上下关节功能的恢复。

**1. 麻醉手法**（图 3-111）　腕部桡神经浅支和正中神经掌支麻醉：患者取坐位。医者位于患者的一侧，一手持患手固定，另手拇指和示、中指分别位于掌腕部的掌、背两侧，按压通过该处的桡神经浅支和掌侧的正中神经掌支。按压力量由小到大，当患手拇指感觉到有酸麻胀时，改为定点按揉手法，力量应用的顺序同上。当酸麻胀感觉显于按法时维持 10～15s 而结束。该手法主要起到麻醉镇痛的作用。

**2. 按揉手法**　拇指按揉手法（图 3-112）：医者与患者的体位不变，医者一手持握掌或拇指，另手拇指分别位于在第 1 掌骨的背侧、掌侧和拇指周围进行按揉。进行的顺序要按第 1 掌骨掌、背两侧和内外两侧各组织的走行自上而下（起始至抵止）反复进行，医者双手拇指可交替轮换进行。应用的力量要根据病人骨折的时间长短，接受能力大小，病情轻重和骨折愈合程度由小逐渐加大，由浅入深，要量力而行，以不加重损伤和影响骨折愈合及软组织修复为原则。当第 1 掌骨

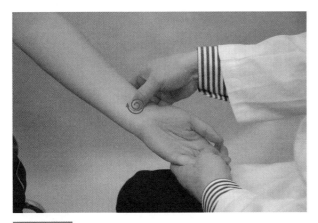

图 3-111 腕正中神经掌支麻醉

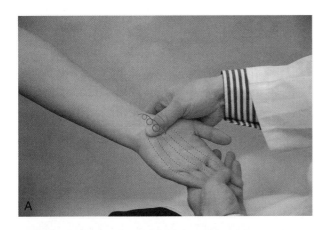

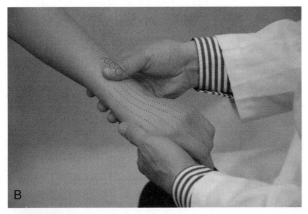

图 3-112 拇指按揉

形成瘢痕挛缩的组织，剥离层次之间的粘连，扩大浅深不同层次间的组织间隙，促使第 1 掌骨周围的血液循环，加速骨折愈合和损伤软组织修复及关节功能恢复。

3. 剥离手法（图 3-113） 医者与患者的体位不变。医者双手拇指分别位于患者手掌侧、手背侧及拇指的内外两侧，拇指尖放在第 1 掌骨不同部位的结节及条索处，沿着结节和粘连条索的走行，自上而下，反复弹剥数遍。应用的力量与按揉手法相同，双手拇指可交替轮换进行，直到不同层次的邻里之间的粘连剥开为止。

该手法主要剥离、撕脱骨折周围不同层次的邻里之间各组织间的粘连，扩大邻里之间的间隙，加速血液循环，促使骨折愈合和功能的恢复。

4. 运动手法

（1）拇指屈伸法（图 3-118）：医者与患者体位不变。医者一手固定腕关节及第 1 掌骨基底部，另手使拇指各关节做屈曲和背伸运动。其动作根据骨折的时间长短，病情轻重、骨折愈合程度和关节挛缩及纤维性强直的情况要由小逐渐加大，不要突猛过大，反复进行数次而结束。

该手法主要通过第 1 掌骨上下及拇指关节的屈伸运动，使掌、背两侧的屈伸肌、肌腱、关节、韧带被动收缩与伸展，撕脱掌背两侧的粘连，促进第 1 掌骨及拇指的血液循环，促使骨折的愈合和关节功能的恢复。

（2）拇指旋转法：医者与患者的体位不变。医者一手于腕关节处固定，另手持握拇指，在维持牵引的同时使拇指关节做旋转运动。旋转的范围由小逐渐加大，当达到最大限度时，再向相反的方向旋转，其动度同上而结束。

该手法主要通过拇指的被动旋转，来撕脱拇指关节周围的粘连的组织，恢复它的收缩和伸展功能。

（二）其他掌指骨骨折术后的治疗手法

1. 麻醉手法

（1）腕掌侧正中神经麻醉（图 3-114）：患者取坐位。医者位于患者的前外方，令患者前臂

及拇指周围的挛缩的组织松解，手术切开的瘢痕组织由硬变软，痉挛的肌肉条索缓解，机化增生肥厚的结节由硬变软，由大变小，由厚变薄，层次间的粘连剥开理顺而结束。

该手法的主要作用是：软化结节和各种损伤

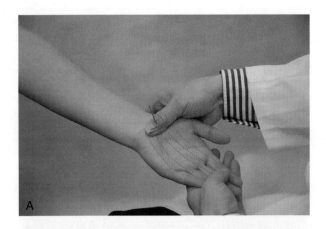

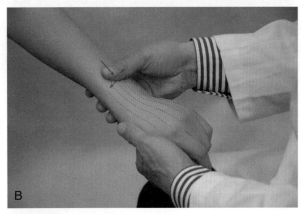

图 3-113　剥离手法

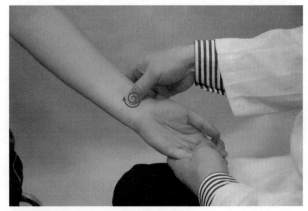

图 3-114　腕掌侧正中神经麻醉

旋后位（掌心向上）。医者双手四指分别位于患者腕关节的背侧固定，双手拇指同时分别位于腕掌侧的正中神经和尺神经分支之上进行按压，按压的力量由小逐渐加大。当四手指掌侧有酸麻胀感时再定点按揉，应用的顺序和效果同上，按揉的时间为 10～15s。

（2）腕背侧桡神经浅支和尺神经背支麻醉（图 3-115）：医者与患者的体位不变，前臂旋前位（掌心向下）。医者双手四指位于腕掌侧固定，双手拇指同时分别位于在腕背侧的桡神经分支和尺神经背支处进行按压和定点按揉。应用的力量由小逐渐加大，当患手有酸麻胀感时维持 10～15s 结束。

2. 按揉手法（图 3-116）

（1）掌面按揉：患者与医者的体位同上。医者一手持握患者固定，另手掌分别在手背或手掌侧进行按揉。进行的顺序由上至下，由内向外，

应用的力量根据骨折的情况而由小逐渐加大，由浅入深，量力而行，双手可交替轮换进行，反复进行数遍而结束。

（2）拇指按揉：医者与患者的体位不变。医者一手位于患者手背或掌侧进行固定，另手拇指在掌侧或背侧进行按揉。进行的顺序要按手背侧伸肌、肌腱和掌侧屈肌、屈肌腱、掌腱膜、神经及血管的走行自上而下，由内向外，反复进行数遍。应用的力量由小逐渐加大，由浅入深，双手拇指要交替轮换进行。当手背侧和手掌的机化肥厚的结节由硬变软、变小、变薄时结束。

该手法主要软化手背、掌两侧的机化增生肥厚的结节，缓解掌背两侧的挛缩和痉挛，使两侧的层次之间隙扩大，加速手的血液循环，促进掌骨骨折的愈合和损伤组织的修复及手指关节功能恢复。

3. 剥离手法（图 3-117）　医者与患者的体位同上。双手拇指分别交替位于患者骨折手指的掌背两侧，沿着机化的结节和粘连的异常条索的上端，沿着手掌背两侧肌腱等组织的走行横向弹剥。自上而下，由内向外，力量由小逐渐加大，由浅入深，反复进行数遍。当手掌和手背侧的粘连的条索由硬变软，由粗变细，组织间隙扩大时结束。

该手法将手掌屈肌、肌腱、掌筋膜和背侧伸肌腱的粘连剥开，扩大邻里之间隙，加速手掌侧和手背侧的血液循环，促使骨折的愈合和关节功

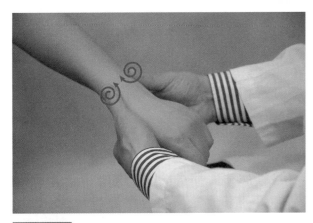

图 3-115　腕背侧桡、尺神经麻醉

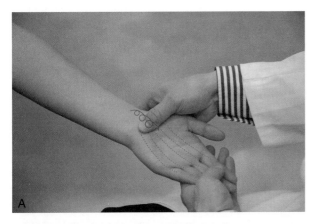

A

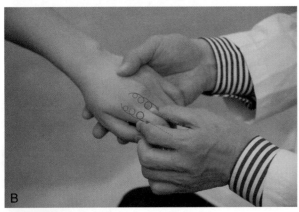

B

图 3-116　拇指按揉

能的恢复。

4. 运动治疗手法

（1）掌、指关节屈伸法（图 3-118）：患者与医者的体位不变。医者一手持握患者手背侧固定，使掌心向上，另手持握拇指，使拇指做屈曲

运动。屈曲的角度由小逐渐加大，当达到最大限度时，再分别持握其他四指，逐指进行，其动度和程度同上。

（2）掌、指关节背伸法（图 3-119）：医者使患手掌向下。医者一手位于患者掌指关节固定，另手分别持握拇指和其他手指做背伸运动。背伸运动的幅度由小逐渐加大，当达到最大限度时巩固数次而结束。

（3）牵指转指法（图 3-120）：医者一手示指、拇指固定患者手指的掌指关节的上端，另手持握手指的远端进行牵引，逐渐用力，当达到最大限度时再使手指做旋转运动。动度和旋转的范围由小逐渐加大，反复进行数遍后再向相反方向旋转数圈而结束。

以上三种手法，主要通过手指的被动屈曲和背伸运动，来撕脱骨折掌背两侧的机化粘连组织，加强关节韧带和肌腱的收缩与伸展幅度，促进功能的恢复。

## 四、科学有效的锻炼方法

1. 伸指握拳法（图 3-121）　患者体位自选，使手做伸指握拳运动。伸指握拳的动度由小逐渐加大，伸指和握拳时均达到最大限度，反复进行数遍结束。伸指握拳为 1 次，每组 30 ～ 60 次，每日 2 ～ 3 组。

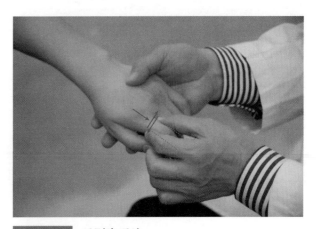

图 3-117　手剥离手法

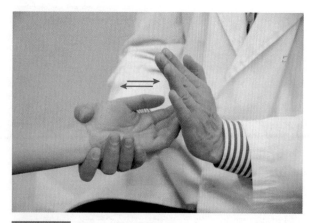

图 3-118　掌指关节屈伸法

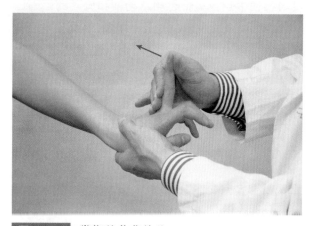

图 3-119　掌指关节背伸法

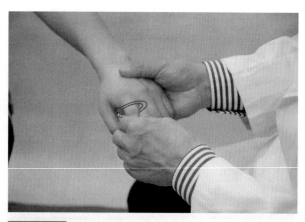

图 3-120　牵指转指法

患者主动伸指时，前臂、腕和手指背侧的肌肉、肌腱、关节囊和韧带收缩，同时牵拉前臂、腕、手和各指掌侧的屈肌、肌腱、关节囊和韧带。当屈指握拳时，前臂掌背两侧的屈伸肌同时收缩和掌筋膜、屈指肌腱及关节囊、韧带收缩，牵拉手背部的骨间肌和各指的背侧肌肉、肌腱及关节囊、韧带。

2. 十指对撑法（图 3-122）　患者双手指分开，而双手十指对抗，使双手十指做对撑运动。对撑的动度由小到大，当达到最大限度时巩固数次结束。每撑收为 1 次，每组 30 ～ 60 次，每日 2 ～ 3 组。

十指对撑，通过撑指被动牵拉掌侧的屈肌和背侧的伸肌，对撑时使双前臂、腕、手和各指背侧的伸肌、关节囊及韧带被动强化收缩，同时使双前臂、腕、手和各指掌侧的肌肉、肌腱、韧带和关节等组织被动强度牵拉。

3. 手指关节屈伸法（图 3-123）　患者体位自选，患手手指末端（指尖）位于健手的掌心处，健手与患手对抗，此时患手做手指屈伸运动。动度由小逐渐加大，由慢逐渐加快，反复进行数遍结束。

以上不同的主动关节功能锻炼方法，主要通过手指各关节的主动运动，来撕脱手掌背及各指周围的组织机化和粘连，增大关节的活动范围，加大手指掌背两侧屈伸肌和关节囊及韧带的伸展幅度，加强肌肉和肌腱等纤维的弹性，通过运动理顺各组织关系，扩大各组织间隙，促进掌背和各手指的血液循环和新陈代谢，防止血水肿机化和再粘连的形成，促使炎症和血水肿的吸收，达到了消肿止痛、功能改善和恢复的目的。

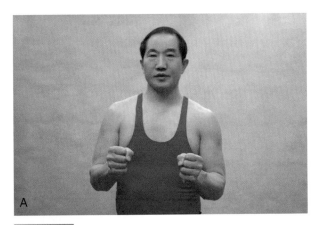
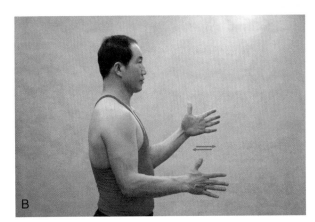

图 3-121　伸指握拳法

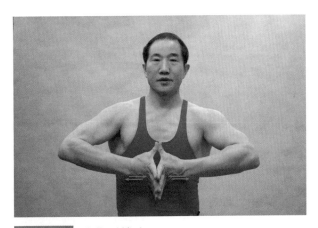

图 3-122　十指对撑法

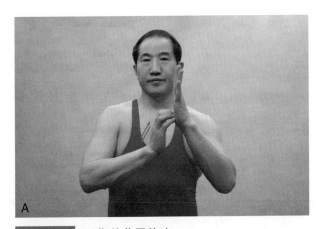
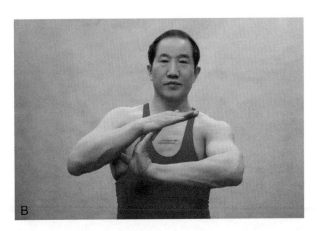

图 3-123　手指关节屈伸法

# 第 4 章　躯干部骨折

躯干部骨折主要包括胸壁骨骨折和脊柱骨折两种。胸壁骨骨折有肋骨骨折和胸骨骨折。脊柱骨折有颈椎骨折、胸椎骨折和腰椎、骶椎、尾椎骨折。临床上肋骨骨折、颈椎、胸椎和腰椎骨折较多见，胸骨、骶椎和尾椎骨折较为少见。

## 第一节　躯干部应用解剖

### 一、躯干骨

躯干骨包括脊柱、肋和胸骨三部分。

#### （一）脊柱骨

脊柱构成人体的中轴，由多数椎骨借椎间盘、关节及韧带紧密连结而成。其作用是保护脊髓及其神经根，支持体重，传递重力，参与胸腔、腹腔及盆腔的构成，同时也是一些骨骼肌的附着部。

1. 椎骨

（1）椎骨的一般形态：椎骨主要由前方的椎体及后方的椎弓构成，两部之间围成一孔，称为椎孔。所有的椎孔相连成一管，称为椎管，容纳脊髓及其被膜。

椎体呈短圆柱形，上下面平坦而粗糙，有椎间盘附着。

椎弓呈弓形，由一对椎弓根、一对椎弓板、一个棘突、四个关节突和两个横突构成。椎弓根连结椎体的后外侧，上下缘各有一凹陷，分别称为椎骨上切迹和椎骨下切迹，上位椎骨的下切迹与下位椎骨的上切迹相合围成一孔，称为椎间孔，有脊神经及血管通过。

（2）各部椎骨的形态（图 4-1）

①颈椎：共有 7 个。第 1、2、7 颈椎属特殊颈椎，其余 4 个为普通颈椎。

a. 普通颈椎：椎体较小，呈横椭圆形。前面凸隆，上下缘有前纵韧带附着。后面平坦，中部有小静脉通过的小孔，上下缘为后纵韧带的附着部。

b. 特殊颈椎

第 1 颈椎：又名寰椎。位于颈椎的最上端，与枕骨相连。全骨呈不规则的环形，无椎体及棘突，主要由两侧的侧块之间的前、后弓构成。

第 2 颈椎：又名枢椎。为颈椎中最肥厚的。自椎体的上面，向上发出一指状突起，称为齿突，其前、后面均有卵圆形关节面，称为前关节面及后关节面，分别与寰椎前弓的齿突关节面及寰椎横韧带相接。

第 7 颈椎：又名隆椎。形状及大小与上部胸椎相似。其特点为棘突特长而粗大。横突粗大，后结节大而明显，前结节小而不明显。横突较小，有椎静脉通过。

②胸椎：共 12 个，有支持肋骨的作用，参与胸廓的构成。

胸椎的一般形态：椎体呈短柱状。上下面粗糙，为椎间盘的附着部。椎体两侧面在横径上略为凸隆，上下各有一半圆形的浅窝，称为上肋凹和下肋凹，与椎间盘相合成一全凹，与肋骨小头相关节。

③腰椎：共有 5 个。

腰椎的一般形态：椎体高大，为所有椎骨中最大的，呈横肾形。

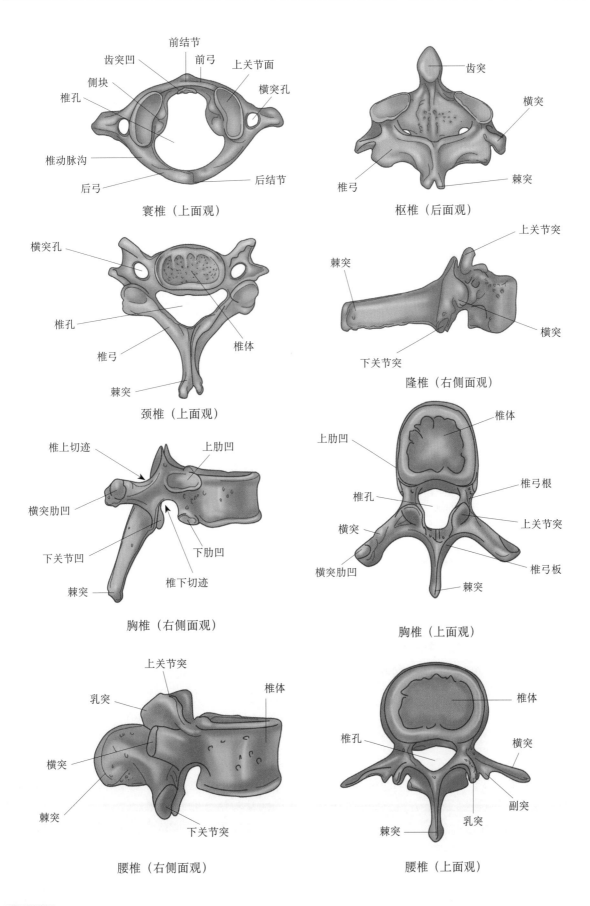

寰椎（上面观）

枢椎（后面观）

颈椎（上面观）

隆椎（右侧面观）

胸椎（右侧面观）

胸椎（上面观）

腰椎（右侧面观）

腰椎（上面观）

图 4-1　各部椎骨的形态

椎弓根粗大，伸向后方。椎骨上切迹较浅；下切迹则宽而深。椎弓板较胸椎的短宽而厚。

关节突比胸椎的粗大。上关节突的关节面凹陷，向后内方；下关节突的关节面则凸隆，向前外方。上关节突的后缘，有一卵圆形的隆起，称为乳状突。

④骶骨：由5个骶椎愈合而成。位于盆腔的后上部，两侧与髋骨相关节。可分为基底、尖部、外侧部、骨盆面及背面。

背面粗糙而凸隆。在正中线上，有3～4个结节连接而成的纵形隆起，称为骶中嵴，为棘突愈合的遗迹。其外侧，有一列不太明显的粗线，称为骶关节嵴，为关节突愈合的痕迹。嵴的下端突出，称为骶角，与尾骨角相关节。两骶角之间，有一缺口，称为骶管裂孔。骶关节嵴的外侧，有4个大孔，称为骶后孔，借椎间孔与骶管相通，有骶神经的后支和血管通过。

外侧部为骶前、后孔外侧的部分，由横突与肋突愈合而成。上部有耳状的关节面，称为耳状面，与髂骨相关节。

骶骨底由第1骶椎的上部构成。中央的关节面与第5腰椎相接，其前缘明显向前突出，称为岬。底的后方，有三角形大孔，称为骶管上口。孔的外上侧，有突向上方的上关节突，与第5腰椎的下关节突相关节。

⑤尾骨：为三角形的小骨块，通常由4个尾椎愈合而成。

2. 脊柱的观察（图4-2）　脊柱位于躯干背侧部正中，男性长约70cm，女性约65cm。

从侧面观察脊柱，呈S形弯曲，由4个生理弯曲即颈、胸、腰及骶尾弯曲构成。颈弯曲突向前方；胸弯曲突向后方；腰弯曲突向前方；骶尾弯曲突向后上方。

人类的脊柱因出现上述弯曲而增加其弹性，可减轻由于走路、跳跃时，从下方传到脊柱的震动，而减轻对头部的冲击。

脊柱侧面还可见23对椎间孔，呈卵圆形，颈部的最小，腰部的最大，有脊神经通过。

从前方观察脊柱，可见到各部椎体的宽窄及高低不同。第2颈椎至第1胸椎的椎体逐渐增宽；第2至第4胸椎则轻度变窄；而第5胸椎至骶岬附近的又变宽，由此向下至尾骨尖，又逐渐变窄。椎体的高度，自第3颈椎至第5腰椎逐渐增高。

从后方观察脊柱，于正中线可见由棘突形成的纵嵴。颈椎的棘突一般较短，呈水平位；上部胸椎者，斜向下方，中部者较长，呈垂直方向，下部胸椎及腰椎者，一般近似水平位。颈椎及腰椎的棘突之间均有间隙；而第2胸椎至中部胸椎者，由于棘突逐渐向下方倾斜，因此，棘突之间相互接近并逐渐重叠。

3. 椎管　由各椎骨的椎孔相连而成，上自枕骨大孔，向下终于骶管裂孔，与脊柱的弯曲一致。管内有脊髓、脊神经根、脊髓的被膜及血管。椎管各段的形状及粗细不完全相同，颈部和腰部的呈三角形，较宽，相当于第7颈椎及第5腰椎处最宽；胸部的呈圆形，较狭窄。

### （二）胸肋骨

1. 胸骨（图4-3）　胸骨为长方形的扁骨，上宽下窄，观察胸廓前壁的正中部；上部与两侧，分别与锁骨及上7对肋软骨相连结。全骨可分为三部，上部称为胸骨柄，中部为胸骨体，下部为剑突，三部借软骨相互结合。

（1）胸骨柄：胸骨柄上部宽广而肥厚；下部则较薄而狭窄。可分为两面及四缘。前面平滑而凸隆，两侧为胸大肌及胸锁乳突肌的附着部；后面则粗糙而凹陷，两侧有胸骨舌骨肌及胸骨甲状肌附着。

上缘中部，有一浅而宽的切迹，称为颈静脉切迹。切迹两侧，有向上后外方的卵圆形关节面，称为锁骨切迹，与锁骨的胸骨端相关节。

下缘短而厚，为横椭圆形的粗面，与胸骨体相连。两部连结处的前面微显高起，称为胸骨角，角的两端与第2肋软骨相对。

外侧缘斜向内下方，上部有一切迹，称为第1肋骨切迹，与第1肋软骨相结合；下部有半个切迹，与胸骨体外侧缘的半个切迹相结合而成第2肋骨切迹，与第2肋软骨相接。

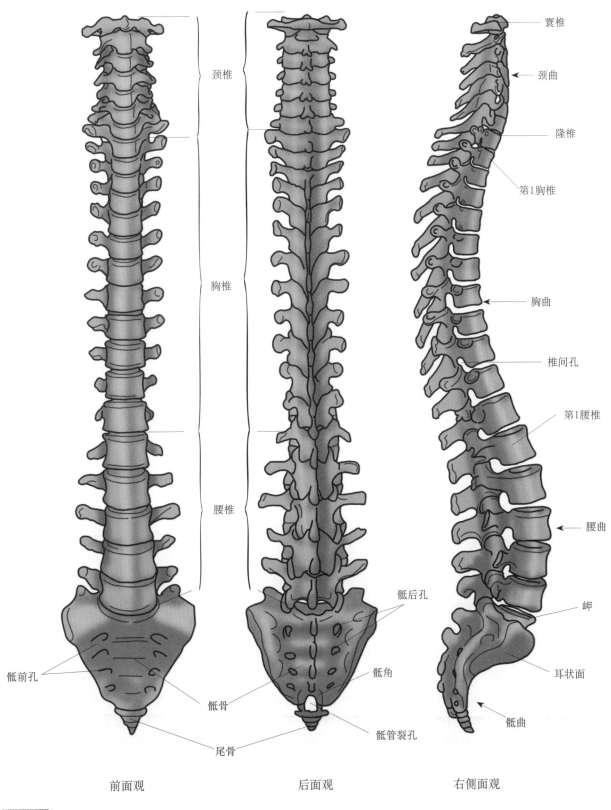

颈椎

胸椎

腰椎

骶前孔

骶骨

尾骨

**前面观**

骶后孔

骶角

骶管裂孔

尾骨

**后面观**

寰椎

颈曲

隆椎

第1胸椎

胸曲

椎间孔

第1腰椎

腰曲

岬

耳状面

骶曲

**右侧面观**

图 4-2　脊柱全貌

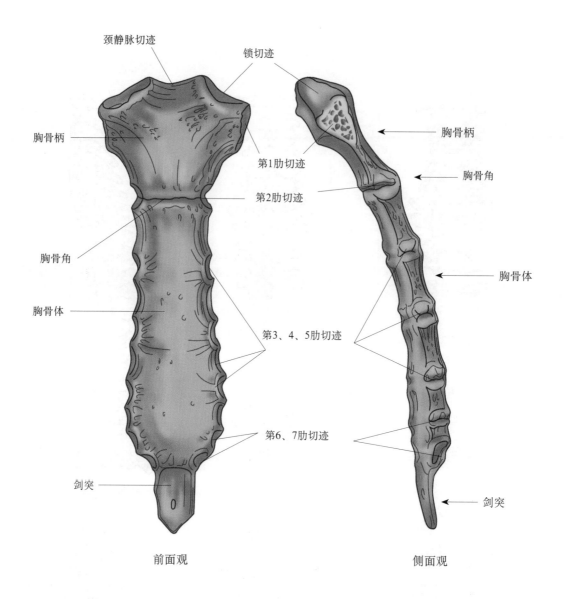

颈静脉切迹

锁切迹

胸骨柄

第1肋切迹

第2肋切迹

胸骨角

胸骨体

第3、4、5肋切迹

第6、7肋切迹

剑突

前面观

胸骨柄

胸骨角

胸骨体

剑突

侧面观

图 4-3 胸骨

（2）胸骨体：胸骨体为薄而狭长的方形骨板。前面微凹，向前上方，有三条横行的弱嵴。前面两侧为胸大肌的附着部。后面也有三条粗涩的横线；后面的外下侧有胸横肌附着。

外侧缘有第 3 至第 6 肋骨切迹，分别与第 3 至第 6 肋软骨相连。外侧缘的上下两端，各有半个肋骨切迹，前者与胸骨柄的半个切迹相合；后者与剑突的半个切迹相合，与第 7 肋软骨相连。

（3）剑突：剑突薄而细长，外侧缘的上端有半个肋骨切迹，与胸骨体下端的半个肋骨切迹相

合。剑突下端有的呈尖状或分叉状，有的还出现穿孔等。

2.肋骨（图 4-4） 肋骨为扁长而弯曲的骨板，左右共 12 对，可分为骨性的肋骨及软骨性的肋软骨。上 7 对肋以肋软骨与胸骨相连，称为胸骨肋；下 5 对与胸骨不相连，称为弓肋。弓肋中的上 3 对，各以肋软骨依次附在上位肋软骨上，又称为附着弓肋，其余 2 对，其前端游离于腹壁肌层中，称为浮动弓肋。

（1）普通肋骨：第 3 至第 9 肋骨属于普通肋

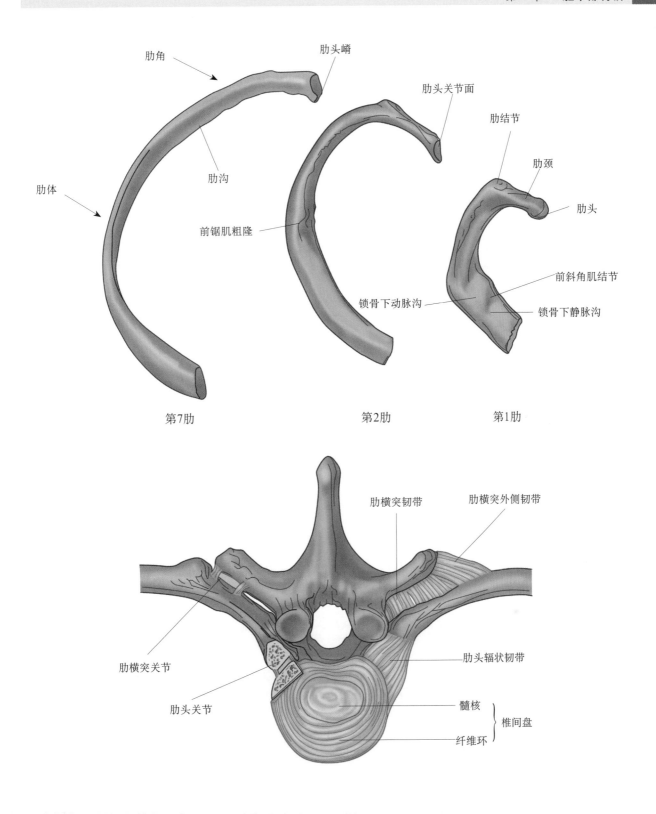

肋角　肋头嵴

肋头关节面

肋结节

肋颈

肋头

肋体

肋沟

前斜角肌结节

前锯肌粗隆

锁骨下动脉沟

锁骨下静脉沟

第7肋　　　　　　第2肋　　　　　第1肋

肋横突韧带　　　　肋横突外侧韧带

肋横突关节

肋头辐状韧带

肋头关节

髓核

椎间盘

纤维环

图 4-4　肋骨

骨，分为后端、体及前端三部。

①后端：包括肋骨小头、肋颈及肋结节。

肋骨小头为肋骨后端膨大的部分，上面有微凸的关节面，称为肋骨小头关节面。关节面被一横行的小头嵴分为上大、下小两部，分别与相邻两个胸椎的肋凹相关节，小头嵴为小头关节间韧带的附着部。

②肋骨体：介于肋结节与肋骨前端之间。有三种弯曲：于肋结节稍外侧，在水平面上做高度的向前弯曲，形成肋角；另一种是在矢状平面上做上下的弯曲；第三种为肋骨本身沿长轴向内侧转，使肋骨体前段的前面微向上方，后段的外侧面向后下方。

③前端：与肋软骨相接。

（2）特殊肋骨

①第1肋骨：扁宽而短，在水平面上的弯曲度较大。有上下两面及内外二缘，上面向前上方，下面则向后下方，外侧缘凸隆。内侧缘锐薄而凹陷，为筋膜的附着部。

②第2肋骨：较第1肋骨长而细。肋骨小头呈圆形，有两个关节面，分别与第1及第2胸椎相关节。肋骨体的外面凸隆，向外上方，中部有一粗面，称为第2肋骨粗隆，为前锯肌的附着部。

③第10肋骨：肋骨小头只有一个关节面，与第10胸椎体相关节。

④第11肋骨：肋骨小头较大，也有一个关节面，与第11胸椎体相关节。无肋颈及肋结节。

⑤第12肋骨：肋骨小头较大只有一个关节面，与第12胸椎体相关节。

（3）肋软骨：肋软骨为透明软骨，呈扁圆形，位于肋骨的前端。可分为两面、两缘和两端。前面凸隆，后面凹陷。上缘凹陷，下缘凸隆。上7对肋软骨的内侧端与胸骨相连；其中，第1肋软骨与胸骨柄直接愈合，其余6个肋软骨则与胸骨相关节。第8至第10对肋软骨的下缘以纤维结缔组织相连。第11及第12肋软骨的内侧端细小，其末端游离于腹肌中。肋软骨的外侧端与肋骨相连。

（三）胸廓

胸廓（图4-5）由全部胸椎、12对肋骨与肋软骨及胸骨共同构成。全体近似圆锥形，横径长，前后径短，上部狭小，下部宽阔。其中围成的空腔，称为胸腔，内有心、肺等重要器官。胸廓有四壁和二口。

## 二、脊柱的韧带

### （一）椎骨间的连结（图4-6）

1. 游离椎骨间的连结　各游离椎骨之间借连结组织相连，可分为椎体间与椎弓间的连结两种。

（1）椎体间的连结：椎体间的连结借椎间盘及前、后纵韧带紧密相连。

①椎间盘：由纤维软骨构成，连结上下两个椎体之间，成人有23个。椎间盘的周围部，称为纤维环，坚韧而富有弹性，紧密连结相邻的两个椎体；中部稍偏后方，为白色而有弹性的胶样物质，称为髓核。椎间盘的形状与大小一般与所连结的椎体上下面相似。其厚薄各部不同，颈部和胸上部的较薄，腰部的较厚；颈腰部的前厚后薄，胸部的则相反。

②前纵韧带：很坚韧。为人体中最长的韧带。上方起自枕骨的咽结节，向下经寰椎前结节及各椎体的前面，止于第1或第2骶椎的前面。

③后纵韧带：细长而坚韧，位于椎管的前壁。起自第2颈椎，向上方移行于覆膜；向下沿各椎体的滑膜至骶管，与骶尾后深韧带相移行。

（2）椎弓间的连结

①椎间关节：由上位椎骨的下关节突与下位椎骨的上关节突构成。

②弓间韧带或黄韧带：呈膜状，有弹力纤维构成，位于相邻的两个椎弓之间。上方起自上位椎弓板下缘的前面，向下止于下位椎弓板的上缘及后面。

③横突韧带：连结相邻的两个横突之间，于颈椎部常缺如；胸椎部的呈索状；腰椎部的发育较好，呈膜状。

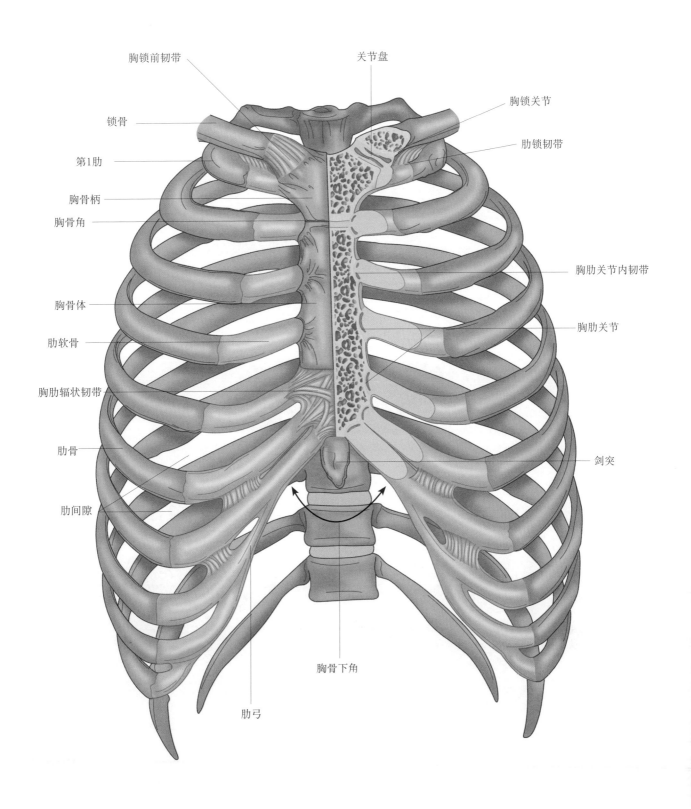

胸锁前韧带

关节盘

胸锁关节

锁骨

肋锁韧带

第1肋

胸骨柄

胸骨角

胸肋关节内韧带

胸骨体

胸肋关节

肋软骨

胸肋辐状韧带

肋骨

剑突

肋间隙

胸骨下角

肋弓

**图 4-5** 胸廓

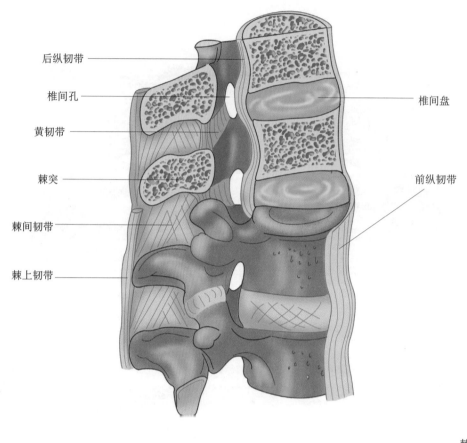

后纵韧带

椎间孔

黄韧带

棘突

棘间韧带

棘上韧带

椎间盘

前纵韧带

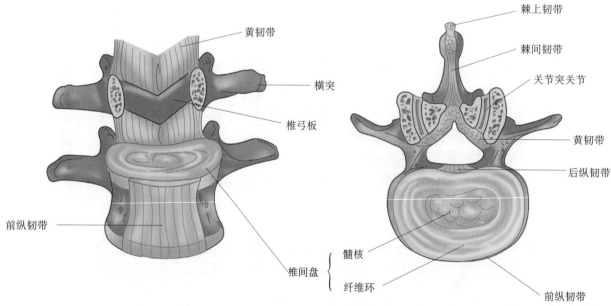

黄韧带

横突

椎弓板

前纵韧带

椎间盘

棘上韧带

棘间韧带

关节突关节

黄韧带

后纵韧带

髓核

纤维环

前纵韧带

**图 4-6** 椎骨间连结

④棘间韧带：较薄，沿棘突根部至尖部，连结相邻两个棘突之间，前方与椎弓韧带愈合，后方移行于棘上韧带。

⑤棘上韧带：起自第 7 颈椎棘突，向下沿各椎骨的棘突尖部，止于骶中嵴；向上移行于项韧带；外侧与背部的腱膜相延续；前方与棘间韧带愈合。

⑥项韧带：为三角形的弹力纤维膜。底部向上方，附着于枕外嵴和枕外隆凸；尖部向下方，与寰椎后结节及下六个颈椎棘突的尖部相连；后缘为斜方肌的附着部。

2.腰骶连结　为第 5 腰椎与骶骨之间的连结。

3.骶尾联合　为第 5 骶椎体与第 1 尾椎体之间借椎间盘相连构成。

（1）骶尾前韧带：位于骶骨及尾骨的前面，为前纵韧带向下的延续部，沿骶骨及尾骨的前面下降。

（2）骶尾后深韧带：为后纵韧带的延续部，沿第 5 骶椎体和第 1 尾椎体的后面下降，于第 1 尾椎的下缘与终丝及骶尾后浅韧带愈合。

（3）骶尾后浅韧带：为棘上韧带的延续部，沿尾骨的后面下降。

（4）骶尾侧韧带：连结骶骨外侧缘的下端与第 1 尾横突之间。上方与骶结节韧带愈合；与骶骨外侧缘之间围成一孔，有第 5 骶神经的前支通过。

（5）尾侧韧带：连结尾骨尖与皮肤之间。

4.尾椎间的连结　幼年时，尾椎间主要借骶尾前韧带和骶尾后深韧带相连；于第 1 和第 2 尾椎之间，可见到明显的椎间盘。随年龄的增长，尾椎间的连结逐渐骨化形成骨性结合。

### （二）脊柱与颅骨的连结

1.寰枕关节　由枕骨髁与寰椎的上关节凹构成。关节囊松弛，上方起自枕骨髁的周围，向下止于寰椎上关节凹的边缘。关节囊的周围有下列韧带。

（1）寰枕前膜：连结枕骨大孔前缘与寰椎前弓上缘。

（2）寰枕后膜：连结枕骨大孔后缘与后弓上缘之间。

（3）寰枕外侧韧带：连结寰椎横突的上面与枕骨的颈静脉突之间，加强关节囊的外侧壁。

2.寰枢关节　包括左右寰枢外侧关节、寰齿前关节和寰齿后关节。

（1）寰枢外侧关节：由寰椎的下关节面与枢椎的上关节面构成。

（2）寰齿前关节：由枢椎齿突的前关节面与寰椎的齿突关节面构成。

（3）寰齿后关节：由齿突后面的关节面与寰椎横韧带构成。

（4）寰枢关节的韧带

①寰枢前膜：位于两侧的寰枢关节之间，上方起自寰椎前弓前面和下缘，向下止于枢椎体前面。

②寰枢后膜：位于寰椎与枢椎之间，连结寰椎后弓的下缘与枢椎椎弓上缘间。

③寰椎横韧带：连结寰椎左右侧块的内侧面。前面中部有一纤维软骨构成的关节面，与枢椎齿突后面的关节面相关节。寰椎的椎孔，由此韧带分为前小后大两部；前有齿突；后部容纳脊髓及其被膜。自韧带中部，向上下方各发出一条纵行纤维束，前者附着于枕骨大孔前缘，后者则与枢椎体的后面相连。此二束纤维与寰椎横韧带共同构成寰椎十字韧带。

（5）连结枢椎与枕骨之间的韧带

①覆膜：位于椎管内，自斜坡沿齿突及其周围韧带的后面下降，于枢椎体的后面移行于后纵韧带。其外侧与寰枢外侧关节的关节囊愈合；前面连结寰椎十字韧带。

②翼状韧带：左右各一条，位于寰椎横韧带的上方。起自齿突尖的两侧，斜向外上方，止于枕骨髁内侧面的粗糙部，分别与寰齿前、后关节囊及寰枕关节囊愈合。

③齿突尖韧带：位于两侧翼状韧带之间，连结齿突尖与枕骨大孔前缘，分别与寰枕前膜和寰椎十字韧带愈合。

## 三、颈及躯干部肌肉

### （一）颈部诸肌（图 4-7）

1. **颈浅肌** 颈阔肌：位于颈前外侧部，直接位于皮下，和皮肤密切结合。其下缘起自胸大肌和三角肌筋膜，前部肌纤维止于下颌骨的下颌缘和口角。此肌收缩时，可牵引口角向外。颈阔肌受面神经颈支支配。

2. **颈外侧肌**（图 4-8） 胸锁乳突肌：位于颈部两侧皮下，颈阔肌的深面，起点有二：一部分以短腱起自胸骨柄前面，成为胸骨头；一部分起自锁骨的胸骨端，成为锁骨头。肌的深侧有颈总动脉通过。肌纤维向上后方，止于乳突外侧面及上项线的外侧部。此肌主要维持头的正常端正姿势，一侧收缩时，使头向同侧倾斜，面向对侧旋仰；两侧同时收缩时，使头后仰。胸锁乳突肌受副神经支配（图 4-8）。

3. **颈前肌**（图 4-9） 颈前肌包括舌骨下肌群和舌骨上肌群。

（1）舌骨下肌群

①肩胛舌骨肌：位于颈前面，颈阔肌的深侧，胸骨舌骨肌的外侧。下腹起自肩胛骨上缘和肩胛横韧带；上腹与胸骨舌骨肌并列，并在其外侧止于舌骨体外侧部的下缘。此肌受舌下神经的分支支配。

②胸骨舌骨肌：起自胸锁关节囊的后面，止于舌骨体内侧部的下缘。受舌下神经的分支支配。

③胸骨甲状肌：下端起自胸骨柄的后面及第1肋软骨，止于甲状软骨斜线。此肌受舌下神经的分支支配。

④甲状舌骨肌：起自甲状软骨斜线，止于舌骨体外侧部及舌骨大角。此肌亦受舌下神经的分支支配。

（2）舌骨上肌群

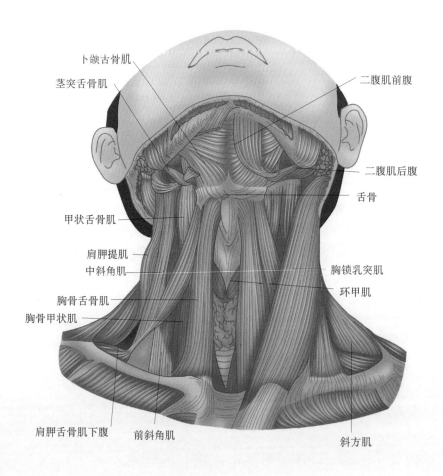

图 4-7 颈肌

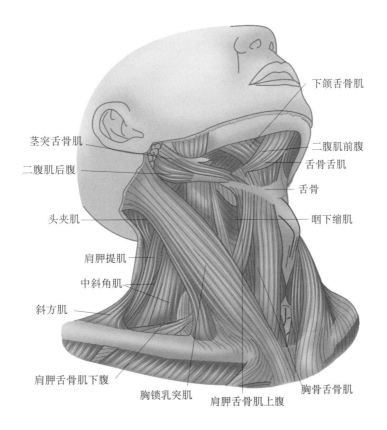

**图 4-8** 颈肌侧面（浅层）

下颌舌骨肌

茎突舌骨肌

二腹肌后腹

头夹肌

肩胛提肌

中斜角肌

斜方肌

肩胛舌骨肌下腹

胸锁乳突肌

肩胛舌骨肌上腹

二腹肌前腹

舌骨舌肌

舌骨

咽下缩肌

胸骨舌骨肌

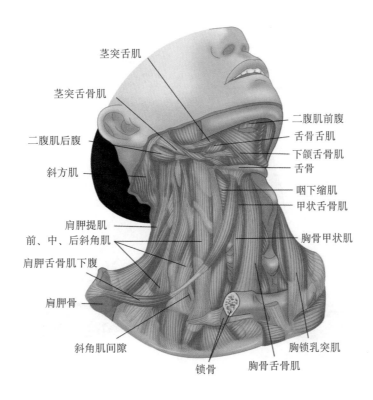

**图 4-9** 颈前肌侧面（深层）

茎突舌肌

茎突舌骨肌

二腹肌后腹

斜方肌

肩胛提肌

前、中、后斜角肌

肩胛舌骨肌下腹

肩胛骨

斜角肌间隙

锁骨

胸骨舌骨肌

二腹肌前腹

舌骨舌肌

下颌舌骨肌

舌骨

咽下缩肌

甲状舌骨肌

胸骨甲状肌

胸锁乳突肌

①二腹肌：前腹起自下颌骨的二腹肌窝，后腹止于颞骨乳突内面。此肌前腹由下颌舌神经支配，后腹由面神经的下颌二腹肌肌支支配。

②茎突舌骨肌：起自颞骨茎突，止于舌骨大角与体的结合处。受面神经的二腹肌支支配。

③下颌舌骨肌：起于下颌骨的下颌舌骨线，止于舌骨体的前面。可以下拉下颌骨。此肌受下颌舌骨神经支配。

④颏舌骨肌：位于下颌舌骨肌的上方。自下颌骨的颏棘起始，止于舌骨体前面。

4. 颈深肌（图 4-10）

（1）内侧群（椎前肌）

①颈长肌：位于颈椎和三个胸椎体的前面。下侧部起自上位三个胸椎体及下位三个颈椎体，止于上位颈椎体及下位颈椎横突的前结节。上外侧部起自颈椎横突的前结节，止于寰椎前结节。此肌受颈神经前支支配。

②头长肌：起自第 3 ～ 6 颈椎横突的前结节，止于枕骨底部的下面。受颈神经的分支支配。

③头前直肌：起自寰椎横突根部，止于枕骨底部的下面。受颈神经的分支支配。

④头侧直肌：起自寰椎横突，止于枕骨外侧部的下面。受颈神经的分支支配。

（2）外侧群

①前斜角肌：起自 3 ～ 6 颈椎横突的前结节，止于第 1 肋骨上面的斜角肌结节。由颈神经前支支配。

②中斜角肌：起自第 2 ～ 6 颈椎横突的后结节，止于第 1 肋骨上面。由颈神经前支支配。

③后斜角肌：起自下 3 个颈椎横突的后结节，止于第 2 肋骨的外侧面中部的粗隆。由颈神经前支支配。

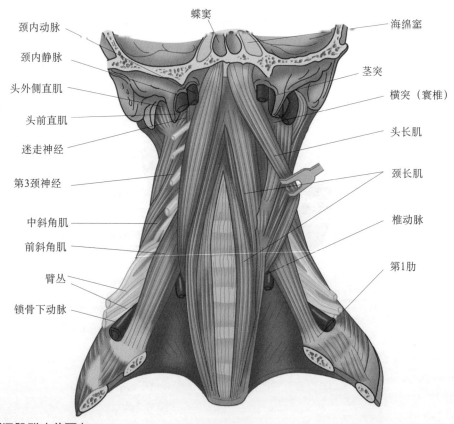

蝶窦
海绵窦
颈内动脉
颈内静脉
头外侧直肌
茎突
头前直肌
横突（寰椎）
迷走神经
头长肌
第3颈神经
颈长肌
中斜角肌
椎动脉
前斜角肌
臂丛
第1肋
锁骨下动脉

图 4-10 颈深肌群（前面）

## （二）胸肌（图 4-11）

1.上肢所属的胸肌

（1）胸大肌：胸大肌位于胸廓的前上部皮下，起点共分三部分：上部为锁骨部，起自锁骨内侧 1/2 的前面；中部起自胸锁关节到第 6 肋软骨之间的胸骨前面半侧和上 6 个肋软骨的前面；下部起自腹直肌鞘前叶。三部分肌纤维向外集中，止于肱骨大结节嵴。此肌使肱骨内收及旋内。受胸前神经支配。

（2）胸小肌：胸小肌位于胸廓上部的前外侧，胸大肌的深面。起自第 3、4、5 肋骨的前面，止于肩胛骨喙突。此肌可上提肋骨，是呼吸运动的辅助肌。胸小肌受胸前神经支配。

（3）锁骨下肌：锁骨下肌位于锁骨下面。起自第 1 肋软骨及肋骨，止于锁骨近肩峰端的下面。可上提第 1 肋骨，也是呼吸运动的辅助肌。此肌受锁骨下神经支配。

（4）前锯肌：前锯肌位于胸廓外侧面。起自上 8～9 个肋骨的外侧面，止于肩胛骨脊椎缘及其下角的内面。有固定肩胛骨的作用。受胸长神经支配。

2.胸固有肌

（1）肋间外肌：肋间外肌位于各肋间隙的外

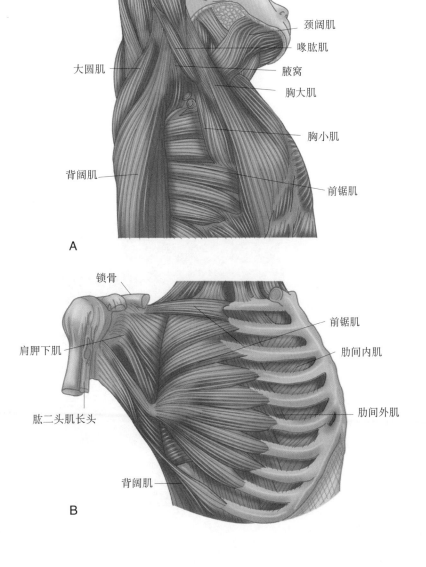

图 4-11 胸肌

面。起自上位肋骨下缘内面的肋沟的下面，止于下位肋骨的上缘。可提起肋骨，帮助吸气。此肌受肋间神经支配。

（2）肋间内肌：位于各肋间隙内。起自每个肋骨的下缘肋沟的外下方。止于肋沟的内下方。此肌收缩时，使肋骨下降，帮助呼气。肋间内肌受肋间神经支配。

（3）胸横肌：起自剑突及胸骨体下部的内面，止于第 3 ~ 6 肋骨与肋软骨结合处的后面。此肌使肋下降，助呼气。胸横肌受肋间神经支配。

（4）肋下肌：位于胸廓后壁肋间内肌后内侧部的深面。受肋间神经支配。

### （三）背肌和项肌

1. 背浅层肌（图 4-12）

（1）斜方肌：位于项部和背上部皮下，为三

角形的阔肌。起自上项线内 1/3 部、枕外隆凸、项韧带全长、第 7 颈椎棘突、全部胸椎棘突及其棘上韧带。上部肌纤维斜向下外方，止于锁骨外 1/3 部的后缘及其附近的骨面。中部肌纤维止于肩峰内侧缘和肩胛冈上缘的外侧部。下部肌纤维斜向上外方，止于肩胛冈下缘的内侧部。实现两部同时收缩时，可使肩胛骨向外上方旋动，帮助上肢上举。整个肌肉收缩时，使肩胛骨向脊椎移动。一侧收缩则使颈向同侧倾，两侧同时收缩，使头后仰。此肌受副神经支配。

（2）背阔肌：位于腰背部和胸部后外侧的皮下，为全身最大的阔肌，呈直角三角形。起自下 6 个胸椎棘突、全部腰椎棘突、骶中嵴、髂嵴外侧唇后 1/3。以 3 ~ 4 个肌齿起自下 3 ~ 4 个肋骨外面，有时有小部分肌纤维起自肩胛骨下角背面。止于肱骨小结节嵴。此肌收缩时使肱骨后伸、

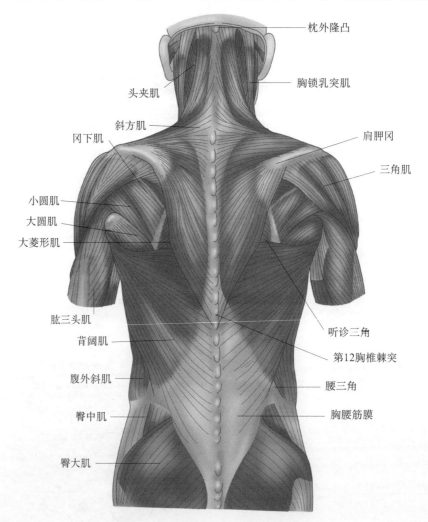

图 4-12　背肌（浅层）

旋内及内收。背阔肌受胸背神经支配。

（3）肩胛提肌：位于项部两侧。起自上位四个颈椎横突的后结节，止于肩胛骨的内角和肩胛骨脊椎缘的上部。此肌收缩时，上提肩胛骨，同时使肩胛骨下角转向内。肩胛提肌受肩胛背神经支配。

（4）菱形肌：位于斜方肌的深侧。起自下位两个颈椎及上位四个胸椎棘突，止于肩胛骨脊椎缘的下半部。此肌可牵引肩胛骨向内上方，使肩胛骨向脊椎靠拢。菱形肌受背神经支配。

2. 背中层肌

（1）上后锯肌：位于菱形肌的深面。起自项韧带下部和下两个颈椎棘突及上两个胸椎棘突，止于第 2 ～ 5 肋骨肋角的外侧面。此肌可上提上部肋骨以助吸气。受肋间神经支配。

（2）下后锯肌：位于背阔肌中部的深侧。起自下位两个胸椎棘突及上位两个腰椎棘突，止于下位 4 个肋骨。此肌可下拉肋骨向后，并固定肋骨，协助膈的吸气运动。受肋间神经支配。

3. 背深层肌（图 4-13）

（1）夹肌：位于项部，按其部位不同可分为两部分。

①头夹肌：起自项韧带的下部及第 3 胸椎棘突，止于上项线的外侧部分。

②颈夹肌：起自第 3 到第 6 胸椎棘突，止于第 2 到第 3 颈椎横突的后结节。

夹肌受颈神经后支的外侧支支配。

（2）骶棘肌：上起于枕骨，下达骶骨的长肌。在背肌中最粗大。居上述诸背肌的深侧，以一总的肌腱及肌束起自骶骨背面、腰椎棘突、后部及

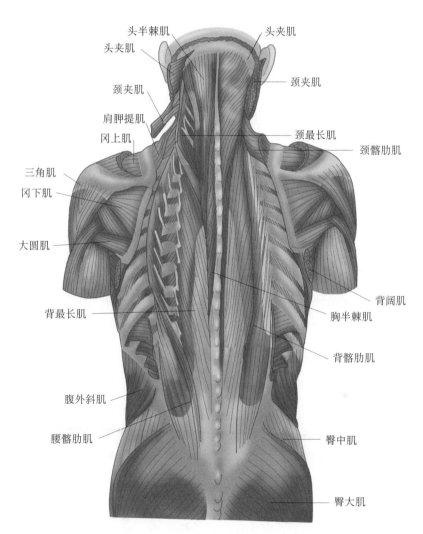

图 4-13　背肌（深层）

147

腰背筋膜。肌束在腰部开始分为三部分，每个部分又分为三部分。

①髂肋肌：位于最外侧，自上而下分为三部分：腰髂肋肌、背髂肋肌和项髂肋肌。腰髂肋肌起自骶棘肌的总腱，止于下 6 个肋骨角的下缘。背髂肋肌起自腰髂肋肌在下 6 个肋骨角的止点的内侧，止于上 6 个肋骨角的下缘。项髂肋肌起自背髂肋肌在上 6 个肋骨止点的内侧，止于第 4 ～ 6 颈椎横突的后结节。全肌通过肋骨作用于脊柱，一侧收缩时，使躯干向同侧屈；两侧收缩时，则竖直躯干。此肌受脊神经后支支配。

②最长肌：自上而下分为三部分：背最长肌、颈最长肌和头最长肌。除起自总腱外，还起自全部胸椎和第 5 ～ 7 颈椎横突，止于全部胸椎横突和其附近的肋骨。此肌使脊柱向同侧屈曲；两侧收缩，能竖直躯干。背和颈最长肌受脊神经后支支配，头长肌受脊神经支配。

③棘肌：在最长肌的内侧。起自总腱和下部胸椎棘突，止于上部胸椎棘突。此肌受脊神经后支支配。

（3）横突棘肌：横突棘肌排列于骶骨到枕骨的整个项背部。其纤维起自下位椎骨的横突，止于上位椎骨的棘突。由浅而深分为三层。

①半棘肌：起自第 2 颈椎到第 12 胸椎的横突，止于背上部、项部和枕部的上、下项线之间的部分。此肌使头伸直并使面部稍微转向对侧。受脊神经后支支配。

②多裂肌：起自骶骨背面、腰椎横突、胸椎横突和下位四个颈椎关节突，止于全部脊椎的棘突。受脊神经后支支配。

③回旋肌：位于多裂肌的深面。受脊神经后支支配。

### （四）腹肌

1. 浅肌群

（1）腹外斜肌：腹外斜肌位于胸下和腹部的外侧皮下，为腹肌中最大的阔肌。起自第 5 ～ 12 肋骨的外面，止于耻骨联合的前面和耻骨结节。受下 6 对胸神经的腹侧支支配。

（2）腹内斜肌：腹内斜肌起自腰背筋膜、髂嵴前部中线和腹股沟韧带外侧 1/2，止于第 12、11 及第 10 肋软骨及肋骨的下缘。此肌受下 6 对胸神经及第 1 腰神经腹侧支支配。

（3）腹横肌：腹横肌为腹部阔肌中最深和最薄者。自上而下起自第 7 ～ 12 肋软骨的内面、腰背筋膜、髂嵴前部的内唇和腹股沟韧带外侧 1/3，止于白线。受下 6 对胸神经及第 1 腰神经腹侧支支配。

2. 深肌群

（1）腹直肌：腹直肌位于前壁正中线的两侧。起自第 5 ～ 7 肋骨的前面和剑突，止于耻骨上缘及耻骨联合的前面。腹直肌收缩使胸、腰椎屈曲，髂腰肌收缩使髋关节屈曲，实现起床的动作。此外，腹直肌还可帮助维持腹压和协助呼吸。此肌受肋间神经支配。

（2）锥状肌：起自耻骨上支前面，止于白线。受肋下神经支配。

3. 后肌群　腰方肌：位于腹腔后壁脊柱的两侧。起自髂嵴后部的内唇、髂腰韧带及下方 3 ～ 4 个腰椎横突。止于第 12 肋骨内侧半下缘、上方 4 个腰椎横突及第 12 胸椎体。受腰神经丛支配。

## 四、脊神经

脊神经在脊髓的两侧，左右成对排列，每对神经都以对称的形式附着于脊髓的相应节段。左右相应的脊神经有 31 对。脊神经于脊髓的起始处，都有两个根，即后根及前根。两根都与脊髓的同一节段相连，而且在同一水平面上。两根在椎间孔附近，合成一干，即脊神经。

脊神经的两根合成一干后，穿椎间孔外出，又分为前支、后支及脊膜支。此三支都为混合性神经，即含有传出纤维和传入纤维。后支分布于躯干的背侧部；前支分布于腹侧部。四肢肌和皮肤，是由躯干腹侧部演化而来，所以亦由前支支配。支配皮节的传入纤维，有相互重叠、分界不明的现象，但亦有一定的分布规律。支配肌节的传出纤维，在后支内者，因背部诸肌还保持原来肌节的性质，所以每一脊神经的后支，则单独分布于相应肌节发生的肌内，保持其原始的关系。但躯干腹侧的诸肌，因肌节在发生过程中，由于分裂、转移、合并及四肢的发生等因素，而引起前支的相互交织，遂形成神经丛：颈丛、臂丛、腰丛、骶丛及尾丛。

脊神经的前支以交通支与交感干神经节相连，内有自主神经纤维通过。脊膜支分布于椎骨、椎骨上的韧带、脊髓的血管及脊髓被膜。含有感觉纤维及血管运动纤维。

脊神经按躯干的关系可分为 5 种，即颈神经 8 对，胸神经 12 对，腰神经 5 对，骶神经 5 对，尾神经 1 对（图 4-14，图 4-15）。

### （一）脊神经根及脊神经

每一脊神经都由感觉性后根和运动性前根组成。所以，脊神经内含有传入和传出两种纤维，为混合性神经。后根上有一神经节，称为脊神经节。

1. 后根　脊神经的后根以连续排列成行的根丝附着于脊髓的后外侧沟。后根大于前根。后根纤维的数目 5 倍于前根。

2. 脊神经节　脊神经节是位于脊神经后根上的神经节，它的大小常与其所在脊神经后根的粗细成正比。此神经节一般位于椎间孔内，在后根硬脊膜鞘之外。但骶及尾神经的脊神经节则位于椎管内，骶神经节包于硬脊膜鞘向外侧的延长部中，尾神经则包在硬脊膜鞘内。

3. 前根　前根主要由脊髓前角细胞发出的躯体运动纤维组成，分布于横纹肌。胸部及腰上部的脊神经前根内，有来自脊髓灰质侧柱内的交感性内脏运动纤维。第 2、3、4 骶神经前根内，有来自脊髓灰质中间带细胞的副交感性内脏运动纤维。交感神经的纤维，广泛分布于身体各部。

4. 神经根的粗细及经过　脊神经的前根及后根，都向椎间孔行进。当穿经软脊膜和蛛网膜时，两层脊膜分别做鞘状包于各根的周围，蛛网膜下腔也随之显现于两鞘之间。自此前后两根各自穿经硬脊膜，并分别被此膜形成的鞘所包裹，但在

脊神经节远端，两根合成一干，硬脊膜鞘也随之合成一鞘，成为脊神经的被膜，即神经外膜。神经根穿经椎间孔时，附着于孔周围的骨膜上。在椎管上部由于神经根附着于椎间孔，从而使脊髓获得支持和固定的作用。

脊神经根的粗细，各部不一。颈神经根通常上四条细小，下四条粗大；前根与后根粗细的比较，一般后根较前根粗约 3 倍。后根各个根丝也较前根的根丝粗大。但第 1 颈神经例外，其后根小于前根。胸神经根较为细小，而第 1 胸神经例外。胸神经的后根较前根略粗大。腰下部及骶上部的神经根最粗大，根丝数亦最多。尾神经根最小。

各脊神经根自上而下排列，上部的以横位向外方达相应的椎间孔，而以下各根依次抵达其椎间孔时，向下经行的倾斜度也依次逐渐加大。脊髓下端的神经根，几乎呈垂直位下降，形成脊髓下端以下的一大束神经根，称为马尾（图 4-16）。这种神经根向下斜行抵达相应椎间孔的状态，是在个体发育中形成的。

各神经根的长度，在脊髓上端者短，愈近下端愈长。

脊神经前、后根合成一干后，第 1 颈神经穿行于枕骨与寰椎后弓之间，经椎动脉沟，在椎动脉的下侧穿出。第 2 至第 7 颈神经，经相应椎骨上侧的椎间孔穿出。第 8 颈神经经第 7 颈椎，第 1 胸神经以下的各脊神经，都由相对应的椎骨下侧的椎间孔穿出。

### （二）脊神经后支

1. 脊膜支　脊膜支为一极小的支，在脊神经分为前支与后支之前分出，返向行进，经椎间孔入椎管。在椎管内，此支分成较大的升支和较小的降支。各脊膜支的上、下分支相互吻合，形成脊膜前丛及脊膜后丛；这些丛长达脊膜全长，并延伸入颅内。脊膜支内含有一些来自脊神经节的感觉纤维；并有细支与最邻近的交感干神经节连接，或连于灰交通支，经此细支，血管运动纤维进入脊膜支内。脊膜支分布于脊膜、椎骨、椎骨的韧带及脊髓的血管。

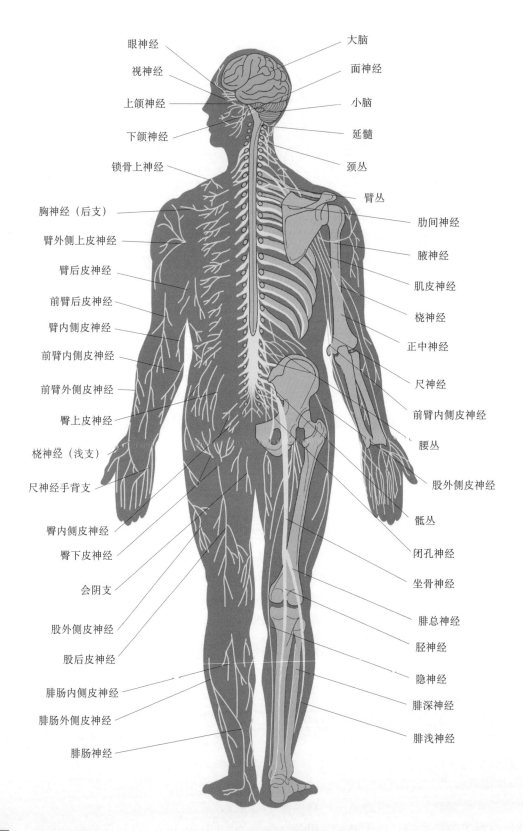

眼神经
视神经
上颌神经
下颌神经
锁骨上神经
胸神经（后支）
臂外侧上皮神经
臂后皮神经
前臂后皮神经
臂内侧皮神经
前臂内侧皮神经
前臂外侧皮神经
臀上皮神经
桡神经（浅支）
尺神经手背支
臀内侧皮神经
臀下皮神经
会阴支
股外侧皮神经
股后皮神经
腓肠内侧皮神经
腓肠外侧皮神经
腓肠神经

大脑
面神经
小脑
延髓
颈丛
臂丛
肋间神经
腋神经
肌皮神经
桡神经
正中神经
尺神经
前臂内侧皮神经
腰丛
股外侧皮神经
骶丛
闭孔神经
坐骨神经
腓总神经
胫神经
隐神经
腓深神经
腓浅神经

图 4-14　人体的神经分布

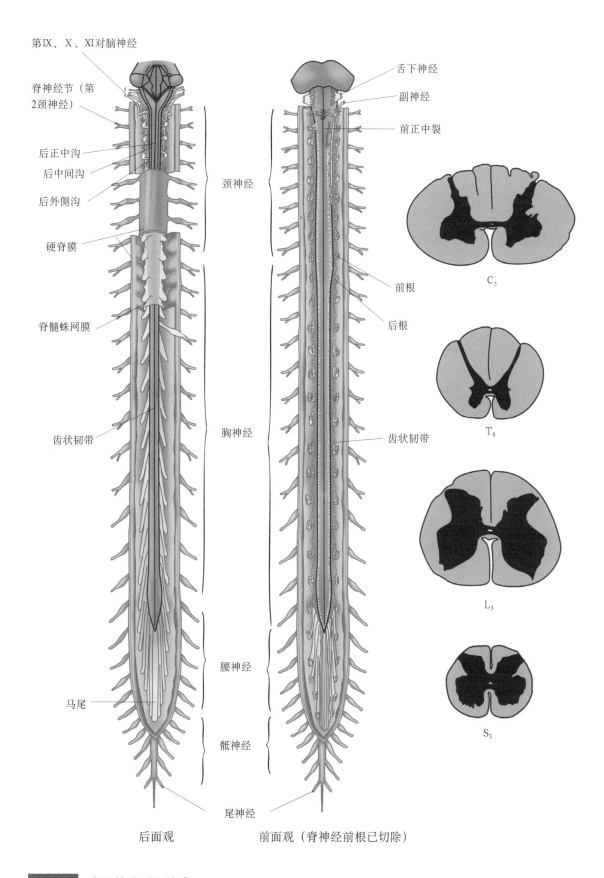

第Ⅸ、Ⅹ、Ⅺ对脑神经

脊神经节（第2颈神经）

后正中沟

后中间沟

后外侧沟

硬脊膜

脊髓蛛网膜

齿状韧带

马尾

舌下神经

副神经

前正中裂

前根

后根

齿状韧带

颈神经

胸神经

腰神经

骶神经

尾神经

后面观

前面观（脊神经前根已切除）

C₅

T₈

L₃

S₃

图 4-15　脊髓的外型和被膜

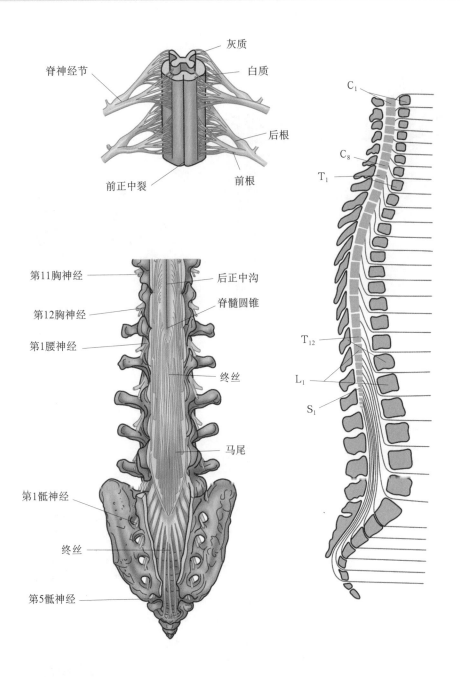

灰质
脊神经节
白质
后根
前根
前正中裂

C₁
C₈
T₁

第11胸神经
后正中沟
第12胸神经
脊髓圆锥
第1腰神经
终丝
马尾
第1骶神经
终丝
第5骶神经

T₁₂
L₁
S₁

**图 4-16** 马尾神经

2. 后支（图 4-17）

（1）颈神经的后支

①第 1 颈神经的后支：称枕下神经，较前支大，于寰椎后弓的椎动脉沟内，椎动脉的下侧，自干分出。向后行，进入枕下三角，于此分布于枕下三角周围诸肌；并发一支横越头后大直肌的后侧，至头后小直肌；还有分支至覆盖着枕下三角的头半棘肌。此外，有分支穿过头下斜肌，或经该肌表面，与第 2 颈神经后支的内侧支相连结。

②第 2 颈神经的后支：此支为所有颈神经后支中最大者，也比该神经的前支粗大得多。于寰椎后弓与枢椎弓板之间，头下斜肌的下侧穿出，发一细支至头下斜肌，并与第 1 颈神经后支交通。然后分为较小的外侧支及较大的内侧支。外侧支

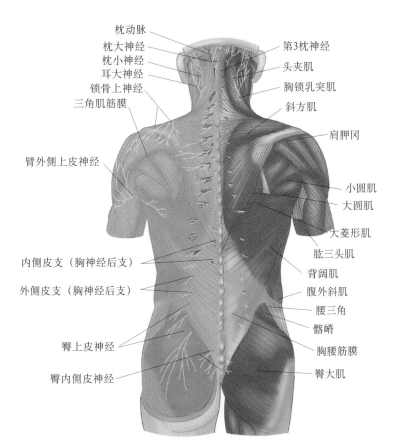

枕动脉
枕大神经
枕小神经
耳大神经
锁骨上神经
三角肌筋膜
臂外侧上皮神经
内侧皮支（胸神经后支）
外侧皮支（胸神经后支）
臀上皮神经
臀内侧皮神经

第3枕神经
头夹肌
胸锁乳突肌
斜方肌
肩胛冈
小圆肌
大圆肌
大菱形肌
肱三头肌
背阔肌
腹外斜肌
腰三角
髂嵴
胸腰筋膜
臀大肌

**图 4-17** 脊神经的后支

支配头长肌、夹肌、头半棘肌，并与第 3 颈神经相应的分支连结。内侧支为枕大神经，斜向上升，经头下斜肌和头半棘肌之间，在头半棘肌附着于枕骨处，穿过该肌，再穿过斜方肌腱及颈部的颈固有筋膜，在上项线下侧，分为几支感觉性终末支，与枕动脉伴行，分布于上项线以上，可达颅顶的皮肤。自枕大神经亦分出一或二支运动性小支，至头半棘肌。当枕大神经绕过头下斜肌时，发支与第 1 及第 3 颈神经后支的内侧支连结。在头半棘肌下侧，形颈后神经丛。

③第 3 颈神经的后支：比该神经的前支小，比第 2 颈神经的后支小，但大于第 4 颈神经的后支。绕第 3 颈椎的关节突向后行，经横突间后肌的内侧，然后分为内侧支及外侧支。外侧支为肌支，并与第 2 颈神经的外侧支相连结。内侧支经过头半棘肌与项半棘肌之间，再穿夹肌及斜方肌，终末支分布于皮肤。当其在斜方肌深侧时，发一支穿过斜方肌，终于颅后下部近正中线处，枕外

隆突附近的皮肤，此支称为第 3 枕神经。此神经位于枕大神经内侧，与枕大神经之间有交通支相连。

④其余五对（第 4 至第 8）颈神经的后支：绕过各相应的椎间关节后，分为内侧支与外侧支。外侧支均为肌支，支配项髂肋肌、项最长肌、头最长肌及头夹肌。第 4、5 颈神经的内侧支，经项半棘肌与头半棘肌之间，达椎骨的棘突，穿夹肌及斜方肌，终于皮肤。第 6、7、8 颈神经的内侧支细小，分布于项半棘肌、头半棘肌、多裂肌及棘间肌。

（2）胸神经的后支：分出后，经过上下两横突之间，肋横突前韧带及横突间肌之间。上 6 对胸神经的内侧支，经胸半棘肌及多裂肌，分布到胸半棘肌、多裂肌、回旋肌、胸棘肌、横突间肌及棘间肌。其终末支为皮支，穿过菱形肌、斜方肌及背固有筋膜后，转向外侧，行于背部的浅筋膜；其分布皮肤的区域，外侧达肩胛线；第 2 胸

神经后支的内侧支最长，向外侧行可远达肩峰。下 6 对胸神经的内侧支，向背侧经行于胸最长肌及多裂肌之间，分布于多裂肌及最长肌。上 6 对胸神经的外侧支，由上向下，逐渐增大，经胸髂肋肌及胸最长肌之间，支配该肌。下 5 或 6 对胸神经后支的外侧支较大，亦经过髂肋肌与背最长肌之间，支配此两肌后，发出皮支，穿过下后锯肌及背阔肌，分布于肋骨角的皮下。第 12 胸神经后支的外侧支，下降越髂嵴，至臀外侧部，分布于该处的皮肤。

（3）腰神经的后支：在横突间内侧肌的内侧向后行，即分为内侧支及外侧支。各腰神经后支的内侧支都分布于多裂肌；下 3 对腰神经还发细支至骶部的皮肤。

上 3 对腰神经后支的外侧支，斜向外方行，发支支配附近诸肌；其皮支穿背阔肌的腱膜，在骶棘肌的外侧缘，跨过髂嵴的后部，达臀部皮下，称为臀上皮神经。第 1 腰神经的外侧支较小，分布于臀中肌表面的上部。第 2 腰神经的外侧支，为 3 支中的最大者，分布于臀中肌表面的下部及臀大肌的浅层，长者可达大转子附近。第 4 腰神经的外侧支细小，终于骶棘肌下部。第 5 腰神经的外侧支，分布于骶棘肌，并与第一骶神经交通。

（4）骶神经的后支：由上向下逐渐细小。上 4 对骶神经的后支，经骶后孔穿出；而第 5 骶神经后支，在骶尾后韧带之间自骶管裂孔穿出。上 3 对骶神经的后支，其穿出之处被多裂肌被盖，也分为内侧支及外侧支。第 4、第 5 骶神经的后支则无分支。

外侧支：上 3 对骶神经后支的外侧支相互间、与最末腰神经后支之间，在骶骨背面结合成襻。自此襻发支，至骶结节韧带后面，又形成第二列神经襻。自此第二列襻分出二至三支皮支，穿臀大肌及固有筋膜，达浅筋膜内，分布于自髂后上棘至尾骨尖端的臀部内侧皮肤。这些皮支统称为臀中皮神经。其浅层的分支可与腰神经后支交通。

内侧支：细小，终于多裂肌。

（5）尾神经的后支：在骶管内与前支分开后，经骶骨管裂孔并穿过骶骨管下部的韧带外出。该神经的后支亦不分叉，与最末骶神经后支结合形成襻，然后自襻发皮支，分布于被盖尾骨部的皮肤。

## （三）脊神经前支

前支一般较后支粗大。颈、腰、骶及尾神经的前支，由于一再分支，互相结合，而形成神经丛，计有颈丛、臂丛、腰丛、骶丛及尾丛。

1. 颈神经的前支　颈神经为 8 支，上位 4 个颈神经的前支组成颈丛，下位 4 个颈神经前支与第 1 胸神经前支的大部分组成臂丛。

颈丛（图 4-18）：颈神经为 8 支，颈丛由第 1 至第 4 颈神经的前支组成，位于肩胛提肌与中斜角肌前面，被胸锁乳突肌遮盖。

第 1 颈神经的前支：在寰椎后弓的椎动脉沟内，于椎动脉的下侧向外行。与后支分开后。前支先在椎动脉内侧，绕寰椎侧块的外侧向前进，然后在寰椎的横突前侧下降。其分支有：至头侧直肌、头长肌及头前直肌的肌支；有交通支与迷走神经的结状神经节及颈神经节相连接；并发两支至舌下神经。第 1 颈神经前支的大部分纤维，经交通支至舌下神经；小部分纤维加入颈神经丛。合于舌下神经的纤维，有些进入舌下神经鞘内，分布于颏舌骨肌及甲状舌骨肌。有一些离开舌下神经下降的纤维，形成舌下神经降支。此支与自第 2、3 颈神经前支来的颈神经降支结合，形成舌下神经襻。

颈神经丛的分支：可分为浅、深两组。

①浅支组：各支都在胸锁乳突肌后缘中点处，所谓神经点，向各方散开，有横行的、上升的及下降的。

a. 枕小神经：纤维来自第 2 及第 3 颈神经，或来自两者之间的神经襻。其弯曲部绕副神经下侧，沿胸锁乳突肌后缘上升；及至头部附近，穿出深筋膜，越胸锁乳突肌止点的后部，继续上升，到头的侧面，分布于耳郭后面，支配耳郭后上部、乳突部及枕部外侧区域的皮肤，并与耳大神经、枕大神经及面神经的耳后支相连结。

b. 耳大神经：起于第 2、3 颈神经，为颈丛

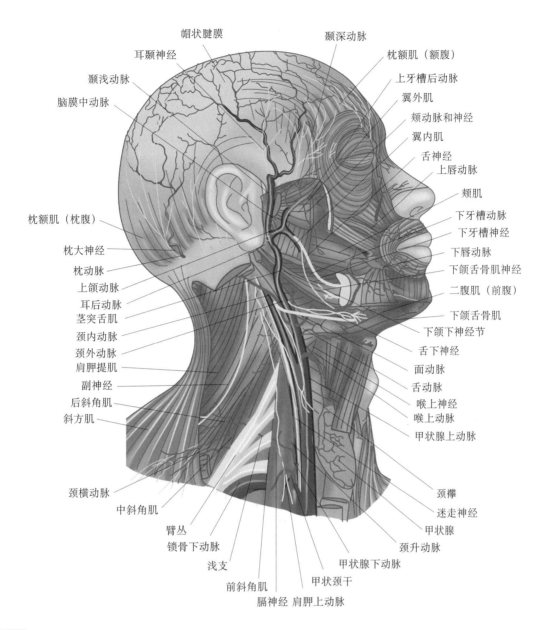

帽状腱膜
颞深动脉
耳颞神经
枕额肌（额腹）
颞浅动脉
上牙槽后动脉
脑膜中动脉
翼外肌
颊动脉和神经
翼内肌
舌神经
上唇动脉
颊肌
枕额肌（枕腹）
下牙槽动脉
下牙槽神经
枕大神经
下唇动脉
枕动脉
下颌舌骨肌神经
上颌动脉
二腹肌（前腹）
耳后动脉
下颌舌骨肌
茎突舌肌
下颌下神经节
颈内动脉
舌下神经
颈外动脉
面动脉
肩胛提肌
舌动脉
副神经
喉上神经
后斜角肌
喉上动脉
斜方肌
甲状腺上动脉
颈横动脉
颈襻
中斜角肌
迷走神经
臂丛
甲状腺
锁骨下动脉
颈升动脉
浅支
甲状腺下动脉
前斜角肌
甲状颈干
膈神经 肩胛上动脉

**图 4-18** 颈前侧神经深层

皮支中最大的分支。绕胸锁乳突肌后缘，向前上方，斜越胸锁乳突肌表面，向下颌角方向进行；穿颈深筋膜，沿颈外静脉后侧，与其平行上升，其表面被颈阔肌覆盖。当此神经在胸锁乳突肌表面到达腮腺时，分成前、中、后三部终末支。前部的分支，经腮腺表面，分布于被盖腮腺及咬肌下部的皮肤；并有支至腮腺内，与面神经的颈支结合。中部的分支，分布于耳廓后面。后部的分支，分布于乳突部的皮肤，并与面神经的耳后支及枕小神经的分支结合。

c. 颈皮神经：由第 2、3 颈神经前支组成。约在胸锁乳突肌的后缘中点，自该肌深侧绕后缘穿出，沿其表面横向内侧，经颈外静脉的深侧，达该肌的前缘。穿固有筋膜，被覆于颈阔肌的深侧，分支成扇形分散。其上部的分支，与面神经的颈支连结成襻。另一部分支穿过颈阔肌，分布于颈前部的皮肤，其范围上达下颌骨，下到胸骨。

d. 锁骨上神经：起于第 3、第 4 颈神经。在起始部，常与至斜方肌的肌支先结合，后又分开。在胸锁乳突肌后缘中点处，自该肌深侧，向后下

155

方穿出。通行于颈阔肌及固有筋膜的深面，达锁骨附近；穿出固有筋膜及颈阔肌，而成皮神经。可分为内、中、外三组分支。内侧锁骨上神经较细小，分布于胸骨柄上部的皮肤及胸锁关节；中间锁骨上神经较大，分布于遮盖胸大肌及三角肌上 2/3 的皮肤及肩锁关节；外侧锁骨上神经分布于肩后部和上部皮肤。

②深支组：为肌支及其他神经的交通支。可分为向后外侧行的外侧组及向前内侧行的内侧组。外侧组：与副神经的交通支，其起于第 2 颈神经的分支，行抵胸锁乳突肌时，与副神经结合，其起于第 3、4 颈神经的分支，经胸锁乳突肌的深侧，在副神经的下侧，向外下方行，经肩胛斜方三角，至斜方肌深侧，与副神经结合，形成斜方肌下丛；至胸锁乳突肌的肌支，起自第 2 颈神经，至斜方肌、肩胛提肌的肌支，起于第 3、4 颈神经，至中和后斜角肌的肌支，起于第 3 或第 4 颈神经，或此两种颈神经均发支至该肌。内侧组：分交通支与肌支两种，交通支包括自第 1、2 颈神经到舌下神经、迷走神经的交通支和自第 1、2、3、4 颈神经与颈上神经的灰交通支；肌支则有以下三类：

a. 第 2、第 3 颈神经所形成的颈神经降支，与舌下神经降支形成襻，自此襻上发支分布于舌骨下肌群。

b. 至头侧直肌的肌支（颈 1）：自该肌内面进入。

至头前直肌的肌支（颈 1、2）：在颈椎横突前面，自颈丛第一襻上部发出。

全头长肌的肌支（颈 1、2、3）：自上位 3 个颈神经，分别发支至该肌。

至颈长肌的肌支（颈 2、3、4）：自第 2～4 颈神经各发出分支至该肌。

c. 膈神经（颈 3、4、5）：主要起自第 4 颈神经，也常接受第 3 及第 5 颈神经的小支。膈神经在颈部，自前斜角肌上部外缘，沿该肌的前面，于椎前筋膜的深侧，以近似垂直的方向下降，在颈根部被胸锁乳突肌及颈内静脉遮盖，并有肩胛舌骨肌的中间腱、颈横动脉及肩胛上动脉横过其表面。

左膈神经的前面，还有胸导管经过。膈神经的前内侧与迷走神经及颈部交感干相邻接。膈神经继续下降，经锁骨下动、静脉之间，自胸廓内动脉的外侧，斜至其内侧，进入胸腔。自此以下，膈神经的经过左右不同。

2. 胸神经的前支（图 4-19） 胸神经的前支有 12 对，上 11 对行经肋间，称为肋间神经；第 12 对经 12 肋的下侧，称为肋下神经。除第 1 神经前支有纤维参加臂丛，及有时第 12 胸神经前支有纤维参加腰丛外，其余的均不成丛，各自独立。胸神经的前支，与后支分离后，沿肋间先由后向前外侧，继又转向前内侧行；并发肌支、外侧皮支；其末梢支穿至皮下成为前皮支。上 6 对胸神经的前支分布于胸部；下 6 对分布于胸部及腹部。

（1）上 6 对胸神经的前支：第 1 胸神经前支，在第 2 肋的肋横突前韧带处，分为大、小两支。大支向外上方行，在胸膜顶与第 1 肋骨之间，最上肋间动脉的外侧，至颈根部加入臂丛。小支为第 1 肋间神经，在第 1 肋的下侧，穿行于第 1 肋间隙内，在肋间肌之间前进，到肋间隙前端，穿至皮下，成为胸前第 1 皮支；但此部位前皮支有否无定。有时很细小，有时缺如。第 1 胸神经常缺乏外侧皮支，但有时可自至臂丛的大支上发出该支；在腋窝内与肋间臂神经或与臂内侧皮神经结合。第 1 肋神经分布于第 1 肋间的肌肉，有交通支与第 1 胸交感神经节相连。并常接受第 2 肋间神经的交通支；该交通支经第 2 肋骨颈的前面，至第 1 胸神经。

第 2 至第 6 胸神经的前支，各在相应的肋间隙内，沿肋间动脉下侧前进。在胸廓后部，位于胸膜及肋间后韧带之间，然后穿行于肋间内肌与肋间最内肌之间；在前部，跨过胸廓内动脉及胸横肌，直达胸骨近旁。其末梢叫前皮支，穿肋间内肌、肋间外韧带、胸大肌、固有筋膜至浅筋膜内，分布于胸前部的皮肤。第 2 胸神经前支发交通支至第 1 胸神经前支。

第 2 至 6 对胸神经前支的分支如下：

①肌支：在肋间的后部，肋间神经发肌支至

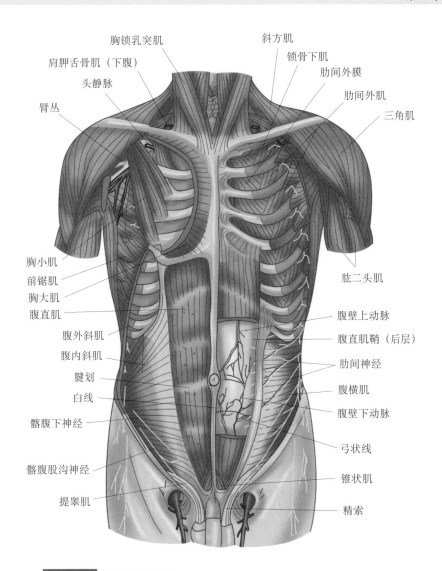

肩胛舌骨肌（下腹）　胸锁乳突肌　斜方肌
头静脉　锁骨下肌
臂丛　肋间外膜
肋间外肌
三角肌
胸小肌
前锯肌
胸大肌
腹直肌
腹外斜肌
腹内斜肌
腱划
白线
髂腹下神经
髂腹股沟神经
提睾肌
肱二头肌
腹壁上动脉
腹直肌鞘（后层）
肋间神经
腹横肌
腹壁下动脉
弓状线
锥状肌
精索

**图 4-19** 胸腹肌和神经

肋提肌。第 2 至第 5 胸神经发支至上后锯肌。在肋间肌之间穿行时，发支支配肋间内肌、肋间外肌、肋下肌及胸横肌。

②外侧皮支：当肋间神经行近肋骨角时分出，与主干伴行达腋中线，斜穿肋间外肌及前锯肌至皮下，分为前后两支。后支向后分布于肩胛区下部的皮肤；前支经胸大肌下缘，转至其前面，分布于胸部外侧的皮肤，并分出乳房外侧支至乳房。

第 2 肋间神经的外侧皮支，其前支细小或缺如；后支较大，称为肋间臂神经，此神经横过腋窝，至上臂内侧，可与臂内侧皮神经及第 3 肋经的外侧皮支相结合。肋间臂神经在腋窝后缘的远侧，穿臂固有筋膜，分布于臂后内侧部的皮肤，

达鹰嘴附近。肋间臂神经的大小无定，有时可代替臂内侧皮神经。

③前皮支：肋间神经于肋间隙前端近胸骨处，横越胸廓内动脉及胸横肌的前侧，穿肋间内肌、肋间外韧带及胸大肌，达于皮下，末梢支成为前皮支，各分布于相应肋间隙前端的胸前皮肤。第 2 肋间神经的前皮支可与颈丛的内侧锁骨上神经结合。第 6 肋间神经的前皮支，有细支分布于胸骨下角上部的腹壁皮肤。

④至胸膜及肋骨骨膜的小支。

⑤肋间神经与交感神经节间的灰交通支及白交通支。

（2）下 6 对胸神经的前支

下 6 对胸神经的前支即第 7 至 11 肋间神经及肋下神经。第 7 至 11 肋间神经在胸部，也都于相应的肋间隙经行，其经过情形，全与上部肋间神经的相同；但下 6 对胸神经前支，尚有腹部的行程。第 7、第 8 肋间神经当其达肋间隙的前端，它们先向上内侧经肋弓的深侧，经腹横肌的肌齿之间，达腹内斜肌腱膜后叶深侧，然后穿此腱膜后叶入腹直肌鞘到腹直肌的深侧，继续沿肋弓向内上方行一段距离，进入腹直肌并支配该肌；其末梢支在近该肌外侧缘处穿出，继穿腹直肌鞘前壁至皮下，形成腹部的前皮支。第 9、10、11 肋间神经，穿经腹横肌肌齿之间，即到达腹横肌和腹内斜肌之间，于此第 9 肋间神经几成水平向内侧行，而第 10、11 肋间神经则向下内侧行，当它们行至腹直肌外侧缘时，穿腹内斜肌腱膜后叶入腹直肌鞘，先经行于腹直肌的深侧，再进入腹直肌内支配该肌；其末梢支穿腹直肌及腹直肌鞘前壁到皮下，成为腹部的前皮支。

第 7 至 11 肋间神经的分支：

①肌支：分布于肋提肌，肋间内、外肌，腹横肌，腹内斜肌及腹直肌，此外，第 9、10、11 肋间神经发支至下后锯肌及膈的肋部。

②外侧皮支：穿肋间外肌，沿前锯肌、背阔肌与腹外斜肌肌齿交错的线上，穿至浅筋膜层，分为后支与前支。后支向后进达背阔肌表面，分布于该部的皮肤。前支向前下侧，至腹直肌鞘的外侧缘，分布于胸及腹部前外侧壁的皮肤。

③前皮支：第 7 肋间神经的前皮支，分布于剑突附近的皮肤。第 8、9 肋间神经的前皮支，分布于剑突与脐间的皮肤。第 10 肋间神经分布于脐部的皮肤。第 11 肋间神经分布于脐下侧的皮肤。

④多数细支，分布于腹膜层及腹膜外组织。

第 12 对胸神经的前支，即肋下神经，较其他的胸神经前支为大，第 12 肋的下缘与肋下动脉伴行，经腰大肌上部及胸膜下部的后侧，并经外侧腰肋弓后侧，向下外侧行至腹壁，过腰方肌的前面及肾的后面，在腰方肌外侧缘处，穿腹横肌起始部的腱膜，入腹横肌和腹内斜肌间。在此分出外侧皮支后，继向下内行，穿入腹直肌鞘，达腹直肌前面；其终末支穿腹直肌鞘前壁至皮下，成为前皮支。肋下神经的肌支至腹横肌、腹内斜肌、腰方肌、腹直肌及锥状肌。

## 第二节　肋骨骨折

肋骨是胸部的主要组成部分，前侧与胸骨柄和软肋骨连接，后侧与胸椎骨连接。肋骨与肋骨之间有坚韧而有力的肋间肌（呼吸肌）连接在一起。外有多层次肌肉来保护，内有光泽而润滑的胸膜附着形成胸腔，保护着心脏、大血管和肺脏。因此，轻度肋骨骨折在临床上均有不同程度的呼吸受限、障碍或困难。重者因肋骨骨折、骨折断端穿破胸膜和损伤肺叶即可形成气胸，呼吸功能严重障碍等现象。

### 一、发病机制和骨折分类

临床上造成肋骨骨折的外伤史有：直接外力和间接外力两种。

1.**直接外力**　外力直接作用到肋骨的某一个部位，并造成肋骨骨折，骨折为横断型或粉碎型。

2.**间接外力**　外力作用于胸背两侧，外力对抗挤压胸廓造成肋骨骨折，该骨折的好发部位多见于胸壁的两侧，造成骨折类型为斜面型和断裂型。如外力较大，骨折的断端可致向内穿破胸膜、向外刺破皮肤等不良后果。

### 二、肋骨骨折治疗概述

1.**非手术治疗**　当外伤致使胸壁肋骨骨折时，无论是一根或多根肋骨骨折，只要没有错位和成角，均可采用保守治疗。用宽胶布局部固定，保持呼吸肌的收缩与伸展及呼吸运动的完整性，减少因骨折和肋间肌及肋间神经损伤造成的疼痛。病人在固定期间，要忍痛进行呼吸功能锻炼，来缓解胸膜和胸廓部肌肉和肋间肌的痉挛。通过小幅度的呼吸和呼吸肌的收缩与伸展，促使骨折和骨折周围软组织损伤、破裂渗出的血水肿吸收，防止呼吸功能减弱和血水肿机化、各组织粘连，影响骨折的愈合和软组织损伤的修复及呼吸运动功能的恢复。做呼吸运动时随着疼痛的减

轻，呼吸的幅度由小逐渐加大，直到达到每次的最大限度为止。每天进行数次。

2.**手术切开复位及内固定**　手术应用于肋骨骨折的错位和内成角及多段骨折。医者在骨折的断端和肋间神经处给予局部麻醉或全麻，将骨折局部的皮肤及深层的组织逐层剥离分开，使骨折复位，而后根据骨折类型酌情处理。对横断型采用钢钻穿孔固定法，对斜面型骨折采用捆绑法，最后再将切开的诸层组织缝合。术后为了保证呼吸功能，防止原发性损伤和手术人为的损伤造成的组织畸形愈合和血水肿机化粘连，影响呼吸功能、骨折断端的愈合及损伤软组织的修复，一定要忍痛进行呼吸运动功能锻炼，加强呼吸肌功能。通过呼吸肌的收缩与伸展，调解呼吸的痉挛，促使局部血水肿的吸收，促进和改善骨折断端及周围损伤组织的血液循环和新陈代谢，防止骨折及手术后遗症的发生。

### 三、肋骨骨折治疗的李培刚新疗法

1.**麻醉手法**　患者取俯卧位或侧卧位，骨折的局部在上。医者位于患者的后面，用拇指或示、中指重叠位于在骨折断端肋骨根部的上下缘处，按压肋间神经支。应用的力量由小逐渐加大，当达到最大限度时再改为定点按揉手法，力量相对要大于按压手法，按压和按揉的时间10～15s。该手法主要起到镇痛和麻醉的作用。

2.**按揉手法**

（1）**掌面按揉**：医者与患者的体位不变，患者将患侧的上臂抬起抱头，医者双手掌面分别位于在骨折的上端（腋下部），沿着腋中线、腋前线和腋后线自上而下、由后向前或由前向后，反复进行数遍。应用的力量要根据病情程度而适当，要由小逐渐加大，以病人能接受为度。最后重点作用于骨折局部，找准痉挛、挛缩和肥厚的异常组织进行反复按揉，由浅入深，直到局部痉挛缓解、挛缩和肥厚的组织由厚变薄而结束。

（2）**拇指按揉**：该手法主要作用于骨折周围和局部软组织机化的结节、粘连的条索和软组织

畸形愈合及手术切开瘢痕组织挛缩、增生、肥厚的部位，针对上述异常改变而进行按揉。按揉时要根据异常变化的形状和局部肌肉、神经和血管的走行而进行。应用力量由小逐渐加大，由浅入深。双拇指可交替反复进行。当感觉到胸壁的机化的结节由硬变软、变小、变薄，粘连和痉挛的条索由粗变细、变软、变小，层次和邻里的组织间隙变宽变大而结束。

以上两种按揉手法，在肋骨骨折术后的治疗上，主要起到软化血水肿机化、增生肥厚的结节和结缔组织，将胸廓不同层次之间的机化、粘连的组织剥离分开，理顺胸部的各组织关系，同时扩大不同层次和邻里之间的间隙，解除因血水肿机化和各组织粘连、增生、肥厚对局部肋间神经和血管的压迫。促进了肋骨骨折局部的血液循环，改善了骨折断端和周围组织的愈合环境，促使了骨折的愈合，缩短了骨折愈合期，防止了因肋骨骨折和手术导致的后遗症的发生。

3. 剥离手法　该手法主要作用于骨折术后的机化结节和粘连挛缩的条索处，双拇指分别交替位于在结节和条索处的上端一侧，沿着结节和条索的走行自上而下，由内至外反复进行。应用的力量由小逐渐加大，由浅入深，直到结节和条索由硬变软，组织间隙增宽扩大而结束。

该手法主要剥脱、分离开不同层次和邻里之间的粘连，恢复邻里之间的收缩与伸展功能，解除邻里之间组织的压迫，促进骨折局部的血液循环，促使骨折的愈合、软组织损伤的修复和呼吸肌功能的恢复。

## 第三节　胸骨骨折

胸骨骨折在临床上较少见，发病机制和肋骨骨折相似，有直接外力和挤压性外力造成。单纯性胸骨体骨折的病人更为少见，一旦胸骨骨折多合并胸肋关节脱位和肋骨骨折及内脏损伤。

对单纯性胸骨骨折的处理，临床上采用胶布固定 2 ～ 3 周，而后做呼吸功能运动。防止呼吸功能减弱。

对综合性损伤的病人，在治疗胸骨骨折的同时进行内脏损伤的合理性处理，术后均要加强呼吸肌功能的锻炼，在病情允许的情况下，即可采用李培刚医学治疗手法进行治疗，起到的作用及所达到的目的与肋骨骨折相同。

# 第四节 脊椎骨折

脊柱是由颈椎椎体骨、胸椎椎体骨、腰椎椎体骨和骶椎椎体骨连接而成的。根据人体各部的生理需要脊柱有四个生理弧，从侧面观，颈部向前突，胸部向后弓，腰部向前突，骶部向后弓。每个椎体与椎体间有一个间盘，称为椎间盘，盘的中央为胶质液状髓核，整个脊柱共有23个坚韧、有力的椎间盘和有移动性的髓核，椎间盘和髓核的作用减缓脊柱椎体间的震荡、减轻冲击力，保持脊柱的平衡，起到弹簧作用。椎体与椎体的连接有椎间韧带、横韧带和黄韧带，在椎体的上下两缘分成不同层次编织状将椎体连接在一起。椎体的前侧由颈椎至骶椎的一条韧带为前纵韧带，椎体的后侧也有一条韧带由上而下，称为后纵韧带，前后两条纵韧带将颈椎、胸椎、腰椎和骶椎连接在一起称为脊柱。

脊柱在全身的骨骼中起着连接的作用，头与四肢分别直接或间接附着于脊柱上。任何部位受到不同方向的外伤史时，不管足直接或间接外力，均可传达到脊柱，外伤史轻则缓解、解除，重则迫使脊柱损伤。因此，脊柱成为许多内脏的附着点和保护器，因脊柱内有中枢神经脊髓的通过，一旦有外伤史及外力较重者就容易造成脊柱骨折，椎体脱位合并脊髓损伤。轻者脊髓休克、脊髓轻度损伤；重者造成脊髓平面以下各器官功能障碍、截瘫、死亡等。因此，脊柱的保护和伤后的正确治疗直接关系到病人的肢体和内脏器官功能正常与否，关系到病人的生存与死亡。

## 一、病因和机制

造成脊柱损伤的外力有两种形式,各有特点：一种是直接外力，直接外力造成脊柱损伤多见横向暴力，此损伤无规律可寻，暴力作用于脊柱的某一个部即可造成损伤，损伤的轻重程度取决于外伤史的轻重和暴力的大小。

另一种是间接外力，造成损伤的外力来自于脊柱的纵向（垂直），有一定的规律。暴力作用于头部，不管外力来于高空和地面，因重量的冲击和地面的反作用力，致使颈部椎体骨折、脱位合并脊髓损伤，如病人由高处向下跳或不慎下坠，臀部着地或双腿着地，因体重的惯性和地面的反作用力导致胸、腰部椎体骨折、脱位合并脊髓损伤。如病人在行走时不慎滑倒，臀部着地，轻者容易使尾椎骨折或脱位，重者造成腰椎骨折。

## 二、骨折的分类及病理变化

脊柱的解剖结构较复杂，一旦受严重外伤后造成的结果也错综复杂。它不是单一的椎体骨折，而是合并椎体附件骨折和韧带断裂等综合性损伤，严重破坏了脊柱的稳定性。因此，大多数脊柱骨折、脱位均合并脊髓严重损伤而造成不完全性和完全性截瘫。为了便于临床上的治疗，根据骨折和软组织与脊髓损伤的病理变化而分别叙述。

### （一）骨折的分类

根据脊柱骨折后的稳定程度分为：稳定型骨折和不稳定型骨折。

1. 稳定型骨折 多见于椎体压缩性骨折，骨折较为单纯，不合并附件骨折或韧带断裂损伤。骨折发生后，椎体无明显移位，称为稳定型骨折。

2. 不稳定型骨折 脊柱某部遭受到严重外伤后，造成椎体骨折、椎体的附件骨折和韧带断裂等联合损伤。脊柱某椎体的正常结构被损伤后，脊柱的稳定性就受到破坏，没有整体感和失去保护脊髓的能力，此时护送和搬运的过程中容易造成椎体脱位，加重局部骨折、软组织和脊髓的损伤。此种骨折称为不稳定型骨折。

3. 骨折后脊髓损伤状况 脊柱损伤局限于椎体和附件骨折及周围的软组织断裂，未影响到脊髓，因此，临床上无明显的神经和脊髓压迫症状，此种称为无神经和脊髓损伤型骨折。

相反，脊柱损伤后，椎体附件骨折合并椎体脱位，压迫损伤脊髓，而造成脊髓平面以下的各器官和运动功能全部丧失，造成不完全性和完全性截瘫。此种称为脊髓损伤型脊柱骨折。

## （二）病理变化

1. **脊柱骨折的病理变化** 脊柱骨包括椎体骨、椎弓根骨、椎板骨、横突骨、上下关节突和棘突骨。骨折可能单纯发生在椎体或附件，也可能发生联合骨折和脱位。

（1）椎体单纯性压缩性骨折：此种骨折为稳定型。X线片检查显示，椎体因受挤压可出现不同的变形，局部骨质密度增加，椎体前后缘可因挤压而超出原有的位置。但椎间盘的宽度和位置不变。此种类型的骨折，有时症状非常轻微，患者能行走或忍痛参加一定的劳动，常被医师误认为急性背腰扭伤，并按其给予治疗，但经久治疗不愈，造成长期的慢性疼痛。数个月或数年后，因急性发作导致颈、胸、腰部功能严重障碍，再进行X线片、CT检查时，发现脊柱的某段椎体有陈旧性、压缩性骨折，此时再对骨折部位进行治疗为时已晚。可对骨折愈合后的软组织损伤进行治疗，因慢性的疼痛已经不再是骨折所致，而是椎体周围的软组织损伤、机化、粘连所引起。对此治疗可痊愈。

①椎体楔形压缩型骨折：此种骨折多发生在脊柱活动性能较大的青壮年。

②椎体上缘压缩型骨折：外力作用于椎体的上缘、前缘和后缘，椎体挤压的部位局限造成此种骨折，该骨折多见于胸腰椎。

③扁平椎体压缩型骨折：受伤椎体上、下、前、后受挤压的力量平均，将椎体压成扁平状，椎体的前后缘向前向后延伸呈一字形。此种骨折多发生在腰2、3、4椎体之间。

④椎体侧方压缩性骨折：椎体受伤时患者的体位向一侧倾斜，外力作用于椎体平面的一侧，引起椎体侧方压缩型骨折。

⑤多发椎体压缩型骨折：该骨折常发生在两不相邻的椎体，引起此种骨折原因尚不明了。有待于再研究。

（2）椎体附件骨折

①椎弓根骨折：该骨折多发生在腰椎的下部。

此种骨折在X线片斜位像上可以清晰地被看到，如"狗形"，椎弓峡部相当于"狗颈"，上关节突为"狗头"，椎板为"狗身"，两下关节突为"狗的前后腿"。如椎弓峡部骨折则表现为"狗颈"部断裂。

②关节突骨折：关节突骨折的发病率极高，因为脊柱过度屈曲和后伸造成关节突骨折，在临床上常被误认为腰扭伤。如发生于腰椎，可引起腰椎向前滑脱。

③横突骨折：横突骨折多见于胸、腰段椎体压缩型骨折。可发生在一侧或两侧。以腰椎2、3、4的横突骨折为多见。

2. **骨折后软组织的病理变化** 脊椎骨折同时软组织损伤的病理变化有肌肉、韧带、关节囊、椎间盘、脊髓和马尾神经。

（1）肌肉的病理变化：不管是哪一种脊柱骨折，无论是直接、间接或屈曲及伸直型外伤中的暴力，均会使背部肌肉和腹壁肌肉造成程度不同的损伤。由于骨折、肌肉和血管撕拉断裂和破裂，血液流出，侵入到各组织间隙而形成血肿。血肿长期不吸收在组织间隙机化、损伤的纤维组织畸形愈合形成瘢痕组织，久之使不同层次和不同邻里之间的黏膜相互粘连，而影响肌肉、韧带和神经及血管的收缩与伸展运动，导致脊柱关节功能障碍或长期腰背疼痛。

（2）椎间盘的病理变化：脊柱骨折较轻，椎间盘无变化，如外伤史和暴力较严重，使椎体造成粉碎性骨折，椎间盘即可受到程度不同的损伤和破坏，重者可挤入椎管内压迫脊髓，造成不全和完全性截瘫。

（3）韧带和关节囊的病理变化：脊柱骨折后，轻者对前纵和后纵韧带有轻度损伤或无损伤。但对椎间韧带和关节均有程度不同的损伤，外伤史和暴力越大，各种韧带和关节损伤程度越重。

（4）脊髓的病理变化：脊柱骨折，椎体脱位是造成脊髓损伤的主要病因，根据脊髓的病理变化可分为脊髓休克、硬膜外血肿和脊髓本身破坏损伤三种。请详阅《李培刚医学新疗法·截瘫治疗》一书的有关章节。

## 三、不同类型脊柱椎体骨折的处理原则

脊柱椎体骨折在临床上分为稳定型和不稳定型骨折两种，这两种骨折因外伤史和暴力的大小不同，对骨和软组织损伤的程度和病理变化均不相同，因此，在治疗方法和后期处理上均有差异。以往有关专著有记载，对脊柱椎体稳定型骨折的治疗：一是采用一次过伸复位，二是长期仰卧位静止不动，三是脊柱牵引，四是颈、胸、腰围支架和石膏外固定，五是后期采用三点支撑、五点支撑和背伸肌收缩锻炼。

对不稳定性骨折采用的方法有：一是手术切开复位，脊柱钢板内固定，二是术后石膏背心外固定，三是术后长期卧床静止不动。以上对稳定型骨折和不稳定型脊柱椎体骨折治疗方法和处理原则，有的对骨折的愈合、软组织损伤的修复和功能的恢复是有利的，是积极有效的，是科学的。有的在方法的使用或时间的运用上不合理，对骨折的愈合、软组织损伤的修复、关节和肌肉等纤维功能的恢复是消极的。

笔者针对以往对脊柱椎体稳定型和不稳定型骨折的治疗方法进行了分析和总结，在对这些治疗方法的优势进行肯定的同时，也对治疗和手术后处理中存在的弊端进行了观察和深入的研究，根据不同骨折类型、不同治疗方法和病理变化总结出新的治疗方法和新的处理原则。

### （一）对稳定型脊柱椎体骨折的处理原则

**1. 处理原则**

（1）禁止运动期：通过检查确定为脊柱椎体稳定型骨折后，可仰卧 24h 或 48h，这段时间患者颈部和躯干部关节禁止做任何运动，防止颈、胸、腰部韧带、肌肉再度损伤和毛细血管再度出血，加重关节间隙和肌肉组织之间的压迫。

（2）主张运动：损伤 24 ～ 48h 以后，椎间韧带和周围损伤的肌肉等纤维的毛细血管的渗出已停止，此时要鼓励病人做小范围、小幅度的颈关节的屈伸、侧屈、滚动。胸部做挺起、收腹运

动，腰部做直腿抬高运动，屈髋、屈膝摆腰运动，三点支撑、五点支撑和背伸肌收缩运动等运动方法。运动时要根据骨折的严重程度、病人的接受能力及病情的需要而由小逐渐加大，要循序渐进，千万不要突猛突大，避免骨折和周围损伤组织的再度损伤。通过活动，防止正常肌肉和韧带失用性萎缩，保障和巩固椎体关节周围正常肌肉等组织的功能，调解椎体关节周围组织关系紊乱，缓解损伤组织的痉挛，减轻挛缩造成的对局部的压迫，促使血肿的吸收，防止椎体间、各组织间、韧带与韧带间的机化粘连和畸形愈合及瘢痕组织的形成。减轻和解除因出血、机化、粘连，瘢痕结缔组织增生肥厚对邻近血管和神经的压迫。促进骨折的愈合和损伤软组织的修复及功能的恢复。

（3）反对长期固定和卧床静止不动：长期固定，病人对外加的固定产生了依赖性，影响了颈、胸和腰段椎体关节的主动运动功能及软组织主动收缩与伸展功能，使被动代替了主动，造成脊柱周围的韧带和肌肉功能减弱，不利于脊柱骨折的愈合和软组织损伤的修复。同时为椎间、韧带间、组织间、肌纤维间和肌膜之间的机化、增生、畸形愈合和粘连提供了机会。而不同层次、不同邻里之间的大面积的机化粘连，使各组织间隙缩小，影响了椎体关节的活动度，阻滞了韧带、肌肉和血管神经的收缩与伸展力，减慢了各组织间的血液循环、新陈代谢和营养的供给，延缓了骨折的愈合、软组织的修复和功能的恢复。上述各种不良因素如不及时有效地处理和解除，可压迫脊髓和神经根，导致神经压迫损伤的一系列临床表现。因此要强调"动、静"结合，要根据脊柱椎体损伤情况、稳定程度、软组织损伤的病理变化和骨折及各软组织愈合修复的需要，来掌握何时禁止活动和何时活动的时机，以及它们之间利和弊的关系。根据损伤的程度正确利用固定的时间和主动活动的作用。静止与主动运动的有机结合，才是骨折愈合、软组织修复和术后功能恢复的主要保障因素。

**2. 手术后治疗** 脊柱椎体骨折后，因颈、胸、腰椎间的韧带和外周肌肉严重损伤，并渗出血液，

在组织间形成血肿，损伤后放射出剧痛，同时周围未损伤的正常组织出现反射性痉挛，来保护骨折和周围损伤的软组织，防止外力再次侵入加重损伤。对以上损伤后血肿的形成、强度反射性肌肉痉挛和损伤软组织的愈合，我们在损伤后48h后，根据骨折和软组织损伤后的需要及病理变化，采用李培刚医学治疗手法在损伤部位进行治疗，治疗手法和应用的力量要根据骨折的轻重和稳定程度而进行。通过手法解除痉挛、缓解或减轻症状，促使不同部位、不同层次和邻里之间血水肿的吸收，扩大组织间隙，促进损伤局部的骨折和软组织的愈合，理顺各组织间的关系，防止血水肿机化、粘连和各组织畸形愈合瘢痕组织的形成，为骨折愈合、软组织修复和各部分关节功能的恢复创造良好的条件。避免一切后遗症的发生。

### （二）对不稳定型脊柱椎体骨折处理原则

**1. 处理原则**

（1）采用手术切开复位，植骨和内固定：骨折后根据骨折的部位、类型和严重程度而选择不同的手术方案。

（2）术后石膏外固定：手术后在外固定的保护下根据骨折的稳定情况和周围软组织损伤的程度，在骨折允许和不影响骨折和周围软组织愈合恢复的情况下，为防止肌肉萎缩，原发性损伤组织的畸形愈合和手术人为对骨组织及软组织的再度创伤所形成的瘢痕组织挛缩、结缔组织增生肥厚，尽早解除外固定。

（3）手术后运动：术后根据骨折的稳定和肌肉等组织损伤情况，在固定期间，在骨折和损伤软组织允许的情况下，可使各部位进行小幅度而适度的主动和被动活动。在不影响骨折愈合、损伤软组织修复的同时，防止了正常组织失用性萎缩及各部位不同层次和邻里组织间的血水肿机化粘连，保障和巩固了未损伤组织的和部位的功能。这样为解除外固定后的治疗、关节主动运动功能和肌肉及韧带的运动功能的恢复打下了良好的基础。因此，强调术后鼓励病人要忍痛进行有效的关节主动运动。运动可使椎关节、韧带和外周的

肌肉收缩与伸展，通过韧带、肌肉及关节的运动，使椎间和各组织间的血水肿吸收，防止淤血在各组织间机化粘连。同时，主动收缩与伸展运动可撕脱各组织间的相互粘连，解除其对脊髓和神经根的压迫，加速骨折及软组织损伤局部及周身的血液循环，有利于骨折的愈合和功能的恢复，减少或避免骨折手术后遗症的发生。

**2. 手术后治疗** 手术后因长期的外固定和卧床静止不动，原发性损伤组织的畸形愈合、血水肿机化粘连的异常组织增生肥厚、骨折手术人为对骨组织和其他组织的再度破坏损伤、血水的渗出、血肿的形成机化、刀口瘢痕组织挛缩，加之手术后外固定等一系列不良因素，导致骨折局部及骨折周围的软组织相互机化，组织挛缩和萎缩，固定部位的软组织有大面积不同层次的粘连，肌肉弹性减弱，瘫软无力，有的肌肉主动收缩与伸展功能一时性消失。同时四肢肌肉均有程度不同的萎缩，关节功能减弱。有的术后，因骨折后骨痂的形成，椎间韧带的畸形愈合和血肿机化，组织的相互粘连，使椎间孔变小，而压迫脊髓和神经根，导致神经功能障碍。李培刚医学治疗手法治疗可使血水肿吸收，软化血肿机化的结节和增生肥厚的组织，缓解肌肉挛缩，剥离分开不同层次和邻里之间各组织间的粘连，理顺不同层次、不同邻里之间的组织关系，扩大各组织间的间隙，促进血液循环，促使骨折和损伤组织的愈合。同时通过不同手法解除不同层次异常组织对神经和血管的压迫，来刺激不同部位和不同层次的神经干支及神经纤维，兴奋伤部和四肢肌肉，使肌肉增长，力量加强，达到骨折早期愈合和关节肌肉恢复的目的，防止了骨折手术后各种后遗症的发生。

## 四、稳定和不稳定型脊柱骨折手术后的李培刚新疗法

### （一）颈椎骨折手术后的治疗手法

**1. 麻醉手法**

（1）枕大神经麻醉（图4-20）：根据患者病

情的恢复情况，取坐位、仰卧位和俯卧位均可。医者位于患者的后外侧，一手位于头顶或前额部进行固定，另手拇指尖位于枕骨结节下缘，示指和中指重叠按压。按压的力量由小到大，当达到最大限度时改为定点按揉手法，应用的力量相对大于按压手法，按压和按揉的时间 10～15s。

（2）副神经麻醉（图 4-21）：患者取坐位和俯卧位均可。如患者取仰卧位，医者位于患者的头顶部，双手示、中指位于患者双耳后乳突的下缘进行按压和定点按揉。应用的力量由小逐渐加大，当患者局部以下有酸麻胀感时巩固 10～15s 结束。

以上两个部位的神经麻醉手法的主要作用是麻醉枕大神经和副神经后根支，减弱或降低神经的紧张兴奋度，起到麻醉的作用，使颈部痉挛的肌肉得到缓解。

**2. 按揉手法**

（1）拇指按揉（图 4-22）：患者取坐位或俯卧位。医者的位置不变，四指位于患者颈部一侧固定和支撑，拇指位于颈部项韧带和颈后外侧诸肌的上端，沿着肌肉和项韧带及神经、血管的走行，自上而下，由后向外，反复进行按揉。应用的力量由小逐渐加大，由浅入深，双手拇指交替进行。当颈部痉挛、挛缩、增生肥厚、机化粘连的结节和手术瘢痕组织由硬变软，由大变小，由厚变薄，条索由粗变细，颈部诸肌富有一定的弹性，各组织间隙扩大时结束。

（2）四指按揉（图 4-23）：根据病人病情状况而选择体位，病情轻者取坐位，重者取仰卧位或俯卧位均可。医者位于患者的一侧或头顶部（仰卧位），拇指在颈的一侧做为固定和支撑点，四指同时位于在颈后和外侧诸肌和项韧带的上端，沿着各组织的走行自上而下，由后向外，反复进行按揉。应用的力量由小逐渐加大，由浅入深。当医者手指感觉到颈后外侧的挛缩的条索、机化的结节、手术挛缩的瘢痕变软。粘连的组织富有一定弹性时结束。

以上两种按揉手法主要软化原发性损伤所造成的血肿机化，缓解颈部肌肉痉挛和增生肥厚的

结节，剥离分开颈部不同层次和不同邻里之间的粘连。扩大不同层次和不同邻里间的组织间隙，解除对颈部神经和血管的压迫，改善局部的血液循环，促使骨折的愈合和软组织损伤的修复，使颈部关节、韧带和肌肉恢复功能。

**3. 剥离手法**（图 4-24）　患者与医者的体位同上。剥离手法在治疗过程中可使用拇指、四指和两指分别位于颈后、外和前外侧，按着颈部各肌肉、韧带、神经和血管的走行，自上而下、由内向外、由浅入深横向和纵向剥离粘连的条索和机化的结节及手术后挛缩瘢痕组织。应用的力量由小逐渐加大，反复进行，当颈部痉挛的肌肉缓解，各处的结节和增生肥厚的组织由硬变软，由厚变薄，由大减小，不同层次和不同邻里之间的粘连条索由粗变细，组织间隙由狭窄增宽，异常的肌肉富有一定弹性时结束。

**4. 运动治疗手法**

（1）头颈牵引扭转法（图 4-25）：患者取仰卧位，病情轻者使双手握住床的两侧，病情较重者（截瘫或上肢功能障碍者）由他人双手同时位于患者双颈肩部给予固定。医者位于患者的头顶部，双手分别位于患者枕部和下颌弓部，双手同时用力向上牵引。力量由小逐渐加大，当达到最大限度时，使头做左右扭转，其幅度与角度由小逐渐加大。反复数遍而结束。

（2）头颈侧屈法（图 4-26）：患者取坐位或仰卧位。医者位于患者的后侧或头顶部，一手位于肩部固定，另手位于头部使头颈做侧屈。其动度要根据骨折的稳定性、骨折时间的长短和其他软组织损伤的轻重程度而进行，要由小逐渐加大，当达到适度时而结束。而后双手交换再使头颈向另一侧做侧屈运动，其动度及一切均同上。

（3）头颈屈伸法（图 4-27）：患者的体位与医者的位置不变，令患者颈部放松。医者一手位于患者颈后的下部进行固定，另手位于患者头顶部，使头颈做前屈和屈伸运动。动的角度要根据颈部的病情和损伤时间的长短及愈合情况由小逐渐加大，反复进行数次，当达到本次的最大限度时结束。

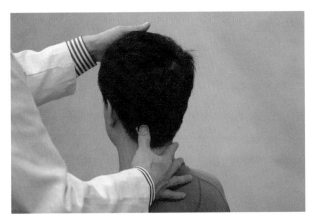

图 4-20 枕大神经麻醉

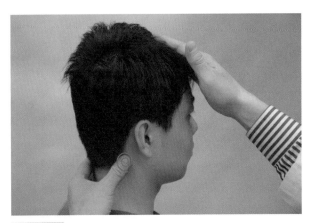

图 4-21 副神经麻醉

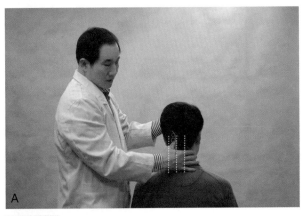

图 4-22 拇指按揉

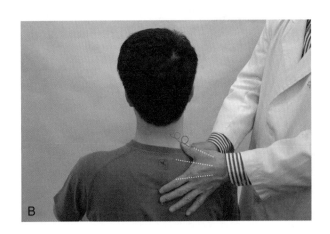

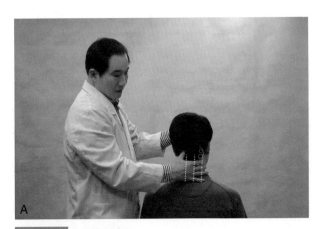

图 4-23 四指按揉

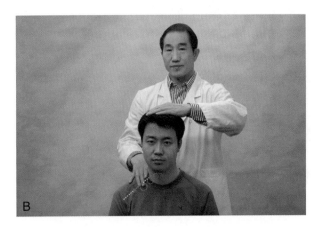

（4）头颈旋转法（图 4-28）：患者的体位与医者的位置同上。医者双手同时分别位于患者下颌和枕部，双手同时用均等力量使头颈向上拔伸。应用的力量由小逐渐加大，当达到最大限度时维持几秒钟，在维持牵引起的同时，再使头颈做旋转运动。旋转的幅度和范围由小逐渐加大，当达

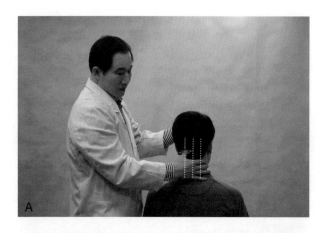

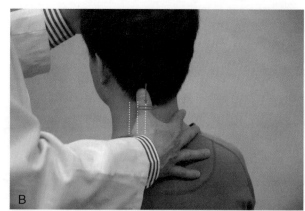

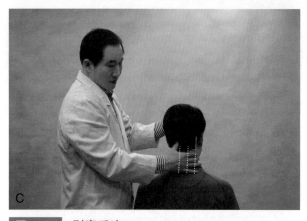

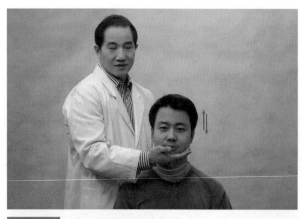

图 4-24　剥离手法

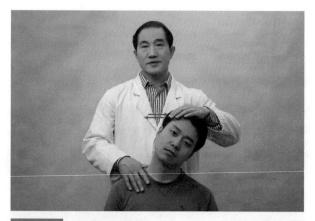

图 4-25　头颈牵引扭转法

图 4-26　头颈侧屈法

到最大限度时再向相反方向旋转，其程度同上，反复进行数圈而结束。

**（二）颈部科学有效锻炼方法**

1. 头颈屈伸法（图 4-29）　患者取坐位或立位，双肩放松，使头颈做前屈后伸运动。头前屈

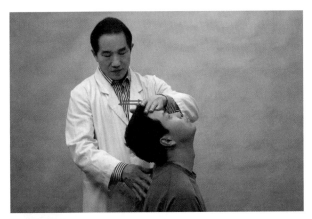

图 4-27　头颈屈伸法

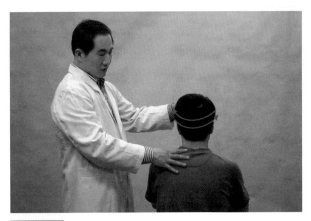

图 4-28　头颈旋转法

的一瞬间，患者颈部肌肉放松，应用头的重力自然的向前屈；向后伸的一瞬间颈部肌肉放松，使头自然向后倾伸。屈伸的动度根据颈部关节功能障碍程度由小逐渐加大，当达到最大限度时巩固数遍结束。头颈屈伸为 1 次，每组屈伸 20 ～ 50 次，每日 2 ～ 3 组。

头颈前屈可使颈前侧的前纵韧带、椎间韧带、胸锁乳突肌、胸骨舌骨肌、胸骨甲状肌、颈阔肌和伴行的神经及血管等组织的主动收缩，同时牵拉颈部韧带、椎间韧带、斜方肌内束、头半棘肌、头夹肌、颈夹肌和伴行支配的神经及血管等组织。而头颈后伸时，颈后部上述诸肌、韧带神经、血管及其他组织主动收缩，同时主动牵拉颈前侧的上述诸肌、韧带和神经及血管等组织。

2. 头颈侧屈法（图 4-30）　患者体位同上，双肩放松，使头颈向左右摆动做颈部关节侧屈伸运动。其动度要根据颈部关节的侧屈功能障碍程度由小逐渐加大，反复进行，当达到最大限度时巩固数次结束。左右侧为 1 次，每组 30 ～ 60 次，每日 2 ～ 3 组。

头颈左屈曲时，颈左侧的胸锁乳突肌，前、中、后斜角肌，颈外侧椎间韧带和伴行支配的神经、血管的主动收缩，同时牵拉伸展颈部右侧的上述诸肌、韧带和神经及血管等组织。当头颈向右侧屈曲时，颈右侧上述诸肌和韧带及神经、血管等组织的主动收缩，同时牵拉伸展颈部左侧的上述诸肌、韧带和神经及血管等组织。

3. 头颈斜屈法（图 4-31）　患者体位同上，双肩放松，使头向右侧做斜屈运动至肩停止，而后再使头颈向左肩做斜屈运动，左右反复进行数遍，其屈曲度要根据颈部关节的狭窄程度由小逐渐加大，当达到最大限度时巩固数遍结束。每组左右 10 ～ 20 来回，每日 2 ～ 3 组。

头颈向左斜屈时，颈右侧的胸锁乳突肌，前、中、后斜角肌，斜方肌前束，肩胛提肌前外侧，椎韧带和伴行的神经、血管收缩，同时牵拉伸展颈后右侧的项韧带、头半棘肌、头夹肌、颈夹肌、椎间韧带、斜方肌内前缘肌束、胸锁乳突肌，前、中、后斜角肌，肩胛提肌、胸骨舌骨肌、胸骨甲状肌和伴行支配的神经及血管等组织。当头颈向右斜屈时，颈右侧的胸锁乳突肌、胸骨舌骨肌、胸骨甲状肌，前、中、后斜角肌，斜方肌前束和前右侧的椎间韧带及伴行支配的神经、血管等组织主动收缩，同时牵拉伸展左后两侧的上述诸肌、韧带和伴行支配的神经及血管等组织。

4. 头颈斜伸法（图 4-32）　患者取坐位或立位，使头向后伸做左、右斜伸运动。斜伸的动度和角度要根据颈部关节功能障碍程度由小逐渐加大，反复进行，当达到最大限度时巩固数遍结束。每组左右 4 ～ 10 个来回，每日 2 ～ 3 组。

头颈向后左方向斜伸时，使颈后左侧的项韧带、头半棘肌、头夹肌、颈夹肌、斜方肌内束、后纵韧带、椎间韧带和伴行支配的神经及血管等组织的主动收缩，同时牵拉伸展颈部前侧的胸锁

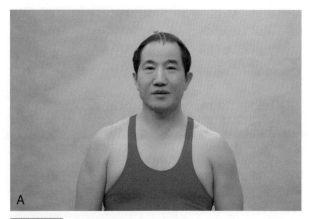
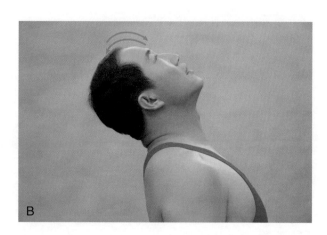

图 4-29　头颈屈伸法

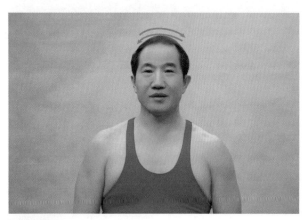

图 4-30　头颈侧屈法

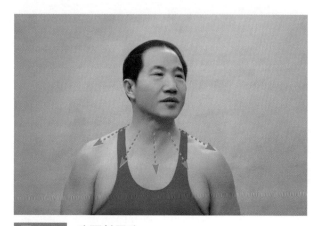

图 4-31　头颈斜屈法

乳突肌、胸骨舌骨肌、胸骨甲状肌和前、中、后斜角肌，肩胛提肌和伴行支配的神经及血管等组织。当头颈向右方斜伸时，是颈后、右侧的上述诸肌、韧带和伴行支配的神经及血管等组织的主动收缩，同时牵拉伸展颈前侧上述诸肌、韧带和神经及血管等组织。

5. 头颈旋转法（图 4-33）　患者取坐位或立位，双肩放松，使头颈做旋转运动。其旋转的范围和角度要根据病人颈部关节功能障碍程度由小逐渐加大，当达到最大限度时巩固数次，再向相反方向旋转，其旋转的范围和角度大小与速度慢快由病人根据自己的身体状况和适应能力灵活掌握，当认为达到最大限度时结束。每组各方向旋转 20～40 圈，每日 2～3 组。

头颈旋转时，随着头颈向不同方向旋转的同时颈部肌肉、韧带和伴行的神经及血管等组织也在进行着不同的收缩和牵拉。

6. 收颌伸颌法（图 4-34）　患者取坐位或立位，头处于中立位，并向前上方挺屈，同时收下颌，反复进行。动度由小到大，当达到最大限度时再使头颈向相反方向做伸颈伸颌的运动，进行的顺序和程度同上。

收颌时，是使颈前的关节韧带、胸锁乳突肌、斜角肌和其他肌及伴行的神经、血管主动收缩，同时牵拉伸展颈后侧关节韧带和肌肉及伴行的神经、血管等组织。伸颌时，是使颈后侧的诸肌、韧带和伴同的神经及血管主动收缩，同时牵拉和伸展颈部前侧上述诸肌、韧带和血管及神经。

7. 拔颈降肩法（图 4-35） 患者取坐或立位，双上肢自然放松，使头颈用力向上剥伸，同时使双肩上提，而后再使双肩下降，双肩下降的一瞬间，双上肢的重力自然下垂。升降幅度由小逐渐加大，反复进行数遍，当达到最大限度时巩固数次结束。每升降为 1 次，每组 30 ~ 60 次，每日 2 ~ 3 组。

双肩上升时，颈两侧斜方肌、肩胛提肌、大小圆肌、冈上下肌、小菱形肌和伴行的神经及血管等组织的主动收缩。当双肩下降放松的同时牵拉颈肩部上述诸肌和神经及血管。

8. 双肩前旋后展法（图 4-36） 患者取坐位或立位，双肘关节伸直，双上肢自然下垂，双肩放松，此时双肩提起，使双肩向前向下向后旋转。旋转的动度和范围由小逐渐加大，当达到最大限

度时巩固数次，再使双肩向相反方向做提肩旋转，动度范围和程度均同上。每组 30 ~ 60 圈以上，每日 2 ~ 3 组。

向前旋转时斜方肌前缘和肩胛提肌主动收缩，同时牵拉伸展斜方肌内缘、后锯肌、菱形肌、大小圆肌、冈上下肌和伴行的神经血管。向后旋转时，斜方肌前缘、肩胛提肌、冈上肌、后锯肌、菱形肌的主动收缩，同时牵拉伸展颈前外侧的胸锁乳突肌、斜角肌、胸大肌和伴行的颈臂神经及血管。

9. 屈腰屈颈伸颈法（图 4-37） 患者取立位，双足分开，腰前屈 70° ~ 90°，双手握住双膝或双小腿，而后使头颈做前屈后伸运动。后伸和前屈的一瞬间头颈放松，依靠头的重力向前后屈伸运动，达到撕脱的作用。其动度根据病人的病情

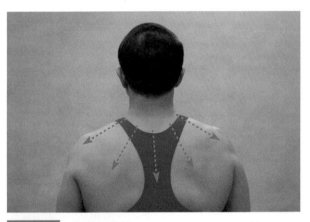

图 4-32 头颈斜伸法

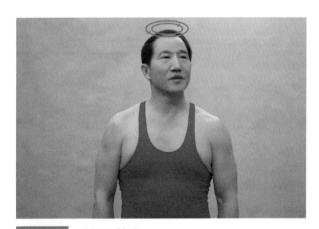

图 4-33 头颈旋转法

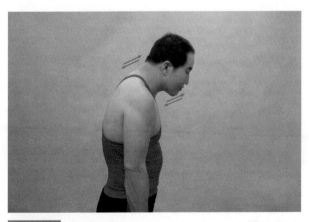

图 4-34 收颌伸颌法

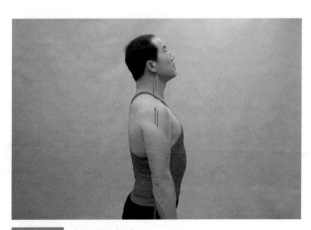

图 4-35 拔颈降肩法

由小逐渐加大，自认为已达到最大限度时结束。每组 20 ～ 40 次，每日 2 ～ 3 组。

前屈时颈前的韧带、神经、血管和胸锁乳突肌及斜角肌主动收缩，同时牵拉伸展颈后侧的诸肌、椎间、椎后韧带和伴行的神经及血管等；后伸时颈后侧诸肌、韧带、神经及血管主动收缩，同时牵拉和伸展颈部前侧的韧带、神经、血管和肌肉等组织。

10. 屈腰头颈旋转法（图 4-38）　患者取立位，双足分开，腰前屈 70°～ 90°，双手握双膝或双踝关节处，使头颈做旋转运动，旋转的一瞬间要放松。进行的角度和旋转的范围由小逐渐加大，当达到最大限度时巩固数遍，再使头颈向相反方向做后伸前旋旋转运动，进行的一切均同上。每组各方向旋转 20 ～ 40 圈，每日 2 ～ 3 组。

前屈后旋和后伸前旋时，向哪个方向旋转时，就收缩同侧的韧带、肌肉和神经及血管等组织，同时牵拉伸展对侧的韧带和肌肉及神经。

11. 头颈滚动法（图 4-39）　患者取仰卧位，颈头部垫一薄枕，双肩放松位于躯干两侧，头后部着枕或床面，使头颈向左右滚动。其动度要根据颈椎关节的功能障碍程度由小逐渐加大，反复进行，当达到最大限度时巩固数次结束。左右滚动为一次，每组进行 20 ～ 50 次，每日 2 ～ 3 组。

以上十一种颈部有效锻炼方法是根据颈部关节运动生理，针对颈部关节病理变化的需要而进行的。该方法对配合手法治疗，以及关节功能改善和恢复起到了积极作用。通过颈部关节不同方向的运动，来收缩和伸展肌肉、韧带及神经、血管，加强了肌纤维组织的弹缩性和伸展度，扩大

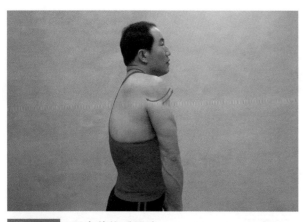

图 4-36　双肩前旋后展法

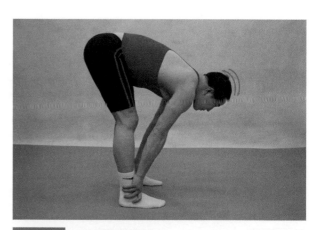

图 4-37　屈腰屈颈伸颈法

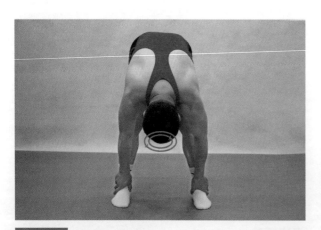

图 4-38　屈腰头颈旋转法

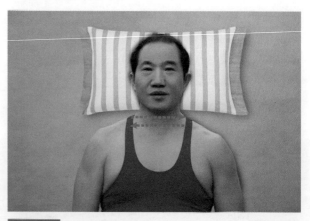

图 4-39　头颈滚动法

纤维组织间和椎间间隙，调解和理顺了各组织间的关系，同时通过屈伸、收展、旋转等运动，牵拉撕脱了纤维组织的粘连和神经及血管周围的粘连，加速血流量，促使血水肿和炎症的吸收，解除了血管、神经、肌肉和韧带及筋鞘的粘连所造成的压迫，防止了血水肿和炎症的集聚、机化、钙化和再粘连，起到了缓解痉挛，调解关节功能的作用，达到了消肿、止痛、关节和肌肉功能改善、恢复的目的。

### （三）胸腰段椎体骨折的手术后治疗手法

#### 1. 麻醉手法

（1）脊神经麻醉（图 4-40）：患者取俯卧位，头向一侧倾斜，双上肢可位于躯干的两侧。医者位于患者一侧，双手拇指分别位于患者胸椎或腰椎棘突两侧，由上而下在诸棘突间隙进行按压和按揉。按压和按揉 5 ~ 10s 直到腰骶部结束。

（2）腰神经麻醉（图 4-41）：如腰椎骨折，患者的体位与医者的位置同上。医者用双拇指分别位于患者椎体横突间隙（腰的侧方），同时用力向椎体方向按压和定点按揉。应用的力量同上，当局部及臀部有酸麻胀向下放射时，维持 10 ~ 15s 结束。

以上麻醉手法起到缓解症状，松解痉挛，降低神经异常兴奋度，起到镇痛和麻醉的作用。

#### 2. 按揉手法

（1）掌面按揉（图 4-42）：患者取俯卧位，头倾向一侧，双上肢位于躯干的两侧正常呼吸，尽量使背腰部诸肌放松。医者位于患侧，手掌面位于患侧背腰部的上端，沿着背部诸肌和神经的走行自上而下、由浅入深反复进行按揉，双手可交替进行。当医者感到腰背肌痉挛紧张有所缓解，疼痛减轻时结束。

（2）拇指按揉（图 4-43）：患者分别取俯卧位和侧卧位。医者的位置同上，双手拇指重叠分别位于患者腰背肌和腰侧方诸肌及臀部异常改变和伴行神经根支的上端，沿着腰骶和髂腰肌各部损伤和异常变化的肌肉走行，自上而下进行按揉。应用的力量由小到大、由浅入深反复进行数遍，

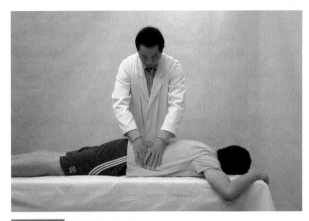

图 4-40　脊神经麻醉

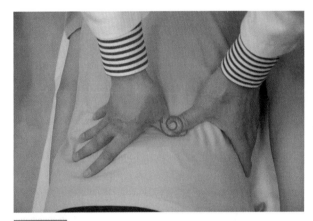

图 4-41　腰神经麻醉

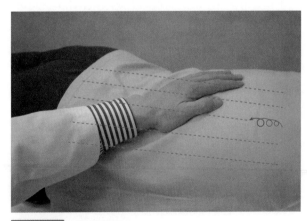

图 4-42　掌面按揉

当感到患者腰背肌肉和腰侧方肌肉痉挛紧张度缓解，结节和条索由硬变软，疼痛减轻，麻胀痛缓解时结束。

（3）前臂按揉（图4-44）：患者的体位与医者的位置不变。医者肘关节屈曲，使前臂分别位于患者腰背部和腰侧方诸肌和神经的上端，并沿着各部诸肌和伴行神经根支的走行，自上而下、由浅入深按揉腰部紧张痉挛的肌肉和慢性损伤后机化粘连的结节及条索，反复进行数遍。应用的力量由小逐渐加大，当患者腰背诸肌由硬变软，疼痛减轻，痉挛度缓解时结束。

3. 剥离手法

（1）拇指剥离（图4-45）：患者的体位与医者的位置同上。医者单拇指或双拇指重叠位于患者背腰部诸肌之间机化的结节和粘连的肌肉条索上端，沿着局部肌肉的走行向下延伸，并横向弹剥肌肉之间机化和粘连结节的异常组织。自上而下，由内至外，由浅入深，应用的力量由小逐渐加大，要突出重点。当局部异常病变出现由硬变软，粘连的条索由粗变细，结节由大变小，由厚变薄，局部组织间隙扩大，疼痛减轻时结束。

（2）肘尖剥离（图4-46）：患者的体位与医者的位置不变。医者肘关节屈曲，使肘尖位于患者背部诸肌间机化粘连的条索上端，沿着局部肌肉的走行向下延伸，并横向弹剥异常的结节和条索组织。自上而下，由内至外，应用的力度要大于拇指剥离，并由浅入深。用力时要做到稳准，防止用力的一瞬间移向他方，损伤周围的正常软组织。反复进行数遍，当背部机化结节由硬变软，条索由粗变细，粘连的组织间隙由小变大时结束。

（3）拇指横推剥离（图4-47）：患者取俯卧位。医者位于患侧，一手拇指纵卧在脊柱旁损伤肌肉和粘连条索的上端，另手掌位于纵卧拇指之上，沿着背部诸肌肉的走行纵向延伸，横向推剥机化粘连的结节及条索。横向推剥时拇指在结节和条索之上来回滚动，自上而下、由内至外、由浅入深反复进行数遍结束。

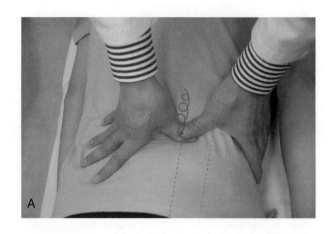

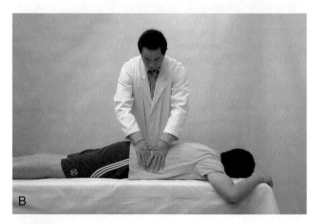

图 4-43　拇指按揉

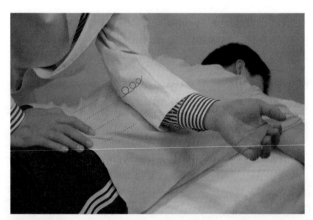

图 4-44　前臂按揉

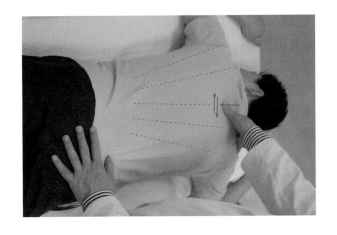

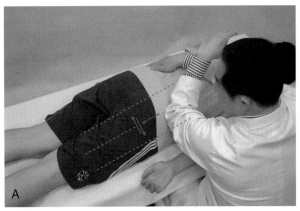

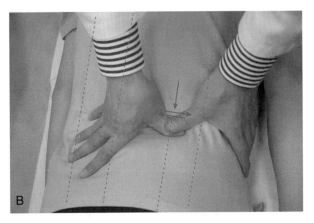

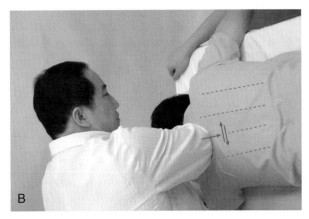

图 4-45　拇指剥离

图 4-46　肘尖剥离

4.运动治疗手法

（1）躯干后伸法（图 4-48）：患者取俯卧位，双上肢位于躯干的两侧，嘱病人放松。医者位于一侧，一手位于腰后部下按，另手位于胸前用力使躯干向后上方搬起。向后上方搬起的动度由小逐渐加大，反复进行数次。当达到最大限度时结束。

（2）躯干前屈法（图 4-49）：患者取仰卧位，双上肢位于躯干的两侧，双下肢伸直。医者位于患者的一侧，一手在髋关节的前侧下按固定，另手位于躯干的后侧，用力使躯干前屈坐起，而后再使躯干卧平，反复进行数次。其动度由小到大，当达到最大限度时结束。

（3）屈膝屈髋拉腰法（图 4-50）：患者取仰卧位。医者位于一侧，双手分别使膝髋关节屈曲，位于腹前，医者双手或躯干用力向下按压患者的膝和髋关节，牵拉腰部痉挛而紧张、粘连的肌肉。应用的力量由小逐渐加大，根据病人的接受能力和髋、膝关节允许而进行。当按压到最大限度时结束。双腿分别进行结束后，最后医者使双髋双膝同时屈曲。医者双手或躯干同时下压双膝髋关节，当医者下压到最大力度时，一手及前臂维持压力，另手插入臀后部使臀部高抬。下压和高抬两者动作要协调一致，反复进行数遍结束。

（4）旋髋拉腰法（图 4-51）：患者的体位与医者的位置不变。医者一手位于踝关节处，另手持握膝关节，并使膝髋关节屈曲的同时做内收外旋运动，牵拉腰髂部痉挛损伤的肌肉，其范围和角度由小逐渐加大，当达到最大限度时，再使髋关节向相反方向做外展内旋运动，运动的范围和角度同上。

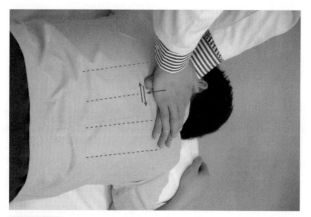

图 4-47　拇指横推剥离

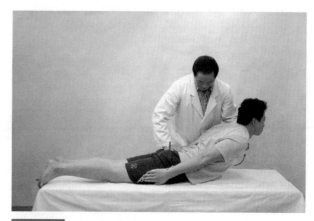

图 4-48　躯干后伸法

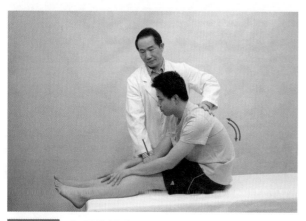

图 4-49　躯干前屈法

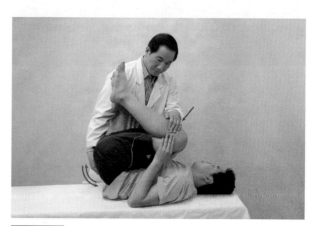

图 4-50　屈膝屈髋拉腰法

### （四）躯干部科学有效的锻炼方法

1. 臂撑伸颈伸腰法（图 4-52）　患者取俯卧位，双肘屈曲位于肩的前侧，而双臂用力使双肘伸直，将躯干部撑起，同时患者头颈向后伸，做头颈和胸、腰部后伸运动。头颈和躯干后伸的动度由小逐渐加大，当后伸达到最大限度时反复进行数次结束。每组后伸 20～40 次，每日 2～3 组。

臂撑头颈和胸腰后伸锻炼方法，是通过患者颈背腰部关节的主动活动和颈后及背伸肌的主动收缩，来加强关节和肌肉及韧带的功能。当头后

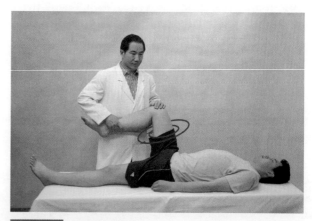

图 4-51　旋髋拉腰法

伸时，颈部的韧带和肌肉主动收缩；而上臂将躯干撑起后伸时，脊柱、棘上韧带和后纵韧带及肌肉被动收缩，同时牵拉脊柱前后纵韧带和胸前及腹前肌肉，使上述有关韧带和肌肉加强收缩性和伸展度。

2. 卧位躯干后伸法（图 4-53）　患者取俯卧位，双上肢伸直位于躯干的两侧，使头颈和躯干部做后伸运动。后伸的幅度由小逐渐加大，当达到最大限度时结束。每组后伸 10 ～ 20 次，每日 2 ～ 3 组。

胸腰后伸运动时，脊柱、棘上韧带、椎间韧带、后纵韧带和两侧的肌肉及胸腰筋膜主动收缩，同时牵拉脊柱前侧的颈前肌、胸肋关节和腹直肌等。

3. 六点支撑躯干屈伸法（图 4-54）　患者肘屈曲，双手、双膝和双足尖同时位于床面或地面上，双肘、双膝关节均为屈曲位，此时头颈前屈低头，而臀部抬高后伸，双上肢用力支撑，患者头向前上方伸展，同时挺胸、伸腰而臀部降到最大限度，做伸颈、挺胸、伸腰运动。其动度由小逐渐加大，当脊柱出现屈伸曲线时，反复数次，再向相反方向进行。使臀由低向后上方倾伸，同时使胸、腰、颈关节屈曲位，而胸、腰部关节后弓，头颈由高降到最低处，反复进行，其程度由小到大，达到最大限度时结束。每组屈伸各 5 ～ 10 次，每日 2 ～ 3 组。

当伸颈、挺胸、伸腰时，颈后部、胸腰部肌肉、韧带收缩，以及上下肢有关关节、肌肉配合，同时牵拉颈前肌肉和胸前及腹前部有关肌肉。而伸臀、后弓胸腰、屈颈使腹肌、胸前肌、颈前肌肉和韧带收缩，同时牵拉臀部肌，胸、腰、骶部筋膜，胸、颈后部肌肉和棘上韧带、椎间韧带、脊柱后纵韧带。

4. 抱腿摇滚法（图 4-55）　患者取仰卧位，双膝关节屈曲位，使双手用力抱住双膝关节的后侧，将大腿屈曲高抬，达到最大高度时，再使双腿向下降落，同时患者头及躯干部抬起，像摇椅样来回摇动。其动度由小逐渐加大，当达到最大限度时结束。每仰起为 1 次，每组 15 ～ 30 次，每日 2 ～ 3 组。

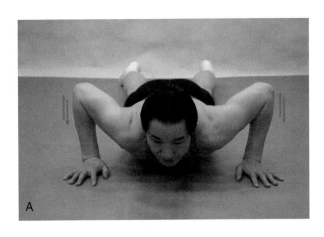

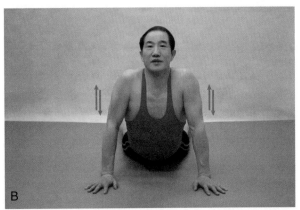

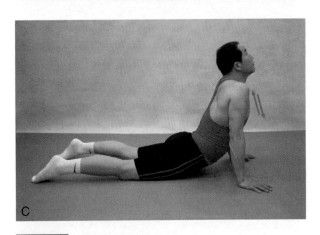

图 4-52　臂撑伸颈伸腰法

抱腿摇滚运动时，脊柱前侧和上肢屈肌及大腿股四头肌主动收缩，同时牵拉脊柱后的韧带和肌肉。

5. 屈膝转腿拉腰法（图 4-56）　患者俯卧位，双肘屈曲位于头前，胸、腰部肌肉尽量放松，双小腿抬起，双膝关节屈曲位，使双膝同时向一个方向旋转。转动的范围和角度由小逐渐加大。当

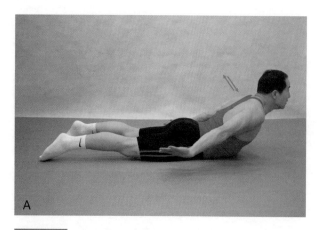

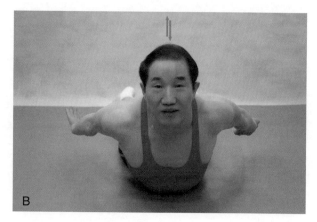

**图 4-53** 卧位躯干后伸法

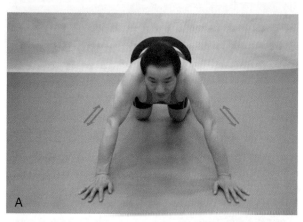

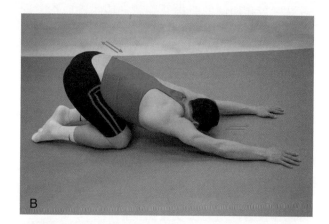

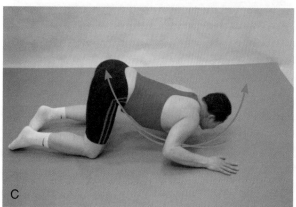

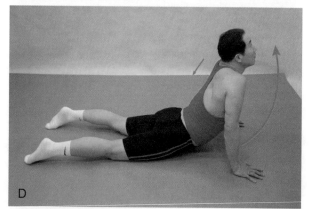

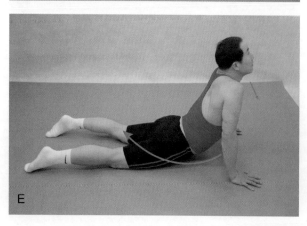

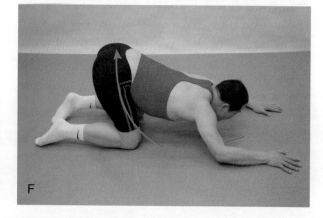

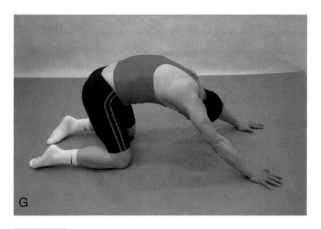

图 4-54　六点支撑躯干屈伸法

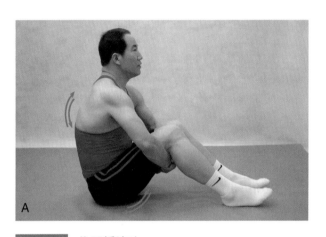

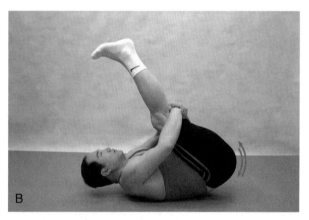

图 4-55　抱腿摇滚法

转到最大限度时，再使双膝向相反方向旋转，其旋转的范围和角度同上，当达到本组的最大限度时结束。双膝旋转时，各方向旋转 20 ~ 40 圈为1 组，每日 2 ~ 3 组。

　　双膝旋转时，主要利用双膝关节不同方向的旋转来收缩、牵拉腰椎关节的韧带和腰后部肌肉及两侧的有关肌肉、韧带。

　　6. 甩腿拉腰法（图 4-57）　患者取俯卧位，双肘屈曲位于头前方，双膝屈曲使双小腿抬起，同时向左右甩动。在双小腿向左右甩动的同时，患者腰部肌肉要放松。左右甩动的动度要根据病人腰、髋和双膝关节的病情轻重而由小逐渐加大，当达到最大限度时结束。每左右甩动为 1 次，每组 30 ~ 60 次，每日 2 ~ 3 组。

　　双膝关节向左甩动时，左髂腰肌、大腿外侧

髂胫束、股二头肌收缩和右大腿的内收肌主动收缩，同时牵拉右侧髂腰肌、臀肌、右大腿外侧的髂胫束和左大腿内侧的内收肌。当双小腿向右甩动时，右髂腰肌、臀肌、大腿外侧的髂胫束和左大腿的内收肌收缩，同时牵拉左侧髂腰肌、臀肌、大腿外侧的髂胫束和右大腿内侧的内收肌。

　　7. 摆髋扭腰法（图 4-58）　患者取仰卧位，双上肢外展或位于头上方，双膝关节屈曲位，并双膝分开 40cm 左右，腰部放松，使双腿同时做内外收展摆动运动。左右摆动时要根据双髋关节病情程度而由小逐渐加大，当达到最大限度时结束。每左右收展为 1 次，每组 30 ~ 60 次，每日 2 ~ 3 组。

　　双髋关节向左摆动时，左侧髂腰肌、臀肌、左大腿外侧的髂胫束和右大腿内侧的内收肌主动

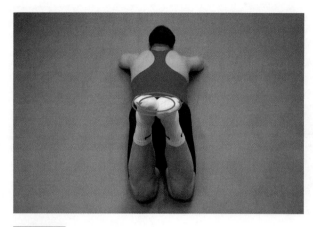

图 4-56 屈膝转腿拉腰法

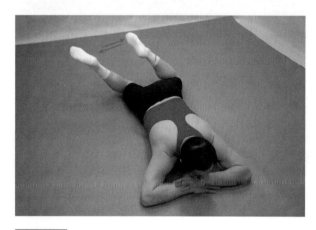

图 4-57 甩腿拉腰法

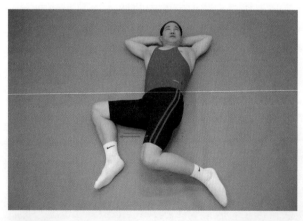

图 4-58 摆髋扭腰法

收缩，同时牵拉右髂腰肌、臀肌、右大腿外侧的髂胫束和左大腿内侧的内收肌。当双髋关节向右侧摆动时，右侧的髂腰肌、臀肌、右大腿外侧的髂胫束和左大腿内侧的内收肌主动收缩，同时牵拉左侧髂腰肌、臀肌、左大腿外侧的髂胫束和右大腿内侧的内收肌。

8. **甩臂扭腰法**（图 4-59） 患者立位，双足分开与肩同宽，双上肢自然下垂。而使双上肢向左右甩动的同时，脊柱关节随着甩动左右扭转。动度由小逐渐加大，反复进行，当达到最大限度时结束。每左右甩动为 1 次，每组 30 ~ 60 次，每日 2 ~ 3 组。

甩臂扭腰运动时，主要通过双上肢的左右甩动，使脊柱各关节随着左右的甩动而左右扭转，同时使躯干不同部位的肌肉和韧带随着左右扭转而不停地收缩、牵拉，来加强肌肉弹性和扩大关节活动范围及活动角度。

9. **躯干侧屈法**（图 4-60） 患者直立位，双足分开，双上肢自然下垂，使躯干向左右做侧屈运动。侧屈的动度由小逐渐加大，反复进行，当达到本组的最大限度时巩固数次结束。左右侧屈为 1 次，每组 30 ~ 60 次，每日 2 ~ 3 组。

躯干向左侧屈时，脊柱左侧韧带、背伸肌、背阔肌、腹肌和躯干左侧的有关肌肉收缩，同时牵拉躯干右侧的韧带、背伸肌、背阔肌、髂腰肌和腹肌等有关肌肉。当躯干向右侧屈时，脊柱右侧的韧带、背伸肌、背阔肌、髂腰肌和腹肌及其他有关的肌肉收缩，同时牵拉躯干左侧的韧带、背伸肌、背阔肌、髂腰肌、腹肌和其他相关肌肉。

10. **躯干后伸法**（图 4-61） 患者立位，双足分开，双手位于髂后部，头和躯干部向后挺伸。后伸的动度由小逐渐加大，当达到本组的最大限度时结束。每组 20 ~ 40 次，每日 2 ~ 3 组。

躯干后伸时棘上韧带、椎间韧带和脊柱两侧的背伸肌及其他有关肌肉收缩，同时牵拉脊柱前纵韧带、椎间韧带、胸前部诸肌和腹直肌等。

11. **躯干前屈法**（图 4-62） 患者立位，双足分开，使躯干向前做屈曲运动。屈曲的动度由小逐渐加大，反复进行，当达到本组的最大限度

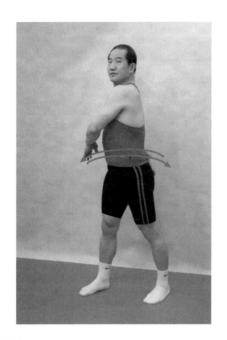

图 4-59 甩臀扭腰法

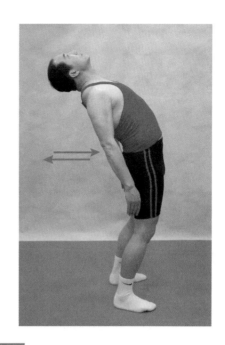

图 4-61 躯干后伸法

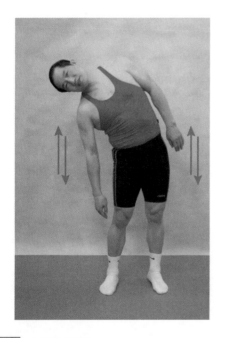

图 4-60 躯干侧屈法

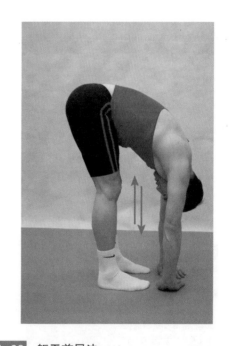

图 4-62 躯干前屈法

时巩固数次结束。每组 5 ~ 10 次,每日 2 ~ 3 组。

躯干前屈时,脊柱前侧的韧带、椎间韧带和胸前及腹部诸肌的收缩,同时牵拉脊柱后的韧带和脊柱两侧的背伸肌及躯干部其他诸肌。

**12. 躯干斜屈法**(图 4-63) 患者立位,双足分开,躯干前屈向左右做斜屈运动。向左右斜

屈时,双膝关节要伸直,不要屈曲。斜屈的动度和角度由小逐渐加大,当达到最大限度时巩固数次结束。每左右斜屈为 1 次,每组 20 ~ 40 次,每日 2 ~ 3 组。

脊柱向左斜屈时,躯干前侧的韧带、腹直肌、腹内外斜肌和左侧的髂腰肌及背阔肌收缩,同时

牵拉脊柱后的韧带、右侧的背伸肌、背阔肌、髂腰肌和腹内外斜肌。当向右侧斜时，前右侧的韧带、胸前和腹部诸肌、背阔肌、髂腰肌及腹内外斜肌的收缩，同时牵拉左侧的韧带、背伸肌、背阔肌、髂腰肌和腹内外斜肌等。

13. **挺胸弓腰法**（图 4-64） 患者取立位，双足分开，双膝屈曲位，躯干中立位，使躯干向前向上和后方倾伸，同时使髋关节和腹部向前挺伸，而臀向后伸，腰部后弓、胸部向前倾。以上挺腹、伸臀、屈胸的动作要连贯，协调一致，其动度由小逐渐加大，当达到最大限度时再向相反方向做伸臀、弓腰、挺胸运动。其动作与上相同，反复进行结束。每组 10 ~ 20 次，每日 2 ~ 3 组。

以上伸髋、挺腹、屈胸法和伸臀、弓腰、挺胸脊柱屈伸运动，通过脊柱不同动作的活动，使棘突上、椎体间韧带和前后纵韧带及躯干部前后诸肌的收缩、牵拉，来加强韧带、肌肉的弹缩性和伸展度，扩大关节间隙，加大肌肉和关节的活动范围，防止脊柱关节强直。

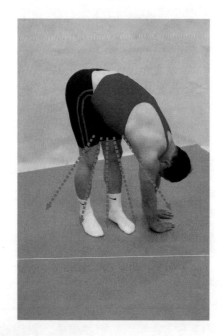

图 4-63 躯干斜屈法

14. **腰臀旋转法**（图 4-65） 患者取立位，双足分开，双肘屈曲，双手叉腰位于双髂骨的后部，而后使臀部做划圈旋转运动。旋转运动时，臀部的旋转方向与躯干相反，旋转的范围与角度由小逐渐加大，反复进行，当达到最大限度时，再使臀向相反方向旋转，其范围、角度和旋转的程度同上。每组各方向旋转 20 ~ 40 圈，每日 2 ~ 3 组。

以上十四种躯干主动锻炼方法是根据胸、腰、骶关节的生理需要，同时针对躯干部关节韧带和肌肉的病理变化，而总结出科学合理的主动功能锻炼的有效方法。病人坚持躯干部关节和髋关节的主动活动，对不同关节和不同部位韧带及肌肉的牵拉收缩，使关节及周围的纤维组织的间隙加大，活动范围及伸展度扩大，弹缩性加强，解除脊柱小关节突绞锁和关节间及关节各组织间的紊乱，缓解躯干部各纤维组织的痉挛。同时通过反复频繁的不同运动，使韧带和肌肉各纤维组织不断的收缩、舒张和牵拉，来扩大关节活动范围，撕脱关节与关节间、关节与韧带间、韧带与韧带间、韧带与肌肉间、肌肉或肌腱与神经鞘膜束间、各纤维组织与血管间的粘连，解除关节、关节周围、韧带周围、肌肉周围和神经血管周围相互机化粘连所形成的压迫，扩大关节和各组织间的间隙，理顺组织关系，加强、调解、改善和恢复躯干关节的稳固、平衡性及关节周围纤维组织的协调性。而且通过不断有效的活动，可加速关节周围各组织的血液循环和新陈代谢，同时防止了脊柱关节相互间的机化、钙化，韧带、肌肉挛缩、萎缩、纤维性及骨性关节强直。达到了改善、恢复躯干关节和各纤维组织功能的目的。

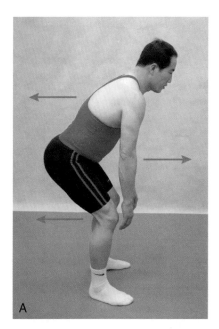

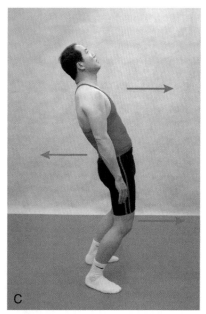

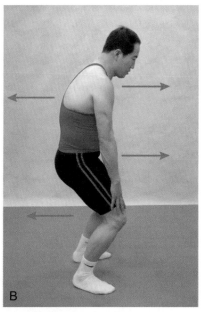

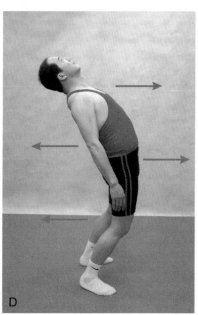

图 4-64 挺胸弓腰法

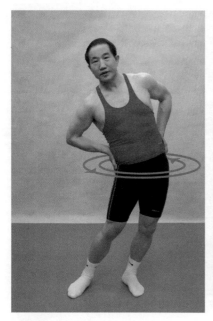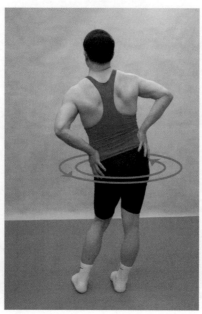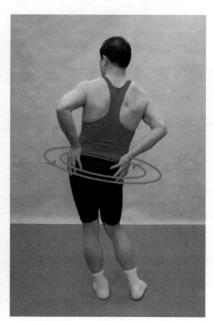

图 4-65  腰臀旋转法

# 第5章　下肢骨折

下肢骨折在临床上常见的有：髂骨骨折、盆骨骨折、股骨头骨骺滑脱（骨折）、股骨颈骨折、股骨粗隆骨折、股骨干骨折、股骨髁上骨折、股骨单髁骨折、股骨双髁骨折、股骨下端骨骺分离（骨折）、髌骨骨折、胫骨结节撕脱性骨折、胫骨骨折、腓骨骨折、胫腓骨双骨折、外踝骨骨折、内踝骨骨折、后踝骨骨折、内外双踝骨骨折、三踝骨骨折、距骨骨折、跟骨骨折、跗骨骨折、跖骨骨折和趾骨骨折。

以上各部位的骨折，均由不同的外伤史、不同的形式及不同的外力所致。因外伤史的轻重的不同，致伤的形式不同，外力的大小的不同，骨折后的类型各有差异。总之骨折的严重与否决定于外伤史的轻重和力量的大小，骨折的类型取决于外伤史的形式和力量大小。临床上根据各部位不同骨折类型而采用相应的治疗。为了解决并防止中西医结合手法复位、小夹板和西医手术切开内固定及石膏外固定治疗过程中及术后的诸多后遗症，解除病人的痛苦，促进骨折局部及下肢的血液循环，促使骨折的愈合、软组织损伤的修复和关节及肌肉等软组织功能的恢复，对各骨折术后均采用新手法治疗。为避免叙述的重复性，对上述骨折不做全面叙述，仅对各部位重点而有代表性的骨折做全面阐述。

## 第一节　下肢应用解剖

### 一、下肢骨

#### （一）下肢带

1.髋骨（图5-1）　为扁板状的骨块，位于躯干下端的两侧，由髂骨、坐骨及耻骨三部分组成。幼年时，三骨彼此分离；成年后各骨在髋臼处相互愈合。

（1）髂骨：位于髋骨的上部。呈长方形，可分为髂体、髂骨翼、两面及三缘。

髂体位于髂骨的下部，构成髋臼的上半部。髂骨翼为髂骨上部宽广的部分。

下缘称为髂嵴，呈S状弯曲。其前端向前下方突出，称为髂前上棘，为腹股沟韧带及缝匠肌的附着部；髂嵴的后端突向后下方，称为髂后上棘，有骶结节韧带、骶髂后长韧带及多裂肌附着。

前缘上方起自髂前上棘，下达髋臼的边缘；下部形成一隆起，称为髂前下棘，为股直肌的附着部。

后缘上方起自髂后上棘，向下移行于坐骨体的后缘。上部形成一锐薄的突起，称为髂后下棘，有骶结节韧带附着；下部构成坐骨大切迹的上半部。

外侧面有前、下、后三条粗线，均为臀肌的附着部。前方的最长，称为臀前线，下方的称为臀下线，后方的最短，称为臀后线。

内侧面的前部光滑而凹陷，称为髂窝，构成大骨盆的后外侧壁；后部有粗糙的耳状关节面，称为耳状面，与骶骨的耳状面相关节。

（2）坐骨：位于髋骨的后下部，可分为坐骨体、坐骨上支及下支。

坐骨体为坐骨上部肥厚的部分，构成髋臼的后下部。

坐骨上支位于坐骨体的下方。前缘形成闭孔的后界。后缘形成一深切迹，称为坐骨小切迹。坐骨上支的下端向前移行于坐骨下支。

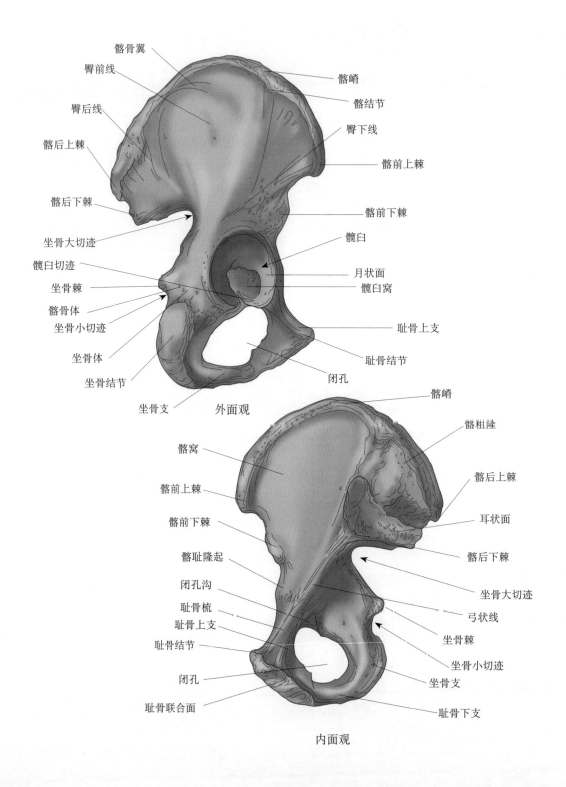

图 5-1　髋骨

坐骨下支自坐骨上支的下端弯向前上内方。上缘构成闭孔的下界。其前端移行于耻骨下支。

（3）耻骨：位于髋骨的前下部。分为耻骨体、耻骨上支及下支。

耻骨体连接髂体与坐骨体，构成髋臼的前下部。与髂体的愈合处，骨面粗糙而隆起，称为髂耻隆起。

耻骨上支自耻骨体水平伸向前内下方，其内侧端移行于耻骨下支。

耻骨下支自耻骨上支的内侧端，向下弯曲。前面为短收肌、长收肌及闭孔外肌的附着部。

（4）髋臼：为髋骨外侧面中部的半球形深窝，由髂体、坐骨体及耻骨体构成，与股骨头相关节。髋臼的中央称为髋臼窝。窝的周围有半月形关节面，称为月状面。

2. 骨盆（图 5-2） 由左右髋骨、骶骨及尾骨构成，有保护盆腔器官及传递重力的作用。可分为上部的大骨盆及下部的小骨盆，其间以界线为界。

## （二）游离下肢骨

1. 股骨（图 5-3）

（1）上端：由股骨头、股骨颈、大转子和小转子构成。

股骨头膨大呈球形，向内上方并稍向前方，有光滑的关节面，与髋臼相关节。头的中央稍靠下侧，有一小窝，称为股骨头凹，为股骨头韧带的附着部。

股骨颈为股骨头下侧较细的部分，呈长方形，向前内上方。上缘向下方移行于大转子；下缘向外下方移行于小转子。

大转子为方形隆起，位于体与颈连接处的外侧。外侧面有一条自后上方斜向前下方的微嵴，为臀中肌的附着部。内侧面有一深窝，称为转子窝，有闭孔外肌腱附着。大转子上缘为梨状肌的附着部。

小转子为圆锥形的突起，位于颈与体连接处的后内侧，前面为腰大肌的附着部。

（2）股骨体：上部呈圆柱形，下部逐渐呈三棱柱形。前面圆隆而光滑。后面的中部有一条纵嵴，称为股骨嵴。此嵴分为内侧唇及外侧唇。两唇向上方逐渐分开，外侧唇终于一粗糙部，称为臀肌粗隆。

（3）下端：膨大，有内外两个髁状突，称为内侧髁与外侧髁。两髁的前面、后面及下面均为光滑的关节面，其中，前面的关节面相连而成髌面，与髌骨相关节。

2. 髌骨（图 5-4） 为人体内最大的籽骨。全骨扁平，呈三角形，位于膝关节前方的股四头肌腱中。前面有许多血管孔。后面光滑，称为关节面，由一纵行钝嵴，分此面为内外两部。外侧部宽阔；内侧部狭窄，与股骨下端的髌面相关节。髌骨的上缘称为髌底，有股四头肌腱附着。

3. 胫骨（图 5-4）

（1）上端：膨大，内外两侧突出，称为内侧髁与外侧髁。两髁上面，均有凹陷的卵圆形关节面，称为上关节面，与股骨的同名髁相关节。

（2）胫骨体：前缘自胫骨粗隆的外侧缘，弯向内下方，终于内踝的前缘。内侧缘起于内侧髁的后面，向下达内踝的后缘，上部有膝关节胫侧副韧带及比目鱼肌附着。

（3）下端：膨大呈四角形。前面的上部圆隆；下部粗糙而微凹，为踝关节囊的附着部。后面有内外两条沟，内侧沟称为踝沟，有胫骨后肌腱及趾长屈肌腱经过；外侧沟则通过踇长屈肌腱。外侧面有一切迹，称为腓骨切迹，与腓骨下端相接。内侧面向下发出一短突，称为内踝。内踝的外侧面光滑，称为踝关节面，与距骨相关节；内踝的内侧面凸隆，向上移行于胫骨体的内侧面；内踝的下缘有一切迹，为踝关节三角韧带的附着部。胫骨下端的下面称为下关节面，与距骨相关节。

4. 腓骨（图 5-4） 为细长的管状骨，居小腿的外侧。

（1）上端：略膨大，称为腓骨小头。小头的内侧面，有圆形的关节面，称为小头关节面，与胫骨外侧髁相关节。小头的外侧面有一粗隆，为股二头肌及膝关节腓侧副韧带的附着部。小头的顶部呈结节状，称为腓骨小头尖，有肌肉及韧带

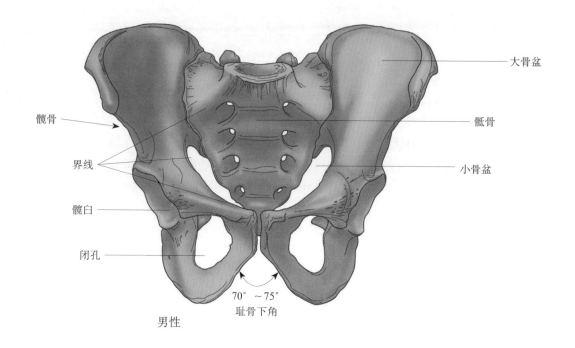

大骨盆

髋骨

骶骨

界线

小骨盆

髋臼

闭孔

70°～75°
耻骨下角

男性

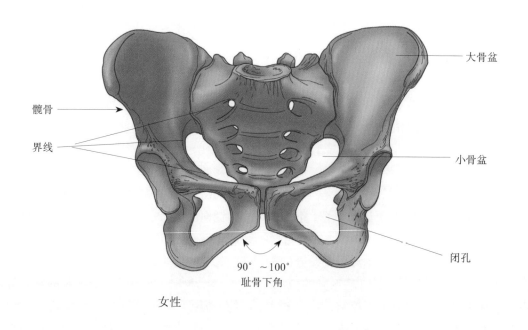

大骨盆

髋骨

界线

小骨盆

闭孔

90°～100°
耻骨下角

女性

**图 5-2　骨盆**

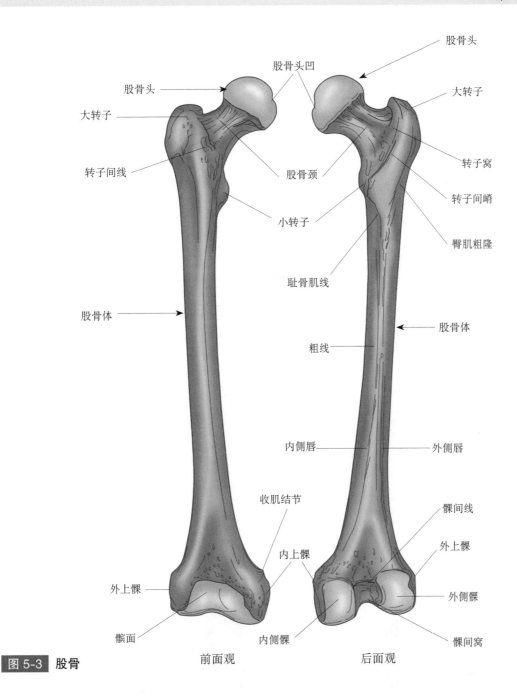

**图 5-3** 股骨

前面观　　　　后面观

附着。

（2）腓骨体：前嵴自小头的前面，向下达外踝的后缘，为腓骨前肌间隔的附着部。骨间嵴向上与前嵴相合，向下与内侧嵴相接，有小腿骨间膜附着。内侧嵴起于小头的内侧，向下移行于外踝的前缘。外侧嵴自小头的后面。

（3）下端或外踝：内侧面的前上部，有微凹的三角形关节面，称为踝关节面，与距骨相关节；后下部有一窝，为胫腓横韧带与距腓后韧带的附

着部。

5. 足骨（图 5-5，图 5-6）　包括跗骨、距骨、趾骨。跗骨共有 7 块，分为近侧及远侧二列。近侧列有距骨、跟骨及足舟骨；远侧列有第 1、第 2、第 3 楔骨及骰骨。

（1）距骨：位于胫、腓骨与跟骨之间。

距骨头为距骨前端呈圆形的部分，斜向前内下方。前面有一关节面，称为舟骨关节面，与舟骨相关节；内下部称为跟骨中关节面，与跟骨相

189

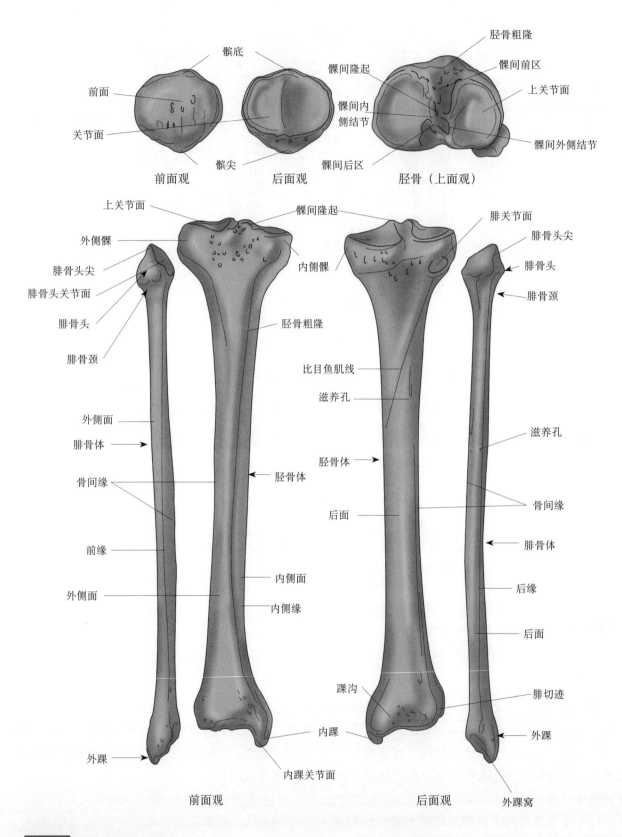

髌底
前面
关节面
髁间隆起
髁间内侧结节
胫骨粗隆
髁间前区
上关节面
髁间外侧结节
前面观
髌尖
髁间后区
胫骨（上面观）

上关节面
外侧髁
腓骨头尖
腓骨头关节面
腓骨头
腓骨颈
髁间隆起
内侧髁
腓关节面
腓骨头尖
腓骨头
腓骨颈

胫骨粗隆

外侧面
腓骨体
骨间缘
前缘
外侧面
外踝

胫骨体
内侧面
内侧缘
内踝
内踝关节面

前面观

比目鱼肌线
滋养孔
胫骨体
后面
踝沟

滋养孔
骨间缘
腓骨体
后缘
后面
腓切迹
外踝
外踝窝

后面观

**图 5-4　髌骨、胫骨和腓骨**

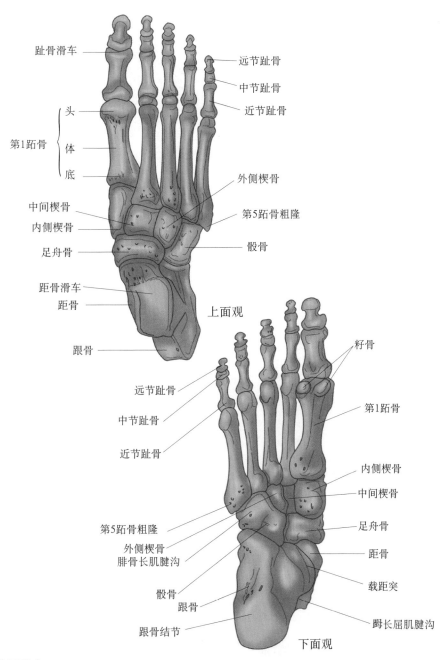

**图 5-5** 足骨（正位）

关节；介于上述两部之间的称为跟骨前关节面。

距骨体的上面与胫骨相接。下面有一凹陷的菱形的关节面，称为跟骨后关节面，与跟骨相关节。内侧面的上部，有半月形的关节面，称为内踝关节面，与内踝相关节；内侧面的下部为踝关节三角韧带深层纤维的附着部。外侧面有三角形的关节面，称为外踝关节面，与外踝相关节。

（2）跟骨：为足骨中最大的，位于距骨的下方。

跟骨后部称为跟骨体，体的后端突出，称为跟结节。跟骨上面的中部有卵圆形凸隆的关节面，称为后关节面，与距骨体的跟骨后关节面相关节。

（3）足舟骨：介于距骨头与三块楔骨之间。前面凸隆由二条微嵴分成三个关节面，分别与三个楔骨相关节。

（4）楔骨：有 3 个，均呈楔形，位于足舟骨与第 1、2 及第 3 跖骨之间。

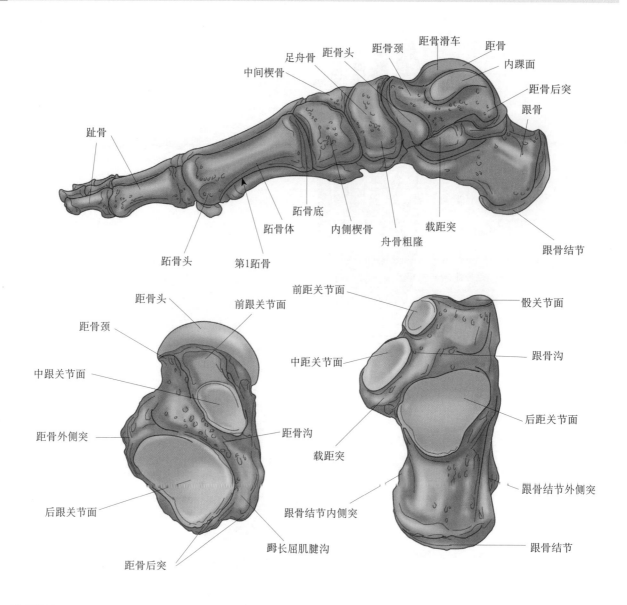

图 5-6 足骨侧面

第 1 楔骨：最长。前面有肾形的关节面，与第 1 跖骨底相关节。后面凹陷有梨形关节面，与舟骨相关节。

第 2 楔骨：最短，在第 1 楔骨的外侧。前面有平滑的关节面，与第 2 跖骨底相关节。后面有三角形凹陷的关节面，与舟骨相关节。沿内侧面的上缘及后缘，有一关节面，与第 1 楔骨相关节。

第 3 楔骨：介于第 2 楔骨与骰骨之间。前后两面均有三角形的关节面，分别与第 3 跖骨及舟骨相关节。

（5）骰骨：呈不规则的立方形，居足的外侧缘。前面由一垂直的微嵴分为内外两部，分别与第 4 及第 5 跖骨底相关节。后面近似四角形，有鞍状的关节面，与跟骨相关节。

（6）跖骨：为短管状骨，共有 5 个，位于跗骨与趾骨之间。各跖骨的后端呈楔形，称为底。底的后面与跗骨相关节；两侧与相邻的跖骨相关节；上下面为韧带的附着部。跖骨的前端称为小头，有凸隆的关节面，与第 1 趾骨底相关节。小头的两侧微凹，周围呈结节状，为跖趾关节副韧带的附着部。小头与底之间的部分，称为体。体的上面及内外两面均有肌附着。

（7）趾骨：总数为 14 个，除踇趾为二节外，其他均为三节。每节趾骨与指骨相似，也分为趾骨底、趾骨体及趾骨滑车三部。

第 1 节趾骨最长。底的后面有卵圆形凹陷的关节面，与跖骨小头相关节。远侧端呈滑车状，中部凹陷，两侧凸隆，接第 2 节趾骨底。体扁细。

第 2 节趾骨短小。底有 2 个凹陷的关节面，与第 1 节趾骨相关节。趾骨滑车接第 3 节趾骨。

第 3 节趾骨的底较宽，接第 2 节趾骨。下面粗糙，称为甲粗隆。

## 二、下肢骨的连结

包括下肢带的连结与游离下肢骨的连结两种。

### （一）下肢带的连结

1. **骶髂关节**（图 5-7） 由髂骨的耳状面与骶骨的耳状面构成。

（1）关节囊：很紧张，附着于关节面的周缘。

（2）骶髂关节的韧带

① 骶髂前韧带：位于关节的前面，连结骶骨骨盆面的侧缘与髂骨的附关节沟之间。

② 骶髂后短韧带：起自髂粗隆、髂骨耳状面后部和髂后下棘，止于骶外侧嵴和骶关节嵴；浅层的称为骶髂后长韧带，自髂后上棘，达第 2 至第 4 骶椎的关节突，外侧与骶结节韧带相连，内侧接腰背筋膜。

③ 骶髂骨间韧带：连结髂骨粗隆与骶骨粗隆之间，由纵横交错的短纤维构成，填充于关节囊的上方与后方。

2. **髋骨与脊柱的韧带联合**（图 5-7） 主要连结骶骨与坐骨和髂骨与腰椎之间，有骶结节韧带、骶棘韧带和髂腰韧带。

（1）骶结节韧带：位于骨盆的后下部。起自髂后下棘、骶骨下部的外侧缘和尾骨的岬部，斜向外下方，经骶棘韧带的后方，止于坐骨结节的内侧缘，有一部分纤维则呈钩状，继续延伸至坐骨下支，称为镰突。

（2）骶棘韧带：位于骶结节韧带的前方。起自骶骨和尾骨的外侧缘，向外方与骶结节韧带交叉后，止于坐骨棘。

（3）髂腰韧带：起自第 5 腰椎横突前面、横突尖部的后面及第 4 腰椎横突的前面和下缘，呈放射状止于髂嵴的内唇。

（4）骶腰韧带：为髂腰韧带的一部分，起自第 5 腰椎体与横突，止于髂窝与骶骨底。

### （二）游离下肢骨的连结

1. **髋关节**（图 5-8） 由股骨头与髋臼构成。

（1）关节囊：于髋臼处，起自髋臼的周缘与髋臼横韧带。在股骨上，前后面分别附着于转子间线与转子间嵴的内侧；上下方则分别止于大转子和小转子附近。

（2）髋关节的韧带

① 髂股韧带：位于关节囊的前面。上方起自髂前下棘的下方，向外下方呈扇形分散，止于股骨的转子间线。

② 耻骨囊韧带：起自髂耻隆起、耻骨上支、闭孔嵴及闭孔膜，斜向外下方，移行于关节囊及髂股韧带的内侧部。

③ 坐骨囊韧带：位于关节的后面，起自髋臼的后部与下部，向外上方，经股骨颈的后面，一部分纤维移行于轮匝带，另一部分则附着于股骨大转子的根部。

④ 轮匝带：由关节囊纤维层的环形纤维构成，环绕股骨颈的中部。其外侧部肥厚，略向关节腔突出。此韧带有一部分纤维分别与耻骨囊韧带及坐骨囊韧带愈合，但不直接附着在骨面上。

⑤ 股骨头韧带：为关节囊内扁平的三角形纤维带。基底部附着于髋臼横韧带及髋臼切迹两侧；尖部连结股骨头凹的前上部。

⑥ 髋臼横韧带：也在关节囊内，呈桥状横跨髋臼切迹的两端，两者围成一孔，有血管和神经通过。此韧带与关节囊及股骨头韧带愈合。

（3）盂缘：由纤维桡骨构成。基底部附着于髋臼的周缘和髋臼横韧带；游离缘锐薄而紧缩；外侧面凸隆；内侧面凹陷而光滑。

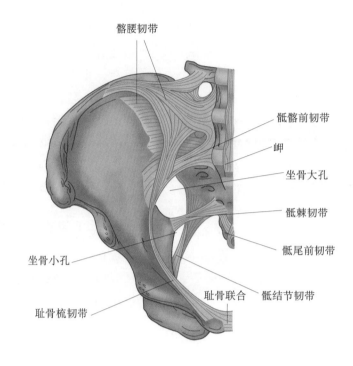

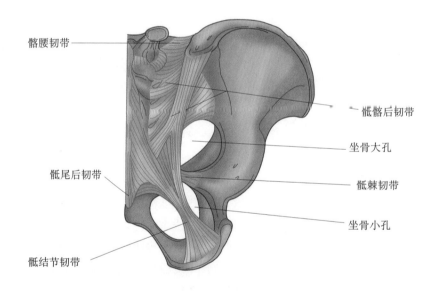

**图 5-7** 骨盆的韧带

2. 膝关节（图 5-9 ～ 图 5-11） 为人体中较大而复杂的关节，有三部分构成：即股骨的内、外侧髁与半月板的上面，胫骨的内、外侧髁与半月板的下面，以及股骨的髌面与髌骨的关节面直接接触。

（1）关节囊：关节囊的纤维层，上方起自股骨两髁关节面的周缘与髁间窝的后缘，向下止于

髌骨的上面及其内外两缘和胫骨两髁的前缘；外侧与腘肌腱相连；内侧与胫侧副韧带愈合。纤维层的一部分深层纤维，与半月板的周缘及邻近的胫骨两髁边缘相连，称此连结为冠状韧带。

（2）膝关节的半月板：分为内侧半月板与外侧半月板，均由纤维桡骨构成，分别位于胫骨内侧髁与外侧髁的关节面上。内、外侧半月板的外

194

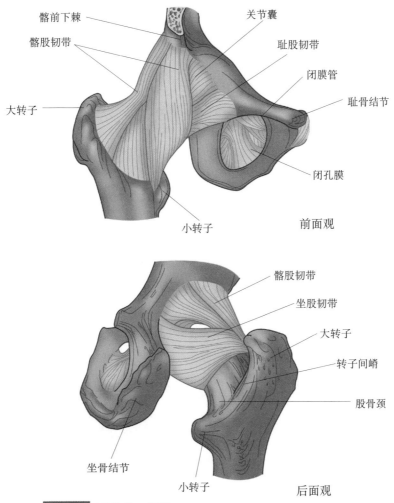

髂前下棘　　关节囊
髂股韧带　　耻股韧带
　　　　　　闭膜管
大转子　　　耻骨结节
　　　　　　闭孔膜
小转子　　　前面观

髂股韧带
坐股韧带
大转子
转子间嵴
股骨颈
坐骨结节
小转子　　　后面观

**图 5-8** 髋关节 - 韧带

侧缘肥厚而凸隆，借冠状韧带与胫骨两髁的周缘相连。内缘锐薄而凹陷。上面光滑而微凹，与股骨的两髁相接；下面平坦，覆盖在胫骨两髁的关节面上。

**3. 膝关节的韧带**

①髌韧带：位于关节囊的前部，为股四头肌腱延续的部分。上方起自髌尖和髌关节面的下方，向下止于胫骨粗隆及胫骨前嵴的上部；其内外两缘分别移行于髌内侧支持带。

②髌内侧支持带：为股内肌肌腱的一部分。起自股内肌肌腱及髌底，沿髌韧带的内侧向下，止于胫骨上端的内侧面。

③髌外侧支持带：为股外肌肌腱的一部分。起自股外肌肌腱及髌底，沿髌韧带的外侧向下，止于胫骨上端的外侧面。此韧带的外侧与髂胫束

愈合。

④腘斜韧带：位于关节的后面，为半膜肌肌腱的延续部分。起自胫骨内侧髁，沿关节囊的后部斜向外上方，止于股骨外上髁。有一部纤维与关节囊后部的纤维愈合。

⑤腘弓韧带：位于关节的后外侧。起自腓骨小头后面，斜向后上方，分为前后两部，前部与腓肠肌的外侧头愈合，后部则附着于胫骨髁间后窝的后缘。

⑥胫侧副韧带：位于关节的内侧。上方起自股骨内上髁，向下止于胫骨内侧髁及胫骨体的内侧面。韧带的前部与髌内侧支持带愈合，与关节囊之间有黏液囊相隔，后部则与关节囊及内侧半月板愈合。

⑦腓侧副韧带：位于关节的外侧。上方起自

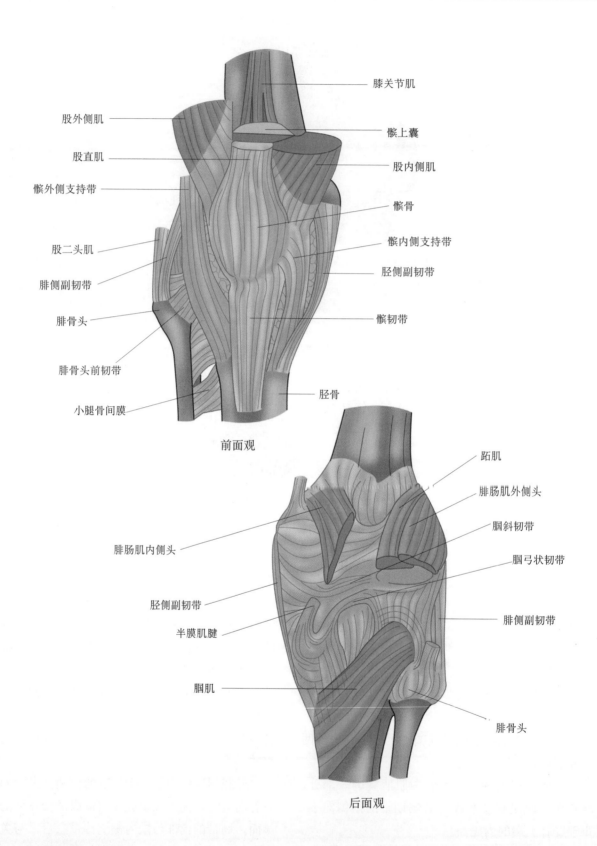

膝关节肌

髌上囊

股外侧肌

股直肌

股内侧肌

髌外侧支持带

髌骨

股二头肌

髌内侧支持带

腓侧副韧带

胫侧副韧带

腓骨头

髌韧带

腓骨头前韧带

小腿骨间膜

胫骨

前面观

跖肌

腓肠肌外侧头

腘斜韧带

腓肠肌内侧头

腘弓状韧带

胫侧副韧带

腓侧副韧带

半膜肌腱

腘肌

腓骨头

后面观

图 5-9 膝关节（一）

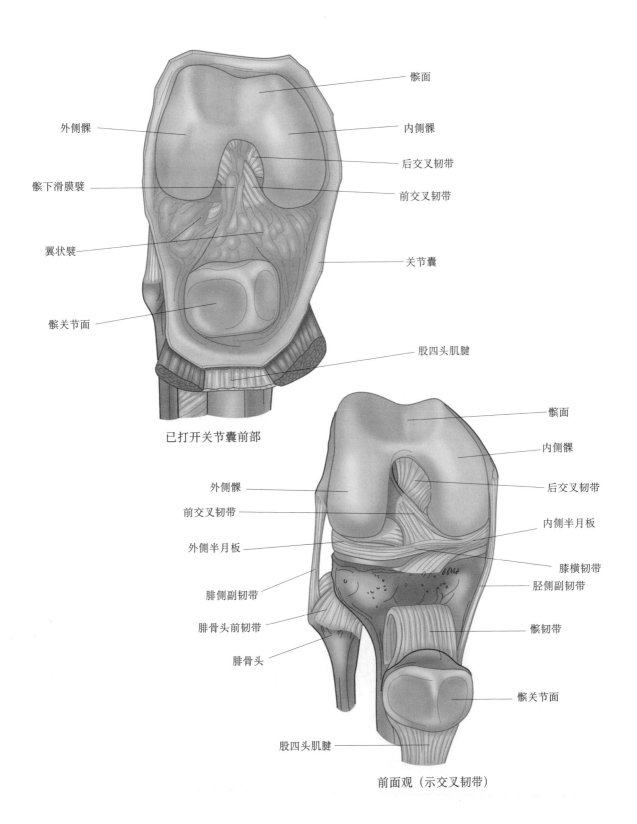

髌面

外侧髁

内侧髁

后交叉韧带

髌下滑膜襞

前交叉韧带

翼状襞

关节囊

髌关节面

股四头肌腱

已打开关节囊前部

髌面

外侧髁

内侧髁

前交叉韧带

后交叉韧带

外侧半月板

内侧半月板

腓侧副韧带

膝横韧带

胫侧副韧带

腓骨头前韧带

髌韧带

腓骨头

髌关节面

股四头肌腱

前面观（示交叉韧带）

**图 5-10** 膝关节（二）

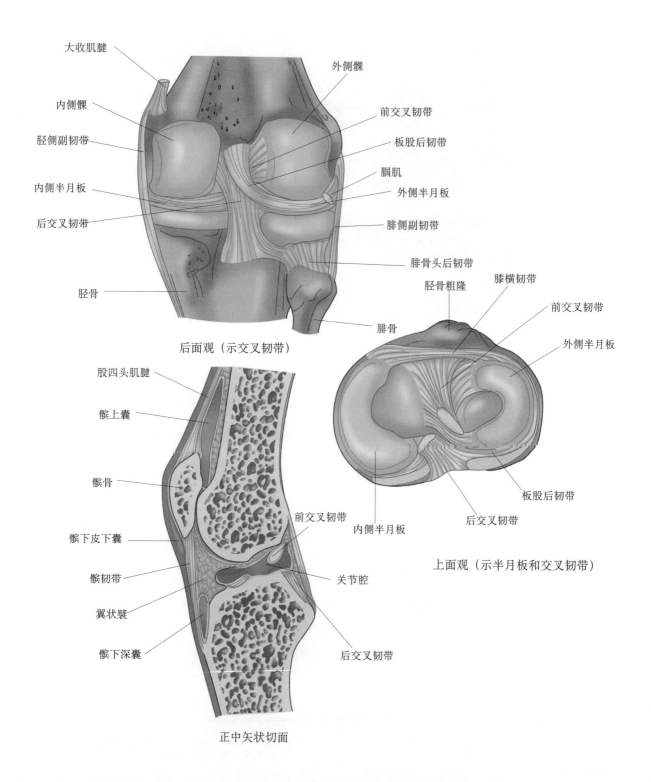

后面观（示交叉韧带）

上面观（示半月板和交叉韧带）

正中矢状切面

**图 5-11 膝关节（三）**

股骨外上髁，向下止于腓骨小头外侧面的中部。此韧带与关节囊之间有疏松结缔组织；与半月板之间，以腘肌腱相隔，两者不直接相连。

⑧膝交叉韧带：位于关节囊内，为连结股骨与胫骨之间的强韧韧带，可分为前后两条，彼此相互交叉。

⑨膝横韧带：横行连结两个半月板的前端。

⑩半月板腓侧韧带：起自外侧半月板的后缘，沿后交叉韧带的后方，斜向内上方，止于股骨内侧髁。

⑪半月板股骨前韧带：起自外侧半月板的后部，沿后交叉韧带的前方，斜向内上方，止于股骨内侧髁。

**4. 胫骨与腓骨的连结** 可分为胫腓关节、小腿骨间膜及胫腓韧带联合。

（1）胫腓关节：由腓骨小头关节面与胫骨的腓骨关节面构成。关节囊附着于两骨关节面的周缘。关节腔有时通过腘肌囊与关节相通。关节囊的周围有腓骨小头韧带加强。此韧带分为前后两部：前部位于股二头肌腱的深部，起自腓骨小头前面，斜向内上方，止于胫骨外侧髁的前面；后部起自腓骨小头后面，斜向上方，止于胫骨外侧髁的后面。

（2）小腿骨间膜：连结胫腓两骨的骨间嵴之间。大部分纤维起自胫骨，斜向外下方，止于腓骨；小部分则起自胫骨，斜向外上方，达腓骨。

（3）胫腓韧带联合：由胫骨的腓骨切迹与腓骨下端的内侧面构成。两面均覆盖一层骨膜，并借下列韧带紧密相连。

①外踝前韧带：位于胫腓两骨的前面。起自胫骨下端踝关节的边缘，斜向外下方，止于覆盖下端的前缘及附近的骨面上。

②外踝后韧带：连结胫、腓两骨下端的后面。前部与骨间韧带相连；下部愈合于胫腓横韧带。

③骨间韧带：由许多强韧的短纤维构成，连结胫腓两骨下端的相接面之间，向上移行于小腿骨间膜。

④胫腓横韧带：起自胫骨后面的下缘，斜向前外下方，止于外踝的内侧面。

**5. 足关节** 包括距骨小腿关节、跗骨间关节、跗跖关节、跖骨间关节、跖趾关节及趾关节六种。足与足底韧带见图 5-12，图 5-13。

（1）距骨小腿关节（踝关节）：由胫骨的下关节面、踝关节面和腓骨的踝关节面，与距骨的上面和内外踝关节面构成。关节囊上方起自胫骨下关节面和胫骨踝关节面的周缘，向下止于距骨滑车的半月及距骨颈的上面。关节囊的滑膜层，除被覆于纤维层的内面外，还沿胫腓两骨之间，达骨间韧带。有下列韧带附着。

①三角韧带：位于关节的内侧。上方起自内踝的前后缘及尖部，呈扇状向下止于跗骨。由于附着部不同，可分为以下四部：距胫后韧带，位于后部，止于距骨的内侧面及距骨后突内侧的小结节；跟胫韧带位于中部，起自内踝的尖部，向下止于跟骨的载距突；胫舟韧带位于前部，起自内踝的前面，止于舟骨粗隆与跟舟跖侧韧带的内侧缘；距胫前韧带位于胫舟韧带的内侧，起自内踝前缘，止于距骨内踝关节面的前缘。

②距腓前韧带：位于关节的外侧，起自外踝的前缘，止于距骨外踝关节面的前方及距骨颈的外侧面。

③距腓后韧带：起自外踝后缘，止于距骨后突。

④跟腓韧带：起自外踝尖部的前方，止于跟骨外侧面中部的小结节。

（2）跗骨间关节：可分为距跟关节、距跟舟关节、跟骰关节、跗横关节、楔横关节、楔舟关节、楔骨间关节、舟骰关节与楔骰关节八种。关节周围主要有下列韧带附着。

①距跟前韧带：位于跗骨窦入口的后侧，连结距、跟二骨。

②距跟后韧带：起自距骨后突及跗长肌腱沟的下缘。止于跟骨后关节面的后侧。

③距跟内侧韧带：起自距骨后突的内侧，止于跟骨载距突的后部。

④距跟外侧韧带：位于跟腓韧带的前上方。起自距骨外突，止于跟骨的外侧面。

⑤距跟骨间韧带：位于跗骨窦内。起自跗骨

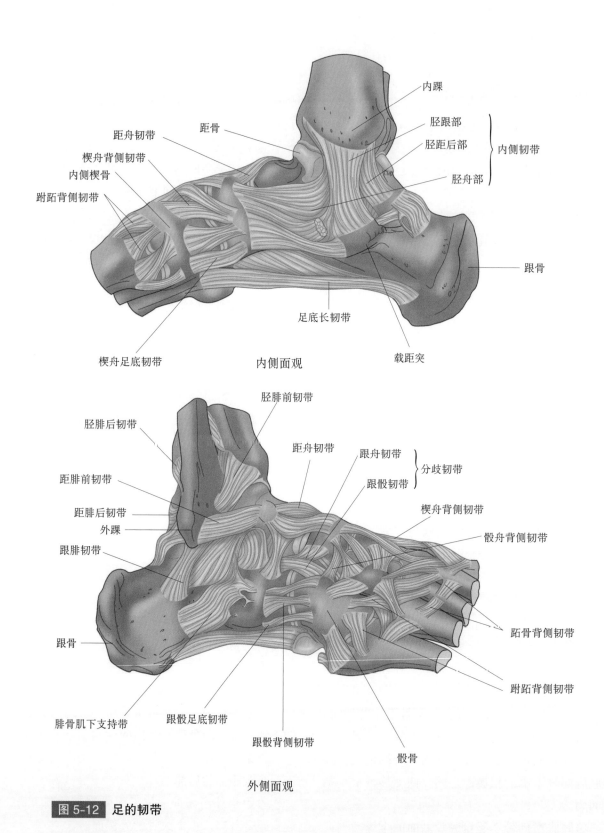

内踝

距舟韧带　　距骨

楔舟背侧韧带

内侧楔骨

跗跖背侧韧带

胫跟部

胫距后部　　内侧韧带

胫舟部

跟骨

足底长韧带

楔舟足底韧带　　内侧面观　　载距突

胫腓前韧带

胫腓后韧带

距舟韧带　　跟舟韧带

跟骰韧带　　分歧韧带

距腓前韧带

距腓后韧带

外踝

楔舟背侧韧带

骰舟背侧韧带

跟腓韧带

跖骨背侧韧带

跟骨

跗跖背侧韧带

腓骨肌下支持带　　跟骰足底韧带

跟骰背侧韧带　　骰骨

外侧面观

图 5-12　足的韧带

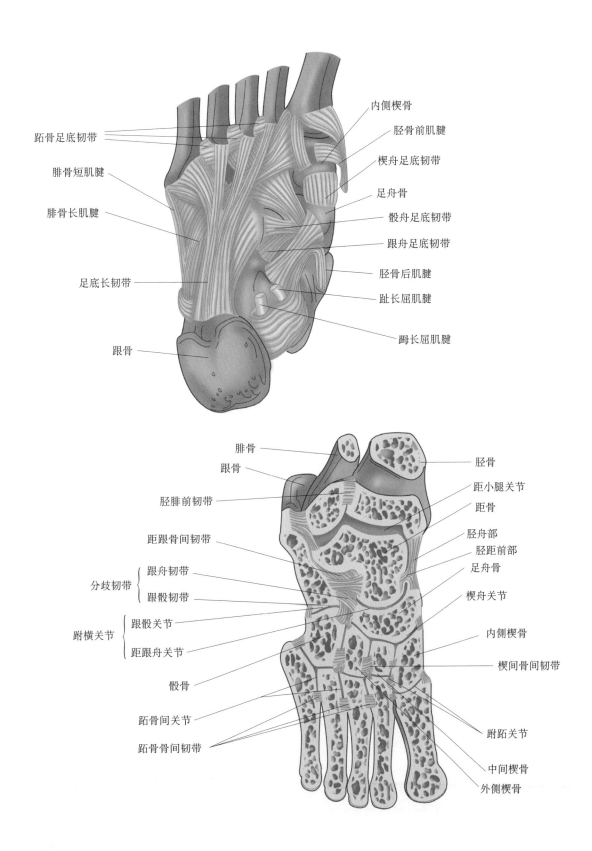

内侧楔骨
胫骨前肌腱
楔舟足底韧带
足舟骨
骰舟足底韧带
跟舟足底韧带
胫骨后肌腱
趾长屈肌腱
姆长屈肌腱

跖骨足底韧带
腓骨短肌腱
腓骨长肌腱
足底长韧带
跟骨

腓骨
跟骨
胫腓前韧带
距跟骨间韧带
分歧韧带 { 跟舟韧带
跟骰韧带 }
跗横关节 { 跟骰关节
距跟舟关节 }
骰骨
跖骨间关节
跖骨骨间韧带

胫骨
距小腿关节
距骨
胫舟部
胫距前部
足舟骨
楔舟关节
内侧楔骨
楔间骨间韧带
跗跖关节
中间楔骨
外侧楔骨

**图 5-13** 足底的韧带

201

窦的顶部，止于跟骨后关节面的前方。

⑥跟舟跖侧韧带：起自跟骨载距突前缘，止于舟骨的下面和内侧面。

⑦分歧韧带：后方起自跟骨前关节面的外侧，向前分为内外两部。内侧部称为跟舟部，起自跟骨上面，止于舟骨的外侧面；外侧部称为跟骰部，向前附着于骰骨的上面。

⑧距舟韧带：起自距骨颈上面和外侧面，止于舟骨的上面。

⑨跟骰背侧韧带：连结跟、骰二骨的上面。

⑩跖长韧带：后部起自跟骨下面的跟结节内外侧突的前方，大部分纤维向前，附着于骰骨下面的锐嵴上；另一部纤维则向前内方，跨过骰骨的腓骨长肌腱沟，止于第2至第4跖骨底。

⑪跟骰跖侧韧带：起自跟骨下面前端的以下隆起，止于骰骨下面。

⑫舟楔背侧韧带：起自舟骨上面与骰舟背侧韧带之间，止于三个楔骨的上面。

⑬舟楔跖侧韧带：位于足的跖侧，连结舟骨的下面与三个楔骨下面之间。

⑭骰舟背侧韧带：起自舟骨的上面，止于骰骨上面。

⑮骰舟跖侧韧带：起自舟骨的下面，止于骰骨的内侧面及下面。

⑯骰舟骨间韧带：连结骰、舟两骨的相对面之间。其后部纤维可延伸至足跖下面，并斜向后外方，与跟骰跖侧韧带愈合。

⑰楔骰背侧韧带：连结骰骨与第3楔骨上面之间。

⑱楔间背侧韧带：连结楔骨的上面之间。

⑲楔骰跖侧韧带：连结第3楔骨的尖部与骰骨的内侧面之间，后方与骰舟跖侧韧带愈合。

⑳楔间跖侧韧带：连结第1楔骨底部与第2楔骨尖部之间。

㉑楔骰骨间韧带：位于第3楔骨与骰骨之间，连结两骨的相对面，与楔骰背侧及跖侧韧带愈合。

㉒楔骨间韧带：连结三个楔骨的相对面之间。

（3）跗跖关节：由三部分组成，分别位于第1楔骨前面与第1跖骨底之间，第2、第3楔骨前面与第2、第3跖骨底之间及骰骨前面与第4、第5跖骨底之间。关节周围有下列韧带。

①跗跖背侧韧带：由一些扁宽的纤维束组成，分别连结第1楔骨的外侧缘与第2跖骨底的内侧缘之间，第2楔骨与第2跖骨底之间，第3楔骨与第2至第4跖骨之间，以及骰骨与第4、第5跖骨底之间。

②跗跖跖侧韧带：为一强韧的纤维束，分别连结第1楔骨与第2、第3跖骨底之间及骰骨与第4、第5跖骨底之间。

③楔跖骨间韧带：有3条，分别连结第1楔骨外侧面与第2跖骨底的内侧面之间，第3楔骨与第2跖骨底之间及第3楔骨与第3、4跖骨底之间。

（4）跖骨间关节：有3个，位于第2至第5跖骨底之间。有下列韧带。

①底背韧带：连结第2至第5跖骨底的上面。

②底跖侧韧带：连结第2至第5跖骨的下面。

③底骨间韧带：连结第2至第5跖骨底相对面的粗糙部。

（5）跖趾关节：由跖骨小头与第2节趾骨底构成。关节周围有下列韧带。

①副韧带：位于关节两侧。起自跖骨小头两侧的结节，止于第1节趾骨底的两侧及跖侧副韧带。

②小头横韧带：连结跖骨小头之间的下面，与跖侧副韧带愈合。

③跖侧副韧带：位于关节的下面，介于两侧副韧带之间，与跖骨连结较松，但紧密连结于趾骨、小头横韧带及副韧带。

（6）趾关节：共有9个，由远位趾骨底与近位趾骨滑车构成。有下列韧带。

①副韧带：位于关节两侧，连结近位趾骨滑车与远位趾骨底之间。

②背侧韧带：为关节上面的膜状韧带，两侧与副韧带愈合。

③跖侧副韧带：为关节下面的纤维软骨板，两侧与副韧带愈合，与骨面之间有短纤维相连。

## 三、下肢肌

髋肌和大腿肌见图 5-14 ～图 5-17。

### （一）髋肌

1. 髋内肌

（1）腰大肌：在脊柱腰部两侧。起自第 12 胸椎体、上 4 个腰椎体和椎间盘的侧面，止于股骨小转子。此肌可屈大腿并旋外，使躯干前屈。受腰丛的肌支支配。

（2）腰小肌：位于腰大肌的前面。上端起自第 12 胸椎及第 1 腰椎体的侧面，下端止于髂耻隆起。此肌使脊椎腰段趋向同侧，并紧张髂筋膜。受腰丛的肌支支配。

（3）髂肌：起自髂窝、髂筋膜、髂前下棘和骶骨翼。止于股骨小转子及髋关节囊。此肌可屈大腿并外旋。受腰丛的肌支支配。

（4）梨状肌：位于小骨盆的后壁。起自骶骨两侧部的盆面骶前孔外侧的部分。止于大转子尖端。此肌使大腿外旋并外展。受骶丛的肌支支配。

（5）闭孔内肌：位于小骨盆的侧壁。起自闭

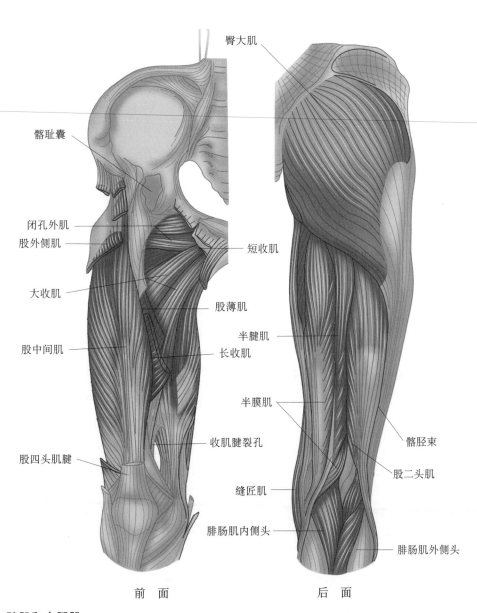

| | |
|---|---|
| 髂耻囊 | 臀大肌 |
| 闭孔外肌 | 短收肌 |
| 股外侧肌 | 股薄肌 |
| 大收肌 | 半腱肌 |
| 股中间肌 | 长收肌 |
| | 半膜肌 |
| | 髂胫束 |
| 股四头肌腱 | 收肌腱裂孔 |
| | 股二头肌 |
| 缝匠肌 | |
| 腓肠肌内侧头 | 腓肠肌外侧头 |

前 面　　　　　　后 面

**图 5-14** 髋肌和大腿肌

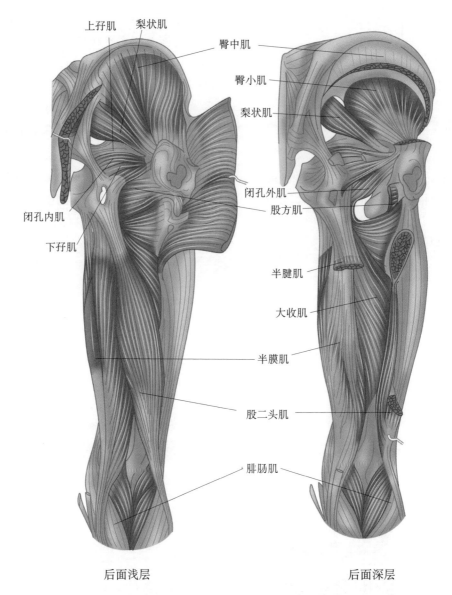

上孖肌　梨状肌

臀中肌

臀小肌

梨状肌

闭孔内肌

下孖肌

闭孔外肌

股方肌

半腱肌

大收肌

半膜肌

股二头肌

腓肠肌

后面浅层　　　　　　　　　　后面深层

图 5-15　髋肌和大腿肌后面

孔筋膜的内面及其周围的骨面。止于转子窝。此肌使大腿外旋。受骶丛的分支支配。

2. 髋外肌

（1）臀大肌：几乎占据整个臀部皮下。起自髂后上棘到尾骨尖之间的部位、髂骨背面、骶骨下部和尾骨的背面及两骨之间的韧带、腰背筋膜和骶结节韧带，至股骨上部。止于股骨的臀肌粗隆。此肌可伸大腿并稍旋外，当大腿被固定时，则使骨盆向后倾斜，维持身体直立姿式。受臀下神经支配。

（2）阔筋膜张肌：位于大腿的前外侧。起自髂前上棘。止于胫骨外侧髁。有前屈大腿并稍旋内的作用。受臀上神经支配。

（3）臀中肌：起自臀前线以上、臀后线以前的髂骨背面。止于股骨大转子尖端的上面和外侧面。有使大腿旋内及使大腿外展的作用。受臀上神经支配。

（4）股方肌：位臀大肌的深侧。起自坐骨结节的外面，止于转子间嵴和大转子。有使大腿旋外的作用。受骶神经丛的分支支配。

（5）臀小肌：位臀中肌的深面。起自臀前线以下、臀白以上的髂骨背面。止点和神经支配与

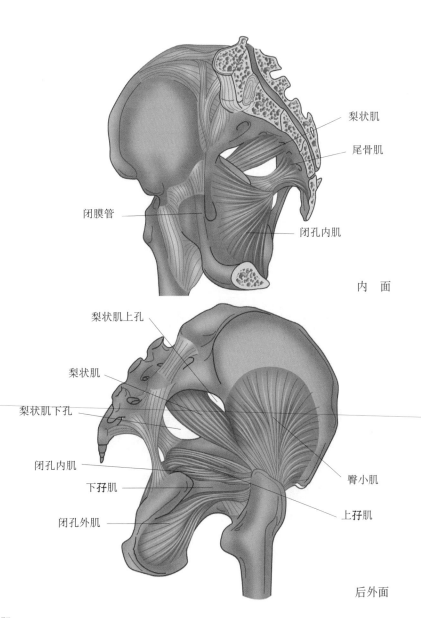

内　面

后外面

**图 5-16** 髋肌

臀中肌相同。

（6）闭孔外肌：起自闭孔膜外面和闭孔周围的耻骨和坐骨骨面，止于转子窝。有使大腿外旋的作用。此肌受闭孔神经支配。

**（二）游离下肢肌**

1. 大腿肌

（1）前浅群

①缝匠肌：位于大腿前面及内侧面的皮下，为全身最长的肌肉。起自髂前上棘，止于胫骨粗隆。有使大腿旋外、外展和前屈的作用。此肌受

股神经的分支支配。

②股四头肌：为全身最大的肌肉，位于大腿前面及外侧的皮下。起点由四个头组成，其中一个头起自髂前下棘，其余三个头均起自股骨。四个头于股骨下端合成一扁腱，跨过膝关节前面而止于胫骨粗隆。此肌为强大的小腿伸肌，股直肌还有前屈大腿的作用。受股神经的分支支配。

现将此肌的四个头分述于下：

a. 股直肌：为股四头肌的中部肌束。起自髂前下棘和髋臼上部，止于髌的上缘。

b. 股外肌：位大腿的外侧，股直肌和股间肌

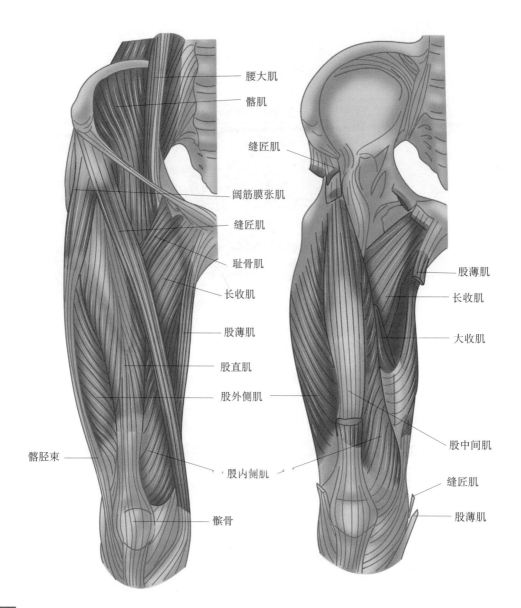

腰大肌
髂肌
缝匠肌
阔筋膜张肌
缝匠肌
耻骨肌
长收肌
股薄肌
股直肌
股外侧肌
髂胫束
股内侧肌
髌骨

股薄肌
长收肌
大收肌
股中间肌
缝匠肌
股薄肌

图 5-17　髋肌和大腿肌前面

的外侧。起自股骨大转子根部，抵止于髌骨的外侧缘和上缘。

c. 股内肌：位大腿的前内侧。起自股骨粗线的内侧和内侧肌间隔，止于股四头肌腱及髌骨的内侧缘、髌上缘及膝关节囊。

d. 股间肌：位于股直肌的深面。起自转子间线以下至股骨下四分之一以上的股骨前面，止于髌的上缘。

（2）前深群

①耻骨肌：位于大腿上部前面的皮下，髂腰肌的内侧，长收肌的外侧。起自耻骨梳和耻骨上

支，止于股骨小转子以下的耻骨线。有使大腿屈曲、内收和旋外的作用。此肌受股神经的支配。

②长收肌：位大腿上部前内侧的皮下，耻骨肌的内侧。起自耻骨体和耻骨上支前面上部，止于股骨粗线内侧唇中 1/3。此肌使大腿内收并旋外。受闭孔神经的前支支配。

③股薄肌：位于大腿最内侧的皮下，覆盖大收肌。起于耻骨下支的前面，止于胫骨粗隆内侧。使大腿内收，屈小腿并使屈曲的小腿旋内。此肌受闭孔神经支配。

④短收肌：位于大腿前内侧的上方，长收肌

和耻骨肌的深侧。起自耻骨下支，抵止于股骨粗线的上 1/3。使大腿屈曲并内收。此肌受闭孔神经支配。

⑤大收肌：位于大腿的内侧。起自坐骨结节、坐骨下支和耻骨下支的前面，止于股骨内上髁。使大腿内收，上部肌束还有使大腿旋外的作用。此肌受闭孔神经后支和坐骨神经分支支配。

（3）后群

大腿后部由 3 个肌肉构成，其共同的起点为坐骨结节，向下跨过髋关节和膝关节的后面，分别止于胫骨和腓骨的上端。其作用是伸大腿、屈小腿。当膝关节在屈曲状时，止于胫骨上端者使小腿旋内，止于腓骨上端者使小腿旋外，这 3 个肌肉均由坐骨神经支配。

①股二头肌：位于大腿后外侧的皮下。肌的长头起自坐骨结节，短头起自股骨嵴的外侧唇和外侧肌间隔，止于腓骨小头。有伸大腿、屈小腿并使小腿旋外的作用。

②半腱肌：位于大腿后内侧的皮下。起自坐骨结节，止于胫骨粗隆内侧。有伸大腿，屈小腿，并使小腿旋内的作用。

③半膜肌：位于大腿后内侧皮下，半腱肌的内侧。起自坐骨结节，止于腘斜韧带、胫骨髁下缘和腘肌筋膜。有伸大腿、屈小腿及使小腿旋内的作用。

2. 小腿肌（图 5-18，图 5-19）

（1）前群

①胫骨前肌：位于小腿前外侧皮下，紧贴胫骨的外面。起自胫骨外侧面的上 2/3，止于第 1 楔骨及第 1 跖骨基底部。有伸足，使足内翻及内收的作用。受腓深神经支配。

②踇长伸肌：位于胫骨前肌和趾长伸肌之间，其上端被两肌遮盖。起于腓骨内侧面下 2/3 及其邻近的骨间膜，止于踇趾末节、趾骨基底的背面。有伸踇趾及足，并使足内翻的作用。受腓深神经支配。

③趾长伸肌：位于小腿前外侧皮下，其内侧上方为胫骨前肌。起自腓骨前嵴和邻近骨间膜、胫骨上端，止于第 2～5 趾的末节趾骨及中节趾骨的基底部的背面。有伸足、伸趾，使足外翻的作用。受腓深神经支配。

（2）外侧群

①腓骨长肌：位于小腿外侧皮下，紧贴腓骨的外侧面。起自腓骨小头，止于第 1 楔骨和第 1 跖骨基底部跖侧面的外侧。有使足外翻、跖屈及足外展的作用。受腓神经支配。

②腓骨短肌：位于腓骨长肌的深面。起自腓骨外侧面下 2/3 及前后肌间隔，止于第 5 跖骨粗隆。有使足外翻、跖屈及足外展的作用。受腓浅神经的分支支配。

（3）后群

①浅层

a. 腓肠肌：位于小腿后面皮下，比目鱼肌的表面。起自股骨内上髁，止于跟骨结节。有屈小腿，使足跖屈并稍使足内翻的作用。受胫神经支配。

b. 比目鱼肌：位于腓肠肌的深面。其起点延至腓骨上端、腓骨小头、比目鱼肌腱弓。胫骨腘线和胫骨体后面内侧缘中 1/3。肌束向下移行于一腱，为构成跟腱的主要部分。其作用如腓肠肌。受胫神经支配。

c. 跖肌：位于腓肠肌外侧头与比目鱼肌之间。起自股骨外上髁及膝关节囊，止于跟骨。有屈趾作用。受胫神经支配。

②深层

a. 胫骨后肌：位于小腿三头肌的深面。起自小腿骨间膜上 2/3 及邻近的胫腓骨骨面，止于舟骨粗隆及第 1、2、3 楔骨的基底面。有使跖屈的作用。受胫神经支配。

b. 踇长屈肌：位于小腿后面的外侧。起自腓骨后面下 2/3 及其邻近的小腿骨间膜，止于踇趾末节、趾骨基底部。有屈踇趾，使跖屈及内翻的作用。受胫神经支配。

c. 趾长屈肌：位于胫骨后面。起自胫骨后面中 1/3 及小腿固有筋膜深层，止于末节趾骨的基部。有使足跖屈及内翻的作用。受胫神经的分支支配。

d. 腘肌：位于腓肠肌的深面，胫骨上端的后面。有屈膝关节，使小腿旋内并紧张膝关节囊的作用。受胫神经支配。

3.足肌

（1）足背肌（图 5-18）

①趾短伸肌：位于足背皮下，趾长伸肌腱的深面。起自跟骨前端的上面和外侧面及小腿十字韧带，移行于第 2 至第 4 趾的趾背腱膜。此肌收缩时，可伸中间三趾。受腓深神经支配。

②踇短伸肌：位于趾短伸肌的内侧，起点与趾短伸肌同，抵止于踇趾第 1 趾骨基底部的背面。其作用为伸踇趾。受腓深神经支配。

（2）足底肌（图 5-20）

①内侧群

a.踇展肌：位于足底内侧缘皮下。起自跟骨结节的内侧及舟骨粗隆，止于第 1 趾骨基底部的跖侧。可使踇趾远离中趾而外展。受足底内侧神经支配。

b.踇短屈肌：位于足内侧缘前端的皮下，踇展肌腱的外侧及深面。起于第 1 楔骨的底面、胫骨后肌的肌腱和足底面的各个肌腱，止于踇趾第 1 节趾骨基底部跖面的内侧。可屈踇趾的第 1 节趾骨。受足底内侧及外侧神经支配。

c.踇收肌：位于足底中部，分为斜头及横头；

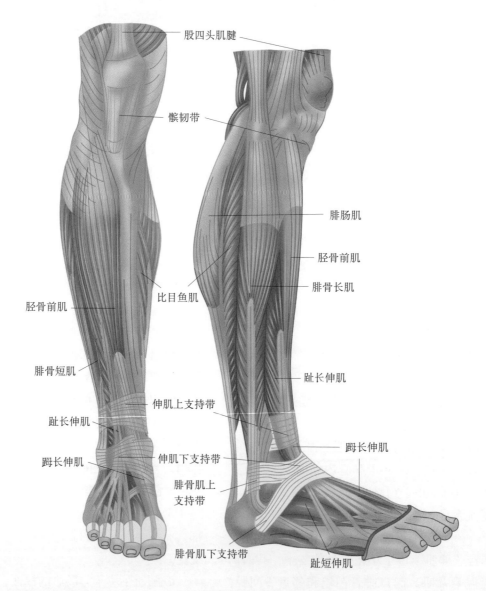

股四头肌腱

髌韧带

腓肠肌

胫骨前肌

腓骨长肌

比目鱼肌

胫骨前肌

趾长伸肌

腓骨短肌

伸肌上支持带

趾长伸肌

踇长伸肌

伸肌下支持带

踇长伸肌

腓骨肌上
支持带

腓骨肌下支持带

趾短伸肌

**图 5-18** 小腿肌和足背肌

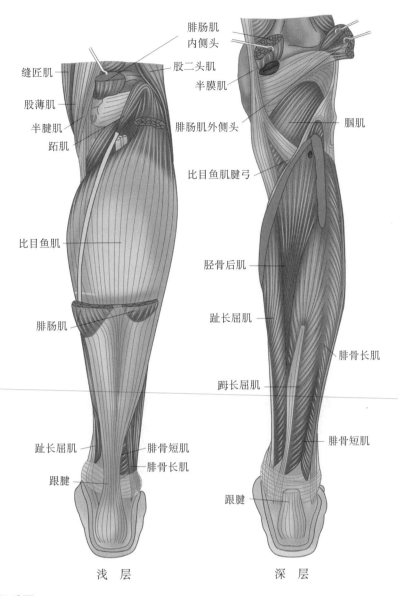

**图 5-19** 小腿肌后面

浅 层　　　　　　　　深 层

斜头位于趾长屈肌腱，蚓状肌和跖方肌的深面。起自跖长韧带、腓骨长肌腱、第 3 楔骨跖面和第 2、3 跖骨基底部的跖面，止于踇趾第 1 节趾骨基底部跖侧面的外侧。可屈踇趾。受足底外侧神经支配。

②外侧群

a. 小趾展肌：位于足的外侧缘，跖腱膜的深面。起自跟骨结节的跖侧，止于第 5 跖骨粗隆及第 1 节趾骨基底部跖侧面。其作用为外展及屈小趾。受足底外侧神经支配。

b. 小趾短屈肌：位于足外侧缘的前端。起自

第 5 跖骨基底和跖长韧带，抵止于小趾第 1 节趾骨基底部跖侧面的内侧。有屈小趾第 1 节趾骨的作用。受足底外侧神经支配。

③中间群

a. 趾短屈肌：位于足底中部。起自跟骨结节及跖腱膜，抵至第 2 ~ 5 趾。受足底内侧神经支配。

b. 跖方肌：位于趾短屈肌的深面。起自跟骨底面的外侧、小部分起自内侧，止于趾长屈肌腱的外侧缘。可屈曲足趾。受足底外侧神经支配。

c. 足蚓状肌：位于跖腱膜前端的深面。一般有 4 条。第 1 条起自屈第 2 趾的趾长屈肌腱内侧

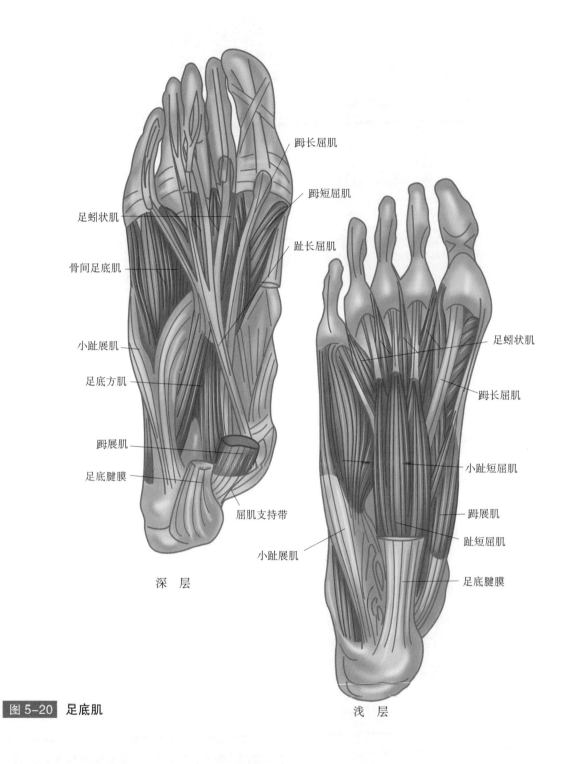

足蚓状肌

骨间足底肌

小趾展肌

足底方肌

踇展肌

足底腱膜

踇长屈肌

踇短屈肌

趾长屈肌

屈肌支持带

小趾展肌

深　层

足蚓状肌

踇长屈肌

小趾短屈肌

踇展肌

趾短屈肌

足底腱膜

浅　层

图 5-20　足底肌

缘，其余 3 条，起自第 2～5 趾的趾长屈肌腱的相对缘。各腱分别沿小头横韧带的跖面绕过第 2～5 趾的第 1 节趾骨基底部的内侧，移行于各相当趾的趾背腱膜。其作用为屈跖趾关节，伸趾关节，并使各趾内收。第 1～2 蚓状肌由足底内侧

神经支配，第 3～4 蚓状肌由足底外侧神经支配。

d. 足骨间肌：位于跖骨间隙内，有 7 条肌肉，即 3 条骨间跖侧肌和 4 条骨间背侧肌。

e. 骨间跖侧肌：位于第 2～5 跖骨间隙内。起自第 3～5 趾的第 1 节趾骨基底部。其作用为

210

屈跖趾关节，伸趾关节，使第 3～5 趾内收。

f. 骨间背侧肌：位于 4 个跖骨间隙内。起自相邻两跖骨的侧面，止于该节骨基底部的内侧、部分移行于趾背腱膜。可屈第 2～4 趾跖关节，伸趾关节。以上两肌均受腓深神经和足底外侧神经支配。

## 四、下肢神经

### （一）腰神经的前支

腰神经的前支（图 5-21），由上而下逐渐粗大。第 1 至 4 腰神经的前支，大部分组成腰神经丛。第 4 腰神经的小部与第 5 腰神经合成腰骶干，参与骶神经丛的组成。

腰神经前支与交感神经节的交通：每支腰神经的前支与交感神经节都有交通支。此交通支细长，排列亦不规则；一个腰神经节可以发灰交通支至两个腰神经；或一腰神经可接受两个腰神经节的灰交通支。第 1、2 腰神经与交感干的上部腰神经节之间，可有白交通支连结。

1. 腰丛  腰丛由第 1、2、3 腰神经前支及第 4 腰神经前支的大部而成。第 1 腰神经可能接受第 12 胸神经来的一束纤维。腰丛位于腰大肌后侧，腰椎横突前侧，腰方肌的内侧缘。

腰丛组合的情形可有各种不同。一般自第 1 腰神经前支，分为三支：一为髂腹下神经，一为髂腹股沟神经，另一支为连接第 2 腰神经上支的生殖股神经。第 2 腰神经下支，与整个第 3 腰神经、第 4 腰神经的一部分，均分成较小的前股及较大的后股。前股合成闭孔神经，后股组成股外侧皮神经及股神经。

（1）肌支：至腰方肌的肌支，起于第 12 胸神经至第 4 腰神经。至腰大肌的肌支，起于第 2、3 腰神经，有时亦起于第 4 腰神经。至腰小肌的肌支起于第 1 腰神经。至髂肌的肌支，起于第 2、3 腰神经。

（2）终末支

①髂腹下神经：起于第 1 腰神经，第 12 胸神经的纤维也加入其中。自腰大肌上部外侧缘穿出，斜经肾下部的背侧，在腰方肌腹侧，髂嵴上方，穿过腹横肌后部的腱膜，经腹横肌与腹内斜肌之间，分为前皮支（腹下支）及外侧皮支（髂支）。

②髂腹股沟神经：较髂腹下神经细小。含有第 1 腰神经的纤维，第 12 胸神经的纤维也常加入其中。此神经出现于腰大肌的外侧缘，与髂腹下神经共干，位于该神经的下侧。沿腰方肌前面，肾的后面，经浅嵴内唇后部的内侧，继沿髂肌前面前进，当其行近髂嵴前部时，则穿腹横肌；又于髂前上棘下侧稍前处，穿腹内斜肌，进入腹股沟管。沿精索的外下侧下降，穿出该管皮下环至浅筋膜，分布于大腿上部内侧的皮肤。并发支分布于阴茎根部及阴囊部的皮肤，称为阴囊前神经。

③生殖股神经：小部分纤维来自第 1 腰神经，大部分来自第 2 腰神经。穿腰大肌，沿其前面下降。在髂总动脉外侧、输尿管后侧分为两支，即股支与生殖支。

④股外侧皮神经：来自第 2、3 腰神经前支的后股。出现于腰大肌外侧缘，斜向外下方，经髂肌前面，在髂前上棘内侧的近旁，穿经腹股沟韧带深侧至股部；经缝匠肌的前面或后面，或穿过该肌上部，分为前、后两支。先在阔筋膜的深面行，继穿出阔筋膜至浅筋膜内。

⑤股神经：为腰丛中最大的一支，自第 2、3、4 腰神经前支的后股组成。穿腰大肌，在该肌下部外侧缘穿出，在髂筋膜后面，沿髂肌前面下降；经腹股沟韧带深面的肌腔隙至股部；于股三角内，先分为前后两股，再分为肌支和皮支。

⑥闭孔神经：起于第 2、3、4 腰神经前支的前段，而自第 3 腰神经来的纤维最多，第 2 腰神经的纤维最少。此神经出现于腰大肌内侧缘，在髂总动脉后侧，骨盆入口的后部，其与腰骶干间隔以腰动脉，穿盆筋膜入小骨盆；沿骨盆侧壁，在髂内动脉与输尿管外侧，贴闭孔膜下部，与闭孔血管共同穿闭膜管至股部。

2. 腰骶干  此干由第 4 腰神经前支的一小部分和第 5 腰神经前支的全部合成。位于腰大肌深侧，贴近骶骨翼；经髂总动脉及静脉后侧，达闭孔神经内侧；其与闭孔神经之间，隔以髂腰动脉。

下降入骨盆，与第 1、2 骶神经连接，形成骶丛上干。

第 4 腰神经前支常称为分叉神经，由于它分叉成两部分，一部分加入腰丛，另一部分加入骶丛。

## （二）骶神经的前支

上 4 对骶神经的前支，经骶前孔入骨盆，第 5 骶神经在骶骨与尾骨之间入骨盆。各支的大小不一，上部者大，愈往下愈小，即第 1 骶神经最大，以下各支则递次缩小。尾神经的前支最小，自第

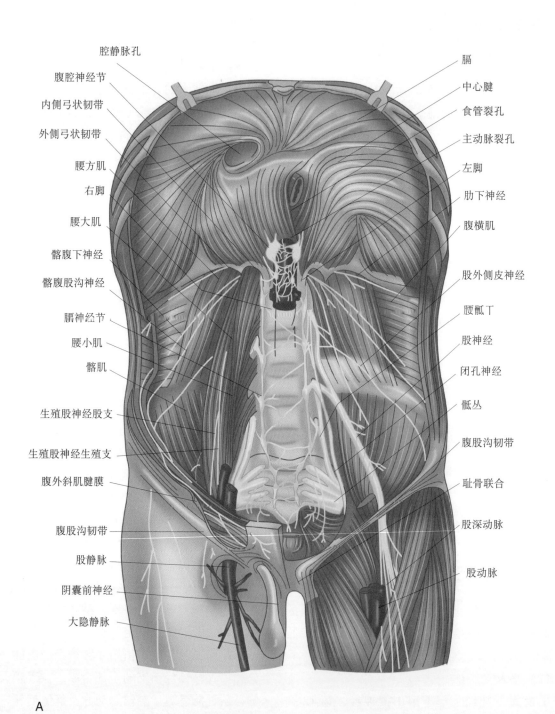

腔静脉孔
腹腔神经节
内侧弓状韧带
外侧弓状韧带
腰方肌
右脚
腰大肌
髂腹下神经
髂腹股沟神经
腰神经节
腰小肌
髂肌
生殖股神经股支
生殖股神经生殖支
腹外斜肌腱膜
腹股沟韧带
股静脉
阴囊前神经
大隐静脉

膈
中心腱
食管裂孔
主动脉裂孔
左脚
肋下神经
腹横肌
股外侧皮神经
腰骶干
股神经
闭孔神经
骶丛
腹股沟韧带
耻骨联合
股深动脉
股动脉

A

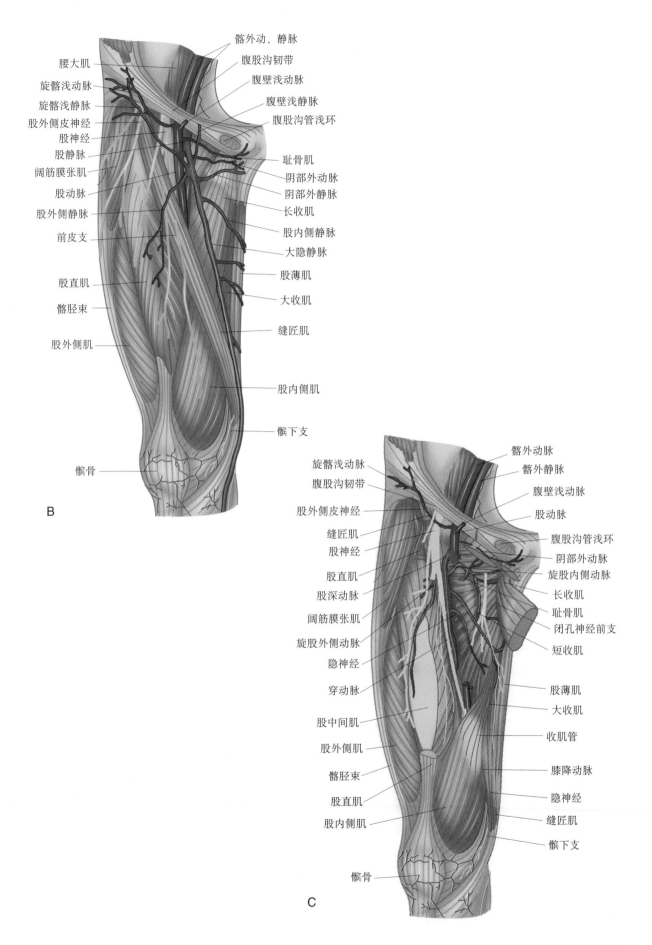

腰大肌
旋髂浅动脉
旋髂浅静脉
股外侧皮神经
股神经
股静脉
阔筋膜张肌
股动脉
股外侧静脉
前皮支
股直肌
髂胫束
股外侧肌
髌骨

髂外动、静脉
腹股沟韧带
腹壁浅动脉
腹壁浅静脉
腹股沟管浅环
耻骨肌
阴部外动脉
阴部外静脉
长收肌
股内侧静脉
大隐静脉
股薄肌
大收肌
缝匠肌
股内侧肌
髌下支

B

旋髂浅动脉
腹股沟韧带
股外侧皮神经
缝匠肌
股神经
股直肌
股深动脉
阔筋膜张肌
旋股外侧动脉
隐神经
穿动脉
股中间肌
股外侧肌
髂胫束
股直肌
股内侧肌
髌骨

髂外动脉
髂外静脉
腹壁浅动脉
股动脉
腹股沟管浅环
阴部外动脉
旋股内侧动脉
长收肌
耻骨肌
闭孔神经前支
短收肌
股薄肌
大收肌
收肌管
膝降动脉
隐神经
缝匠肌
髌下支

C

213

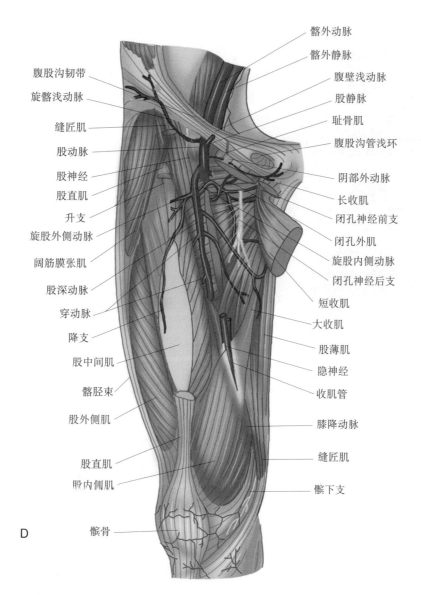

腹股沟韧带
旋髂浅动脉
缝匠肌
股动脉
股神经
股直肌
升支
旋股外侧动脉
阔筋膜张肌
股深动脉
穿动脉
降支
股中间肌
髂胫束
股外侧肌
股直肌
股内侧肌
髌骨

髂外动脉
髂外静脉
腹壁浅动脉
股静脉
耻骨肌
腹股沟管浅环
阴部外动脉
长收肌
闭孔神经前支
闭孔外肌
旋股内侧动脉
闭孔神经后支
短收肌
大收肌
股薄肌
隐神经
收肌管
膝降动脉
缝匠肌
髌下支

D

**图 5-21** 腰骶丛及大腿前内侧神经和血管

1 尾骨残留横突的下侧，弓曲向前入盆腔。这些神经的前支相互结合，形成骶丛及尾丛。

　　骶神经及尾神经的前支，与相应的交感神经节之间，都有灰交通支。自第 2、3、4 骶神经发出的内脏传出纤维，称为盆内脏神经。内含副交感性神经纤维，直接与盆腔内脏壁内的小神经节联系。

　　**骶丛**

　　骶丛是由腰骶干，第 1、2、3 骶神经的前支及第 4 骶神经前支的一部分组成的。骶丛位于盆腔后壁，梨状肌前面，而在盆筋膜及髂内动脉多数分支的后侧，输尿管于骶丛前面经过，其间隔

以髂内动静脉的分支；左侧骶丛前面有乙状结肠，右侧骶丛前面可与回肠下段接触。臀上动脉及臀下动脉，穿过骶丛自盆腔至臀部。臀上动脉夹在腰骶干及第 1 骶神经之间，或第 1、2 骶神经之间。臀下动脉则夹在第 1 与第 2 骶神经之间，或第 2、3 骶神经之间。骶丛略呈三角形，尖向坐骨大孔下部集合，向下移行于坐骨神经。骶丛的分支，可以由丛的前股、后股或前后股混合发出。按其性质划分为内脏支、皮支及肌支。

　　1. 内脏支　盆内脏神经或称盆神经由第 2、3、4 骶神经发出，分布于盆腔内脏，为副交感性神经。

2. 皮支（图 5-22）

（1）股后皮神经：由骶丛的第 1、2 骶神经后股的一部分及第 2、3 骶神经前股的一部合成。经梨状肌下孔，随坐骨神经及臀下动脉出骨盆腔，至臀部。在臀大肌的深面，沿坐骨神经内侧或背侧下降，经股后在股二头肌长头的浅面及股后的固有筋膜深侧，达腘窝。在膝关节的后面，穿出固有筋膜。终末支沿小隐静脉下降，达小腿后面的中部，并可与腓肠神经发生交通。主要分布于股后部、腘窝、小腿后面上部及会阴部的皮肤。

（2）臀下内皮神经：或称穿皮神经、穿骶结节韧带神经、穿神经。自第 2、3 骶神经后股发出。穿骶结节韧带下部，绕臀大肌下缘，分布于覆盖臀大肌下部及内侧部的皮肤。

3. 肌支（图 5-23）

（1）至梨状肌的肌支：是由第 1、2 骶神经后股发出的一、二小支，于梨状肌的前面进入该肌。

（2）臀上神经：自第 4、5 腰神经及第 1 骶神经后股发出。经梨状肌上孔，穿出盆腔至臀部，与臀上动脉伴行，在臀部分为上、下两支。上支较小，与臀上动脉深支的上支伴行，分布于臀中肌，有时亦发支至臀小肌。下支较上支大，与臀上动脉深支的下支伴行，横过臀小肌中部，发支支配臀小肌及臀中肌，终支至阔筋膜张肌的后内侧部，并支配该肌。

（3）臀下神经：自第 5 腰神经及第 1、2 骶神经的前股发出。经梨状肌下孔，自盆腔穿出至臀部，分为数支，在臀大肌的深面进入该肌。

（4）至股方肌的神经：自第 4、5 腰神经及第 1 骶神经的前股发出。经梨状肌下孔穿出，至臀部，位于坐骨的背侧，坐骨神经的深侧，经上下孖肌、闭孔肌腱的深侧与坐骨之间下降，在股方肌前面，进入该肌。发支至下孖肌，并发关节支至髋关节。

（5）至闭孔内肌的肌支：由第 5 腰神经及第 1、2 骶神经的前股发出。经梨状肌下孔穿出盆腔，至臀部，发分支至上孖肌；继于阴部内动脉外侧，跨过坐骨棘，经坐骨小孔至会阴，在闭孔内肌的

内侧面进入该肌。

4. 混合支 包括坐骨神经及阴部神经。

坐骨神经为全身最大的神经，在神经的起始处横宽约 2cm。可分成胫神经和腓总神经两部分。腓总神经起于第 4、5 腰神经及第 1、2 骶神经的后股；胫神经起于第 4、5 腰神经及第 1、2、3 骶神经的前股。此两股合并，包于一个总的结缔组织鞘内，成为坐骨神经。但这两部分可自骶丛至股后下 1/3 处的任一点上分开。

坐骨神经一般自梨状肌下孔穿至臀部。被盖于臀大肌深侧，约在坐骨结节与大转子之间中点处下降。在此神经的内侧有臀下动脉及后皮神经。在股后部坐骨神经行于大收肌与股二头肌长头之间，下降至腘窝。一般于腘窝的上角处分为二终支，内侧为胫神经，外侧为腓神经。

坐骨神经的分支：

（1）关节支：自坐骨神经上部发出至髋关节，由关节囊的后部穿入。此关节支有时直接起于骶丛。

（2）肌支：于股上部自坐骨神经发出的肌支，计有支配股二头肌长头、半腱肌、半膜肌及大收肌诸支，常起于一干。在股中部发出的肌支，至股二头肌短头。上述各肌支，只有股二头肌短头的肌支来自腓总神经，其他各支均起于胫神经。

（3）坐骨神经两大终末支

①胫神经：自坐骨神经分出后，经腘窝中间垂直下降，初位于腘动脉外侧；至腘窝中点，跨过动脉背面至其内侧；下达腘肌下缘，与腘动脉共同穿过比目鱼肌腱弓深侧至小腿后侧。在小腿后侧的上部，神经位于深浅层屈肌之间。至小腿后侧下 1/3 以下，该神经仅被皮肤及固有筋膜覆盖。胫神经深侧，大部分贴在胫后肌的后面，而至小腿下部则贴在胫骨的后面。胫神经与胫后动脉的关系：在小腿后上部，胫神经位于胫后动脉的内侧，继而神经由动脉的后侧转至其外侧。在内踝后侧，胫神经与胫后动脉一同穿过分裂韧带的深侧，并行进入足底，于此胫神经分为足底外侧神经及足底内侧神经。其分支如下：

在腘窝分出的分支（图 5-24）：

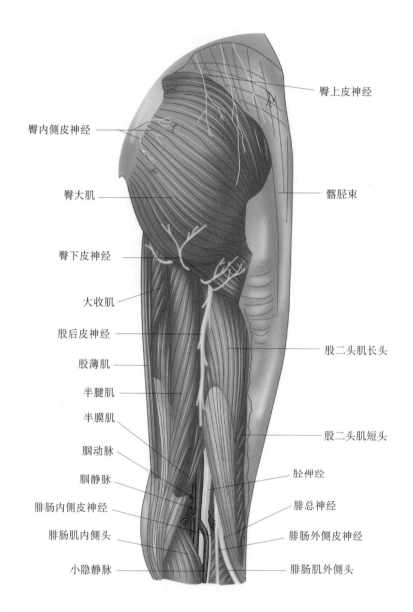

臀上皮神经

臀内侧皮神经

臀大肌

髂胫束

臀下皮神经

大收肌

股后皮神经

股二头肌长头

股薄肌

半腱肌

半膜肌

股二头肌短头

腘动脉

腘静脉

腔伸绘

腓肠内侧皮神经

腓总神经

腓肠肌内侧头

腓肠外侧皮神经

小隐静脉

腓肠肌外侧头

图 5-22　臀部及大腿后肌肉血管和神经（一）

a. 腓肠内侧皮神经：随小隐静脉下降于小腿固有筋膜的深侧，在腓肠肌两头之间的沟内，约在小腿中点处穿出固有筋膜，接受来自腓总神经的交通支以后，则称腓肠神经。腓肠神经沿跟腱外侧缘下降，经外踝及跟骨间，在外踝的下侧转向前行，改称足底外侧皮神经，沿足及小趾外侧缘，达小趾末节基底部。腓肠内侧皮神经分布于小腿后侧的下部，足及小趾外侧缘的皮肤。足背外侧皮神经可与腓浅神经的足背中间皮神经以交通支相连结。腓肠内侧皮神经在小腿后侧，尚可

与股后皮神经有支相连结。

b. 肌支：在腓肠肌两头之间发出，支配腓肠肌两头、跖肌、比目鱼肌及腘肌。至比目鱼肌的肌支较大，在腓肠肌与跖肌之间下降，由比目鱼肌表面进入肌内。至腘肌的肌支，在该肌后面下降，绕过其下缘，自深面进入该肌；自此肌支发一细支支配胫骨后肌；发关节支支配胫腓关节及膝关节；发至胫骨的一小支，伴胫骨营养动脉入骨；此外，尚发一骨间支，沿骨间膜，靠近腓骨下降，直达胫腓韧带联合。

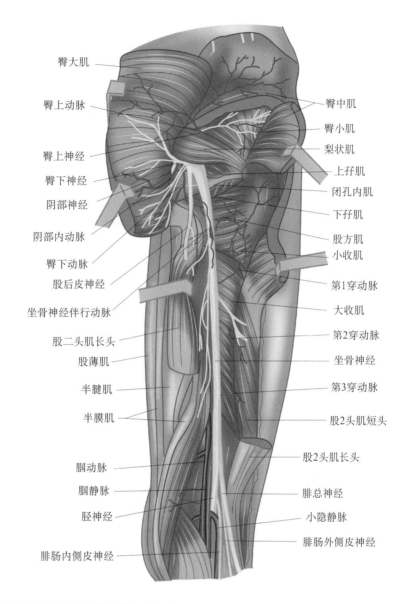

臀大肌

臀上动脉

臀上神经

臀下神经

阴部神经

阴部内动脉

臀下动脉

股后皮神经

坐骨神经伴行动脉

股二头肌长头

股薄肌

半腱肌

半膜肌

腘动脉

腘静脉

胫神经

腓肠内侧皮神经

臀中肌

臀小肌

梨状肌

上孖肌

闭孔内肌

下孖肌

股方肌

小收肌

第1穿动脉

大收肌

第2穿动脉

坐骨神经

第3穿动脉

股2头肌短头

股2头肌长头

腓总神经

小隐静脉

腓肠外侧皮神经

**图 5-23** 臀部及大腿后肌肉血管和神经（二）

c.关节支：一般有 3 支，支配膝关节，即膝上内关节支、膝下内关节支及膝中关节支，与同名动脉伴行，穿膝关节韧带入关节内。

在小腿后侧的分支（图 5-25）：

a.肌支：起于一干或各自独立分出。支配比目鱼肌的肌支，自深面入肌内。此外，并有支配胫骨后肌、踇长屈肌及趾长屈肌的肌支。至踇长屈肌的肌支，与腓动脉伴行。比目鱼肌的肌支数以 1 ～ 3 支居多；胫骨后肌者多为 1 ～ 2 支；踇长屈肌者多为 1 ～ 2 支；趾长屈肌者多为 1 ～ 3 支。

b.关节支：在胫神经的下部，当其将要分成足底神经的分叉处发出，穿三角韧带，进入踝关节。

c.跟内侧支：在小腿的下端，自胫神经分出，穿分裂韧带，分布于足跟的内侧。

胫神经的终末支（图 5-26 ～ 图 5-28）：

a.足底内侧神经：较足底外侧神经粗大，是胫神经分裂韧带深侧时自胫神经分出。入足底，达踇展肌深侧，经踇展肌与趾短屈肌之间，穿行于足底内侧沟的肌间隔内。该神经与足底内侧动

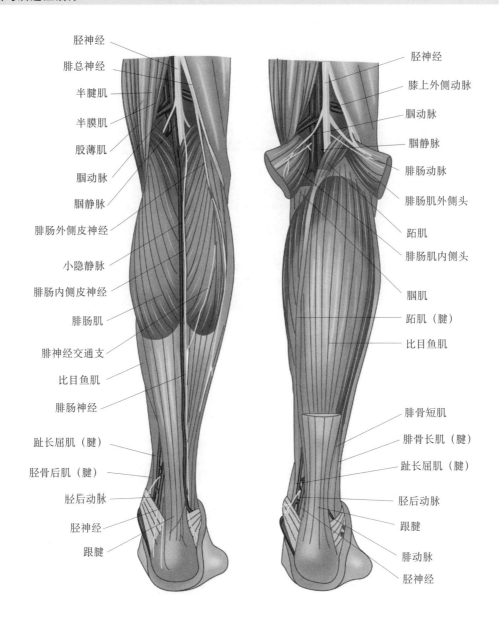

胫神经
腓总神经
半腱肌
半膜肌
股薄肌
腘动脉
腘静脉
腓肠外侧皮神经
小隐静脉
腓肠内侧皮神经
腓肠肌
腓神经交通支
比目鱼肌
腓肠神经
趾长屈肌（腱）
胫骨后肌（腱）
胫后动脉
胫神经
跟腱

胫神经
膝上外侧动脉
腘动脉
腘静脉
腓肠动脉
腓肠肌外侧头
跖肌
腓肠肌内侧头
腘肌
跖肌（腱）
比目鱼肌
腓骨短肌
腓骨长肌（腱）
趾长屈肌（腱）
胫后动脉
跟腱
腓动脉
胫神经

**图 5-24** 小腿后面肌肉血管和神经（一）

脉伴行，神经在动脉的外侧。足底内侧神经先分出趾底固有神经至姆趾内侧缘。然后在跖骨基底处，又分出三条趾底总神经。这三条神经行于跖腱膜与趾短屈肌之间，又分为两条趾底固有神经。足底内侧神经的分支如下：

皮支：穿跖腱膜，分布于足底内侧的皮肤。

肌支：支配姆展肌及趾短屈肌的肌支，在姆展肌深侧，自足底内侧神经起始处发出。至姆短屈肌的肌支，发自姆趾内侧底固有神经。至第1蚓状肌的肌支，起于第1趾底总神经。

关节支：至跗骨及跖骨间的关节。

姆趾内侧的趾底固有神经：分布于姆趾内侧缘的皮肤，并发支支配姆短屈肌。

b. 足底外侧神经：与足底内侧神经分开后，经姆展肌的深侧，继而斜向前外侧，行于趾长屈肌腱及跖方肌的浅面，而在趾短屈肌的深侧，至足底外侧沟内向前进，达第5跖骨基底，分为浅支与深支。

在此神经尚未分成深浅支之前，发肌支支配跖方肌及小趾展肌。并发出一些小皮支，穿跖腱

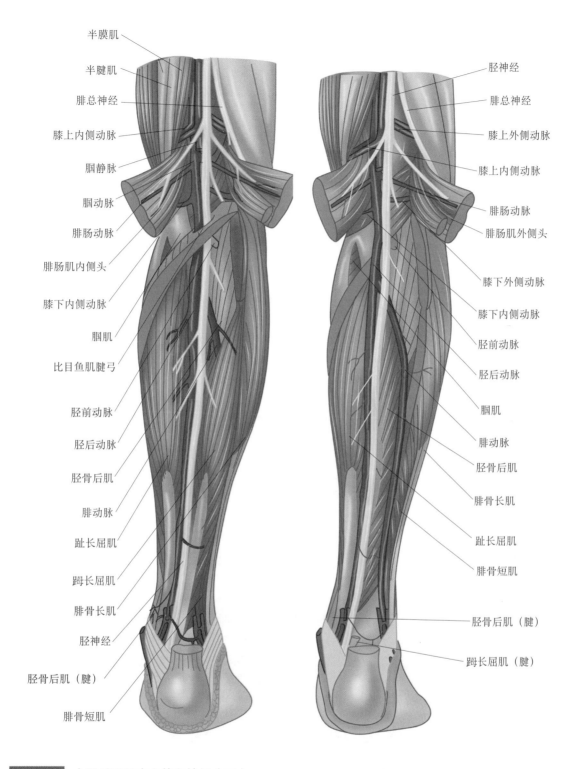

半膜肌
半腱肌
腓总神经
膝上内侧动脉
腘静脉
腘动脉
腓肠动脉
腓肠肌内侧头
膝下内侧动脉
腘肌
比目鱼肌腱弓
胫前动脉
胫后动脉
胫骨后肌
腓动脉
趾长屈肌
姆长屈肌
腓骨长肌
胫神经
胫骨后肌（腱）
腓骨短肌

胫神经
腓总神经
膝上外侧动脉
膝上内侧动脉
腓肠动脉
腓肠肌外侧头
膝下外侧动脉
膝下内侧动脉
胫前动脉
胫后动脉
腘肌
腓动脉
胫骨后肌
腓骨长肌
趾长屈肌
腓骨短肌
胫骨后肌（腱）
姆长屈肌（腱）

**图 5-25** 小腿后面肌肉血管和神经（二）

膜支配足底外侧部的皮肤，关节支支配跟骰关节。
②腓总神经：较胫神经为小，在腘窝上角分出后斜向外下侧，沿腘窝的上外侧缘，股二头肌的内侧而降。达股二头肌腱与腓肠肌外侧头之间，

经腓骨长肌的深侧绕腓骨颈，分为腓深神经及腓浅神经两终支。腓总神经的分支（图 5-24，图5-25）如下：

皮神经：有两支，但常共干。自腘窝发出，

即腓肠外侧皮神经及腓神经交通支。腓肠外侧皮神经在小腿固有筋膜与腓肠外侧头之间下降，至小腿中部穿出固有筋膜，分布于小腿远侧端外侧面的皮肤。腓神经交通支自腓肠外侧皮神经的下侧，近腓骨小头处发出。斜跨过腓肠肌外侧头的浅面，在小腿中点处与腓肠内侧皮神经合在一起，而形成腓肠神经。

关节支：有三支，即上关节支、下关节支及关节返支。上关节支伴随膝上外动脉；下关节支伴随膝下外动脉入膝关节内。上关节支起于坐骨

神经干。关节返支自腓总神经分成两终支之处发出，穿胫骨前肌，与胫前返动脉伴行，在膝关节前面入关节，并支配胫腓关节及胫骨前肌。

终末支：

a. 腓浅神经：腓浅神经先位于腓骨长肌与腓骨短肌之间，下降至腓骨肌与趾长伸肌之间。在小腿下 1/3 处，穿固有筋膜至浅筋膜层内下降，分为足背内侧皮神经及足背中间皮神经。其分支如下：

肌支：当腓浅神经行于肌肉之间时分出，至

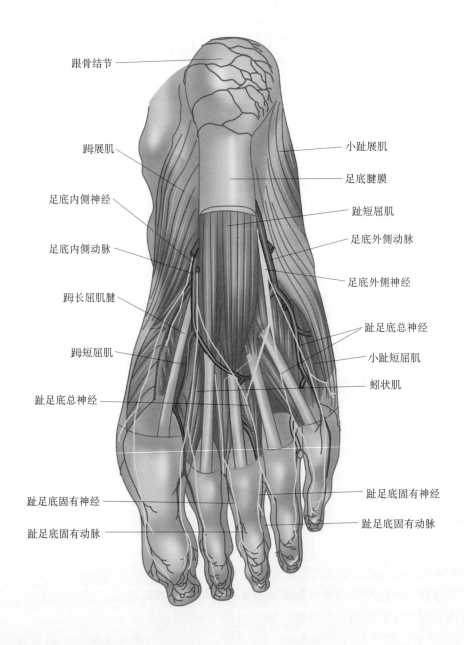

图 5-26　足底部的肌肉血管和神经（一）

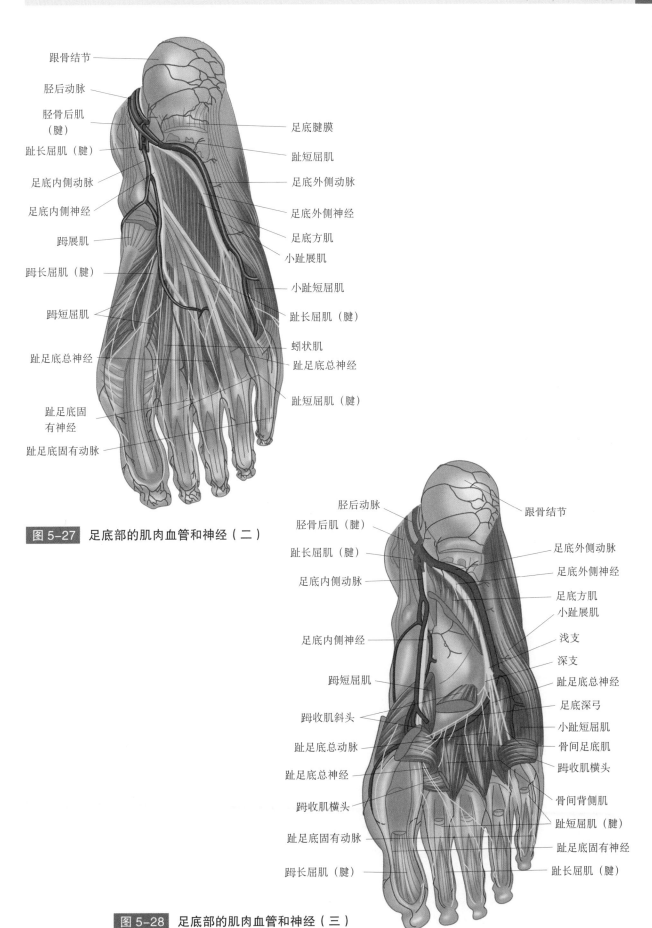

跟骨结节
胫后动脉
胫骨后肌（腱）
趾长屈肌（腱）
足底内侧动脉
足底内侧神经
踇展肌
踇长屈肌（腱）
踇短屈肌
趾足底总神经
趾足底固有神经
趾足底固有动脉

足底腱膜
趾短屈肌
足底外侧动脉
足底外侧神经
足底方肌
小趾展肌
小趾短屈肌
趾长屈肌（腱）
蚓状肌
趾足底总神经
趾短屈肌（腱）

**图 5-27** 足底部的肌肉血管和神经（二）

胫后动脉
胫骨后肌（腱）
趾长屈肌（腱）
足底内侧动脉
足底内侧神经
踇短屈肌
踇收肌斜头
趾足底总动脉
趾足底总神经
踇收肌横头
趾足底固有动脉
踇长屈肌（腱）

跟骨结节
足底外侧动脉
足底外侧神经
足底方肌
小趾展肌
浅支
深支
趾足底总神经
足底深弓
小趾短屈肌
骨间足底肌
踇收肌横头
骨间背侧肌
趾短屈肌（腱）
趾足底固有神经
趾长屈肌（腱）

**图 5-28** 足底部的肌肉血管和神经（三）

221

腓骨长肌及腓骨短肌。腓骨长肌的肌支数以 1 ～ 3 支，至腓骨短肌者以 1 支为多见。

皮支：足背内侧皮神经：向下内侧行，跨过小腿横韧带及十字韧带的表面，分为内、外两支。内侧支分布于踇趾内侧及足内侧的皮肤，可与隐神经及腓深神经的分支结合。外侧支分为两支，分布于第 2、3 趾背的相对缘。足背中间皮神经：经十字韧带表面，至足背外侧部分为两支。内侧支分布第 3、4 趾相对缘；外侧支分布第 4、5 趾相对缘，并与腓肠神经间有交通支。

b. 腓深神经：在腓总神经绕腓骨小头处，于腓骨长肌上部的深侧分出。穿过腓骨前间隔及趾长伸肌，下降于趾长伸肌及胫骨前肌之间，沿骨间膜前侧与胫前动脉伴行；于小腿上部，神经在动脉的外侧。到小腿中部，则神经位于动脉的前面，而介于踇长伸肌及胫骨前肌之间，在小腿的下部，神经又复居于动脉外侧，而介于踇长伸肌与趾长伸肌之间。在踝关节前侧，分为两终支。其分支如下：

肌支：至胫骨前肌、趾长伸肌、踇长伸肌及第 3 腓骨肌。

关节支：至踝关节。

终末支：分为二支。外侧支：在趾短伸肌的深侧，有一神经节样的膨大，自此膨大发分支分布于踇短伸肌、趾短伸肌、跗骨关节及外侧三个跖骨间隙。在跖骨间隙内发小支，分布于邻近诸骨、骨膜及第 2、3、4 跖趾关节。内侧支：沿足背动脉外侧至第 1 跖骨间隙，与腓浅神经的内侧支交通，并分为两条趾背支，分布于第 1、2 趾相对缘。亦发细支，至邻近骨的骨膜、跖趾关节、趾间关节，并发支至第 1 背侧骨间肌，及发穿支经此骨间隙与足底外侧神经结合。

# 第二节 股骨颈骨折

## 一、发病原因与骨折分类

### （一）发病原因

股骨颈骨折在临床上多发生在老年人，青壮年较少见。因老年人相对运动量小，髋关节韧带的弹韧性较差，加上臀部肌肉收缩和伸展度缩小，力量较弱，导致骨质疏松，骨小梁变细、软而变脆。当患者不慎突然向侧方滑倒时，臀部后外侧着地（大粗隆）或髋关节突然大幅度地扭转，扭转的角度过大造成股骨颈骨折。

### （二）骨折的分类

股骨颈骨折临床上可分为股骨颈头部骨折、股骨颈中部骨折和股骨颈根部骨折。股骨颈头部和股骨颈中部骨折的骨折线均发生在关节囊内，也可称为囊内骨折。该骨折移位较多，骨折后因移位将关节囊的正常血液循环破坏，影响了血液的供给，致使骨折断端缺血，造成骨折断端愈合迟缓和不愈合。因此而发生股骨头缺血性坏死。

股骨颈根部骨折：股骨颈根部骨折又称为颈基底部骨折，也称为关节囊外骨折。因该骨折线发生在关节囊外，一般情况下不易移位。此种骨折因骨折断端无明显移位，骨折腔和骨小梁仍存在或保持一定的连续，因此有血液的供给，加之骨折线周围关节囊的血液充实，而骨折容易愈合，股骨头缺血性坏死的可能性极小。

根据股骨颈骨折外力的方向和外力的作用部位，可分为外展型和内收型骨折两种类型。外展型骨折多无移位或移位极小为嵌插性骨折。该骨折相对稳定，关节囊损伤和破坏得轻，局部的血运好，相对骨折愈合率高。

内收型骨折：该型骨折断端因骨折后大部分均有移位，远端因肌肉牵拉而上升，又因下肢的重量而外旋。因关节囊血运破坏严重，而骨折愈合率比外展型骨折低，股骨头坏率较高。

## 二、股骨颈骨折治疗概述

### （一）中西医结合治疗

1. **无移位股骨颈骨折的治疗** 病人骨折后，因外伤史轻和外力较小，即使造成骨折而骨折线为横断，无骨折断端的嵌插，或外伤史和外力相对加大，造成的骨折断端有部分嵌插，但股骨颈骨折的断端未有错位畸形，骨折线或骨折断端相对牵固，此种均为稳定性骨折，又称为无移位型骨折。

对无移位型股骨颈骨折的治疗相对简单。使病人仰卧位，下肢维持中立位，超长夹板将髋和关节固定，防止髋、膝关节屈曲和收展。固定3～4周后，经拍X线片，见骨折线模糊或有大量的骨痂形成，可采取临时拆板进行新手法治疗。其治疗手法和力量要根据骨折及骨折外周软组织损伤的需要而进行，手法要轻，力量要柔，以不加重骨折和软组织的损伤为宜。治疗后马上将夹板再固定。该手法主要作用于臀部及骨折周围不同层次和不同邻里之间的损伤组织，加上骨折断端的出血，关节囊、肌肉、肌腱、肌膜等纤维组织撕拉、断裂，血液的渗出在骨折周围形成血肿，加上长期的固定，血肿在骨折的周围和不同层次及邻里之间机化粘连，加上撕拉断裂的各纤维组织畸形愈合，而组织间形成瘢痕组织。以上因素均阻滞骨折及肢体的血液循环，而压迫局部的血管和伴行的神经，因此而影响了骨折的愈合和软组织损伤的修复。新手法治疗解除上述对骨折愈合的不良因素，达到促进骨折部血运，软化因血肿机化各组织粘连的结节、条索和畸形愈合的瘢痕组织，促使骨折的愈合，随着治疗的进行，根据骨折的愈合和稳定情况，5周后可拆去夹板进行适当的关节及相关肌肉的运动，动度要由小到大，要循序渐进，直到骨折愈合功能恢复为止。因此改善了骨折局部血液循环，加强了新陈代谢和营养的供给，防止了股骨头缺血性坏死的发生。

2. **移位股骨颈骨折的治疗**

（1）麻醉：患者取仰卧位，医者给骨折局部麻醉。

（2）复位手法：患者体位不变，助手位于患者的一侧，双手同时位于在患者双髋骨嵴处（双髋骨）进行固定，医者位于在患者骨折的一侧，一手持握小腿下端，使前臂位于患腿的腘窝处（膝关节后侧），用力沿着股骨颈的轴线向上牵引，同时助手用力下按，当医者持续牵引将错位的骨折远端牵开时，按骨折的类型使骨折远端与股骨头对位，而再渐渐将髋膝关节伸直及内旋位，纠正骨折的前成角。使骨折断端扣咬住。最后下肢伸直中立位，给予超长关节夹板外固定。固定 5 ~ 6 周后可拆板采用新手法治疗，才能促进骨折及周围软组织血液循环，促使骨折愈合，使软组织损伤的修复，避免了股骨颈肌肉缺血性坏死的发生。

### （二）手术切开复位，内固定及石膏外固定治疗

患者取仰卧位，根据病人骨折严重程度和体质强弱及年龄大小，可采用局部麻醉、腰麻或硬膜外麻醉。在大转子处切开 3 ~ 5cm 长的纵形切口，由浅入深将皮下的脂肪、阔筋膜等纤维组织及骨膜切开分离拉开，用小平凿在导针周围凿三个缺口，为三翼钉的进入孔，避免在打入三翼钉时引起骨皮质的劈裂。

在打入三翼钉的过程中，每打入 1 ~ 2cm 剥出按针器，测量外露导钉的长度，直到三翼钉通过骨折断端进入股骨头为止。三翼钉打好后，取下持钉器，使骨折断端嵌插更紧，接触得更牢固，有利于骨折的愈合。而后再由深到浅将逐层组织缝合好包扎，2 ~ 3 周后可采用新手法给予治疗。

### 三、股骨颈骨折治疗的李培刚新疗法

#### （一）麻醉手法

1. 臀上皮神经麻醉（图 5-29） 患者取俯卧位。医者位于患侧，一手位于患侧的髂前上嵴处固定，另手拇指位于臀后髋骨后上缘处，用力按压和定点按揉通过的臀上皮神经分支。按压和按揉的力量由小到大，当达到最大限度时局部及臀部有酸麻胀感时维持 10 ~ 15s 结束。

2. 臀部坐骨神经麻醉（图 5-30） 患者取俯卧位。医者位于患侧，一手或双手拇指位于患侧大转子的后外侧，用力按压和定点按揉通过此处的坐骨神经干支。应用的力量由小逐渐加大，当臀部有酸麻胀感向下放射时维持 10 ~ 15s 结束。

3. 股神经麻醉（图 5-31） 患者仰卧位，医者的位置同上。医者一手位于患者髋外侧固定，另手拇指位于腹股沟动脉搏动的外侧（大腿根部），拇指垂直按压和定点按揉通过此处的股神经干支。其力量逐渐加大，当局部有酸麻胀并向下放射时维持 10 ~ 15s 而结束。

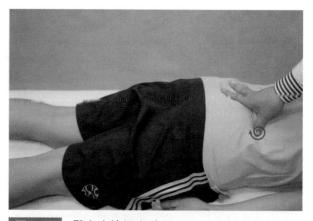

图 5-29 臀上皮神经麻醉

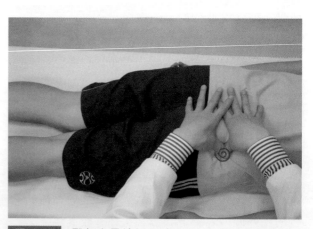

图 5-30 臀部坐骨神经麻醉

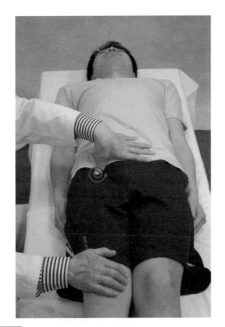

**图 5-31** 股神经麻醉

以上三种不同部位和不同神经干支的按压及按揉手法，主要通过外力按压和按揉各神经干支，降低各神经支对所属组织的兴奋度，起到一时性麻醉镇痛作用。

**（二）按揉手法**

1. 掌面按揉（图 5-32） 医者位于患者的外侧，患者俯卧位或仰卧位。医者手掌面分别位于患者髋关节及大腿的外侧、前侧和内侧进行按揉。按揉时双手可交替轮换进行，进行的顺序沿着一侧的肌肉、肌腱、神经和血管及手术的瘢痕的走行，自上而下、由内至外或由前向内、由内向前反复进行，应用的力量由小逐渐加大。随着大腿及髋关节一侧痉挛的肌肉缓解，挛缩的组织、血肿机化的结节、增厚的结缔组织和粘连的条索由硬变软，由厚变薄，疼痛减轻而由浅入深结束该侧的治疗。再移向其他侧进行掌面按揉，应用的力量和所达到的目的及程度均同上。

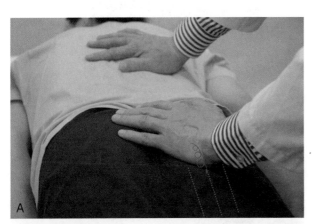

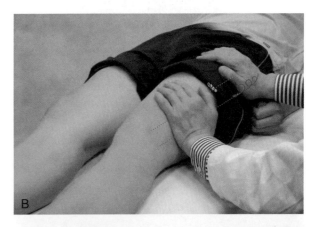

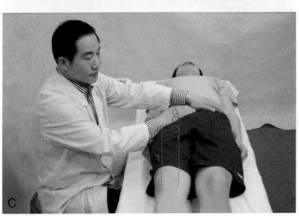

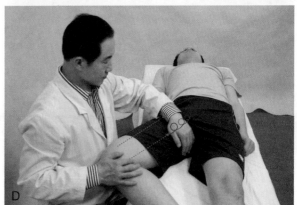

**图 5-32** 掌面按揉

2. 四指按揉　患者取仰卧位，医者的体位不变。医者双手四指重叠，分别位于患髋关节及大腿的前侧、内侧和外侧，找准各侧痉挛的肌肉、机化的结节和粘连的条索，以及手术瘢痕挛缩的异常组织的形状，并沿着各侧的肌肉、肌腱、伴行的神经和血管的走行，自上而下，由内至外或由前向外、向内反复进行。应用的力量要根据骨折的轻重、时间长短、愈合和稳定程度而逐渐加大，由浅入深，以不加重骨折和周围软组织的损伤为宜。双手四指可交替轮换进行，随着各侧手法的进行，痉挛的肌肉缓解，疼痛的减轻，原发性创伤和手法复位及手术切开人为再度创伤所造成的血水肿机化的结节，损伤的软组织畸形愈合所形成瘢痕组织增生，各组织间的粘连形成的条索和手术瘢痕组织的挛缩的异常组织，由硬变软，由粗变细，由大减小，由厚变薄，各侧的软组织富有一定的弹性结束。

3. 拇指按揉（图 5-33）　患者分别取俯卧位和仰卧位，医者的体位不变。采用拇指按揉手法的力量相对大于前两种手法，也可以说在上述两

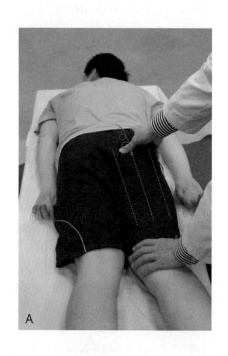

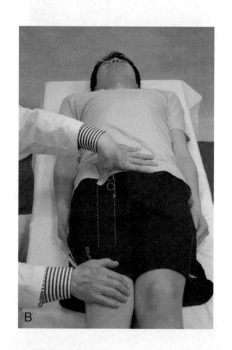

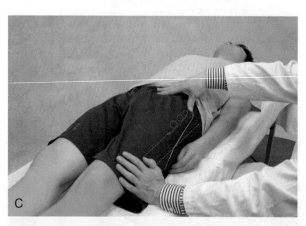

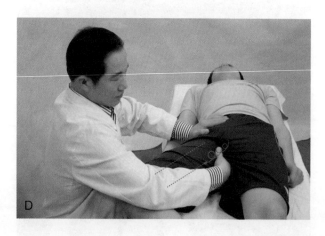

图 5-33　拇指按揉

手法力度不足的情况下采用拇指按揉手法，该手法的力度和手法运用的灵活性和准确性及效果均显于其他手法。

医者双手拇指分别位于患者髋关节的后侧、内侧、前侧和外侧，找准各侧的痉挛的肌肉、挛缩组织、血肿机化的结节，各组织粘连的条索和手术的瘢痕组织的走行，自上而下，由前至内、至外或由内向前反复进行数遍，双拇指可交替轮换进行。应用的力量由小逐渐加大，以患者病情能接受，且不加重损伤为度。由浅入深，当上述机化的结节由大变小，增生肥厚的结缔组织由厚变薄，痉挛的肌肉缓解，挛缩和瘢痕组织由硬变软而结束。

4. 前臂按揉（图 5-34） 患者分别取俯卧位和仰卧位，医者的体位不变。该手法是在拇指力度不足的情况下进行的，作用于骨折愈合后期和较肥胖患者大腿部。医者肘关节屈曲，使前臂的掌侧或背侧分别位于患者臀部及大腿后侧、前内侧和外侧，并沿着大腿异常组织肌肉的走行，自上而下，反复进行数遍，双肘交替轮换进行。应用的力量相对大于拇指按揉，所达到的治疗目的均同上。

以上四种手法可在同一个部位交替运用，在施治过程中，随着治疗的不断进行，骨折周围的异常组织软化，骨折断端的愈合相对或绝对牢固，在骨折和周围损伤的软组织允许的情况下，可使髋、膝关节屈曲、内收和外展位进行治疗，有利于功能的恢复。

上述四种不同手法，分别交替轮换在大腿及髋关节的周围各侧，在各侧治疗时，根据骨折的类型、骨折的轻重、骨折时间的长短、骨折后处理的方法不同，术后骨折的稳定程度和骨折愈合牢固程度和阶段的不同，手法、力量运用均不等。以上手法主要针对原发性创伤造成的骨折和周围的韧带、关节囊、肌肉、肌腱、伴行血管、神经等组织的撕拉破坏损伤。中西医结合手法复位再度加重骨折断端和周围组织的损伤，因血水液体的渗出，浸入到骨折周围的各不同层次、邻里和邻里之间形成程度不同的血肿，损伤所产生的疼

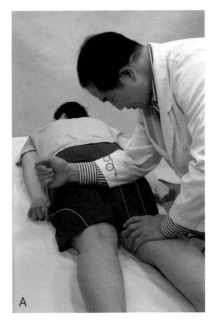

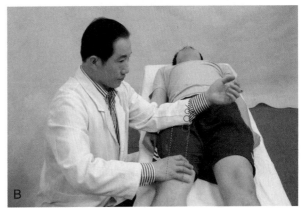

图 5-34 前臂按揉

痛和非特异性炎症的刺激导致骨折周围的各软组织反射性的痉挛，血肿加之组织的痉挛在骨折局部形成了一种无形的压迫，致使骨折局部血液循环不好，神经传导受限，影响了局部血肿和炎症的吸收。无论是稳定无移位的骨折，还是移位手法复位的骨折，它们均采用外固定或维持中立位静止数周，因此，骨折周围痉挛的各组织挛缩，血肿在不同层次和邻里之间机化，结缔组织增生粘连，同时痉挛的软组织之间相互粘连在一起。另外骨折周围的各软组织撕、拉、破、裂的组织关系紊乱，久之纤维间畸形愈合，而局部形成瘢痕组织肥厚，这些不良因素在骨折周围形成了再度而弥漫性压迫，骨折断端周围的软组织及肢体

的血液循环极差，神经的传导功能减弱。对骨折断端的愈合和损伤软组织的修复极为不利，并可导致骨折的迟缓愈合、不愈合，甚至造成股骨头缺血性坏死。

因此，按揉手法主要根据不同类型和不同处理方法，针对骨折后骨折断端、周围损伤软组织病理变化和手术切开固定所造成的损伤而形成的病理变化进行治疗。在骨折周围不同的部位，采用不同的按揉手法，在初期可缓解和解除骨折局部及周围软组织的痉挛和挛缩，促使肿胀的消退和炎症的消失，防止血肿的机化和各组织的粘连。在后期，可软化骨折后骨折周围不同层次间的血肿机化的结节，软化损伤软组织的畸形愈合的瘢痕组织，松解关节周围的挛缩组织，剥离分开各部浅深不同层次之间、各组织间的粘连和邻里之间的粘连，因此而扩大了骨折周围不同层次和邻里组织间的间隙，理顺了髋关节周围组织关系。解除了股骨颈骨折断端及周围的压迫因素，加速了骨折断端和周围损伤软组织及下肢的血液循环，满足和保障了骨折断端和损伤软组织的血液供应，促进了骨折的愈合和损伤软组织的修复，缩短了骨折的愈合周期，促使了肌肉的增长、力量加强和髋关节功能的恢复。

### （三）剥离手法

剥离手法在临床治疗过程中有四指剥离、拇指剥离和肘尖剥离三种手法分别交替进行。

1. **四指剥离** 医者与患者的位置不变。医者双手四指重叠分别位于患者骨折的内侧、前侧和外侧，找准血肿机化的结节、痉挛和挛缩粘连的条索及手术的瘢痕组织，沿着各部分各组织纵向延伸、横向弹剥粘连的组织。其顺序由上而下、由内至外或由前至内均可。应用的力量根据粘连的牢固程度而由小逐渐加大，由浅入深，双手可轮换进行。随着剥离的进行，粘连的条索及结节由硬变软。当医者感觉到组织间的横向间隙增宽时，再使四指沿着粘连组织的走行纵向剥离，应用的力量与横向剥离手法相同。反复进行数遍后而结束。

2. **拇指剥离** （图 5-35） 拇指剥离的部位与四指剥离部位相同，应用的力量要大于四指剥离手法，由小逐渐加大，由浅入深，由上而下。横向剥离和纵向剥离手法的方向与四指剥离手法相同，所达到的效果要显于四指剥离手法而结束。

3. **肘尖剥离** （图 5-36） 该手法主要用于肥胖病人或较深层而质硬粘连部位异常的组织，肘尖剥离手法进行的一切均同上。

以上三种不同的剥离手法作用于不同部位异常粘连的组织之间，通过手法剥脱分离开不同层次邻里之间的粘连，扩大不同层次邻里之间的间隙，解除邻里之间的粘连，解除邻里之间的纤维粘连性压迫，加速骨折局部及下肢的血液循环，保障骨折断端和周围软组织损伤修复和营养的供给，促进骨折的愈合和功能的恢复。

### （四）运动治疗手法

股骨颈骨折手术后的运动治疗手法作用于骨折断端接近骨性愈合期，骨折局部相对牢固或接近临床愈合时。在运用的过程中要根据关节固定的时间长短，臀部及髋关节周围的软组织挛缩萎缩和纤维性强直的程度，由小逐渐加大髋关节的各方向的运动度。防止突猛突大，要循序渐进，直到达到关节的正常为止。

1. **髋关节收展法** （图 5-37） 患者取仰卧位。医者位于患侧，将患者的患膝和髋关节屈曲，足跟着床面。医者一手位于在髋关节处进行固定，另一手位于膝关节处使髋关节做内收和外展。收展的幅度由小逐渐加大，反复进行，当达到本次的最大限度时而结束。

收展时有轻微的疼痛，疼痛不是骨折所致，而是关节内外的韧带和关节囊及外周的肌肉、肌腱长期挛缩粘连的组织所致，因此，告诉患者不要紧张，要放松，配合医者的进行。髋关节收展时，被动牵拉髋关节外侧的韧带、关节和肌肉及肌腱，同时被动收缩髋内侧的韧带和肌肉等组织。通过内侧和外侧软组织被动收缩和伸展运动方能撕脱拉开内外侧不同层次的粘连。加强髋关节内外两侧诸纤维组织的收缩与伸展度，使组织纤维

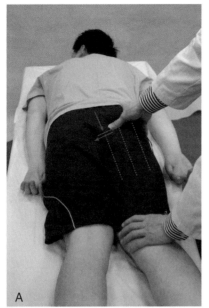

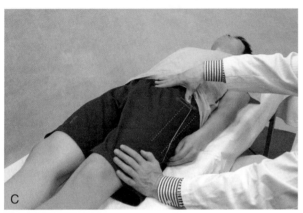

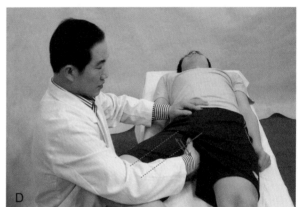

**图 5-35** 拇指剥离

滑动不受限制，纤维增粗，力量加大，弹性加强，肌肉等纤维增长，为主动收展功能的恢复打下良好的基础，同时起到主动运动的作用。促进骨折及髋关节周围的血液循环，促使骨折的愈合和损伤软组织的恢复。

2. 髋关节屈伸法（图 5-38） 患者与医者的体位不变。医者一手持握小腿下端，另手位于腘窝下，双手同时使膝关节屈曲做髋关节屈伸运动。屈伸的动度要根据髋关节纤维限制和强直情况而由小逐渐加大，反复进行数次，当达到本次的最大限度时而结束。

医者使髋关节屈曲时被动牵拉大腿前侧诸肌肉，被动收缩腹股沟间韧带、髋关节前侧韧带和关节囊。同时被动牵拉大腿后侧的诸肌和髋关节后侧的韧带。当髋关节被伸直时，被动收缩髋关节后的韧带和关节囊及大腿后侧的诸肌，同时牵拉髋关节前侧的韧带、关节囊和大腿前囊的诸肌。通过被动的收缩与伸展，撕脱开髋关节前后两侧的关节韧带和关节及诸肌的粘连，加大了髋关节前后各纤维组织的伸展度和收缩度，同时促进了髋关节局部组织的血液循环，加强了纤维的弹性，为主动运动和功能的恢复起到了促使作用，并打下良好的基础。

3. 髋关节旋转法（图 5-39） 患者与医者的

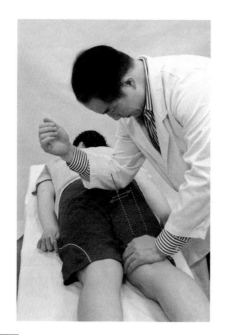

图 5-36　肘尖剥离

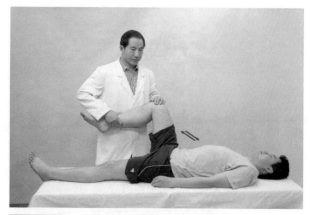

图 5-38　髋关节屈伸法

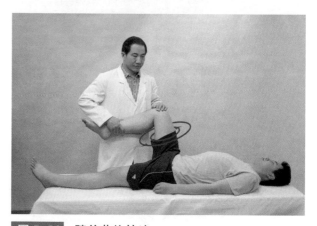

图 5-39　髋关节旋转法

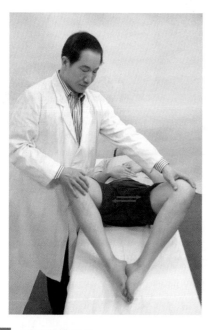

图 5-37　髋关节收展法

体位不变。医者双手持握小腿将膝和髋关节屈曲，使髋关节做旋转运动。运动的范围要根据髋关节的强直和受限程度由小逐渐加大，反复进行，当达到本次的最大限度时，再使髋关节向相反方向旋转，其范围和旋转的程度同上而结束。

髋关节旋转运动，通过髋关节向不同方向的被动旋转，牵拉和收缩髋关节周围粘连机化而挛缩的关节囊、韧带和肌肉、肌腱等组织，使髋关节周围的异常组织通过被动旋转而加大收度和展度，促进髋关节周围各组织的血液循环，加强肌肉等纤维组织弹性及力量，为骨折的愈合和功能的恢复及主动运动创造条件。反复进行，当达到最大限度（正常范围）且不痛时，说明髋关节周围因血肿机化、各组织粘连而挛缩的纤维撕脱开了，已恢复正常，此时髋关节的主动功能随之恢复正常。

## 四、科学有效的锻炼方法

1. **屈膝屈髋法**（图 5-40） 患者取立或仰卧位均可，膝关节屈曲，双腿分别做屈膝屈髋运动。屈伸的动度可随着疼痛的减轻和肌肉痉挛的缓解由小逐渐加大，当达到本组最大限度时巩固数次结束。每组 20 ～ 40 次，每日 2 ～ 3 组。

屈髋时髋关节前侧的腹股沟韧带、关节囊、髂肌等组织主动收缩，同时牵拉和伸展臀后部诸肌及髋后侧的关节囊等。

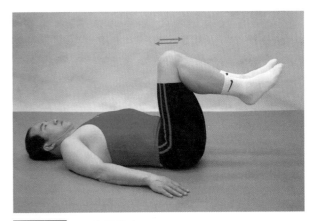

图 5-40 屈膝屈髋法

2. **伸膝屈髋法**（图 5-41） 患者可取仰卧位或立位，使膝关节伸直，将大腿抬起做直腿屈髋运动。其动度由小逐渐加大，反复进行，当达到最大限度时巩固数次结束。双腿分别进行。每屈伸为 1 次，每组 20 ～ 40 次，每日 2 ～ 3 组。

屈膝屈髋和伸膝屈髋时，是髋关节前侧的关节囊、腹股沟韧带、阔筋膜张肌、髂胫束和股四头肌收缩，同时牵拉和伸展大腿后侧的肱二头肌、半腱肌。当髋关节伸直时，大腿后侧的臀肌、股二头肌和半腱肌收缩，同时牵拉和伸展大腿前侧上述诸肌。伸膝屈髋运动时，肌肉的收缩和牵拉与屈膝屈髋运动方法大致相同，但伸膝屈髋时大腿前后两侧肌肉收缩、牵拉的力度大于屈膝屈髋运动。

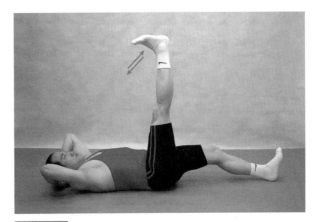

图 5-41 伸膝屈髋法

3. **屈膝收髋展髋法**（图 5-42） 患者取仰卧位，双足并拢，双膝屈曲使双髋关节做内收外展运动。收展的动度要由小逐渐加大，当达到最大限度时巩固数次结束。每收展为 1 次，每组 30 ～ 60 次，每日 2 ～ 3 组。

髋关节内收时，是髋关节内侧的关节囊、大腿内侧的内收长短肌、耻骨肌和股薄肌收缩，同时牵拉伸展髋关节外侧的关节囊、韧带、臀肌和髂胫束。当髋关节外展时，是髋关节外侧的关节囊、韧带、臀肌、髂胫束和阔筋膜张肌收缩，同时牵拉伸展髋关节内侧的关节囊和上述诸肌。

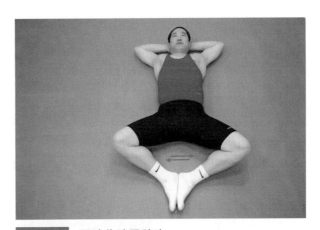

图 5-42 屈膝收髋展髋法

4. **伸膝收髋展髋法**（图 5-43） 患者可取立位或仰卧位，将膝关节伸直抬起，使髋关节做内收和外展运动。其动度由小逐渐加大，反复进行，当达到最大限度时巩固数次结束。每收展为 1 次，每组 10 ～ 30 次，每日 2 ～ 3 组。

伸膝收髋展髋运动与屈膝收髋展髋运动收缩

和牵拉大腿内外侧肌肉，但收缩和牵拉的力度要大于屈膝收髋展髋运动，所不同的是股四头肌、阔筋膜张肌和髂胫束始终保持紧张、张力收缩状态，保障髋关节内收外展运动的完成。

5. 屈膝旋髋法（图 5-44） 患者可取立位或仰卧位，将膝髋关节屈曲，使髋关节做外展内旋运动。其旋转的范围和幅度由小逐渐加大，当达到最大限度时，再使髋关节向相反方向做内收外旋运动，旋转的范围和幅度及程度均同外展内旋运动。每组各方向旋转 20 ～ 40 圈，每日 2 ～ 3 组。

髋关节外展时，髋关节外侧的关节囊、股直肌、阔筋膜张肌、髂胫束和臀肌收缩；内旋时股薄肌和内收长短肌及耻骨肌收缩。外展的同时牵拉髋关节内侧的关节囊、大腿内侧的内收肌和缝匠肌；内旋的同时牵拉伸展髋关节外后侧的关节囊、臀肌、股二头伸展肌、髂胫束及阔筋膜张肌等。

当髋关节内收时收缩髋关节内侧的关节囊、内收长短肌、耻骨肌，同时牵拉髋关节外侧的关节囊、臀肌、阔筋膜张肌、髂胫束。外旋时收缩臀肌、阔筋膜张肌、髂胫束和股二头肌，同时牵拉髋关节内侧的关节囊、内收长短肌、耻骨肌、股薄肌和大收肌。

6. 伸膝旋髋法（图 5-45） 患者可取立位或仰卧位，将膝关节伸直并抬起，使髋关节做外展内旋运动，旋转的范围和幅度由小逐渐加大，当达到最大限度时，再向相反方向做内收外旋运动，旋转的范围和幅度同上。每组各方向旋转 10 ～ 20 圈，每日 2 ～ 3 组。

伸膝旋髋运动所收缩、牵拉的肌肉与屈膝旋髋运动收缩、牵拉的肌肉、韧带相同，但大腿周围的肌肉、韧带和关节的收缩及牵拉的力度大于屈膝旋髋运动。

7. 伸膝伸髋屈髋法（图 5-46） 患者可取立位，徒手或扶物，膝关节伸直，使髋关节做后伸前屈运动，动度由小逐渐加大，当达到最大限度时巩固数次结束。每组伸髋 20 ～ 40 次，每日 2 ～ 3 组。

伸膝伸髋时，髋关节后侧的关节囊、韧带，大腿后侧的臀大、中、小肌和股二头肌及半腱肌

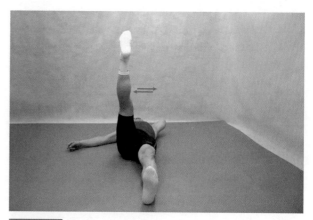

图 5-43　伸膝收髋展髋法

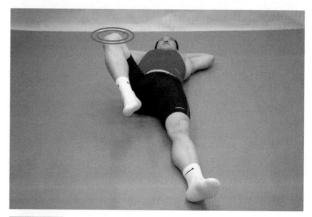

图 5-44　屈膝旋髋法

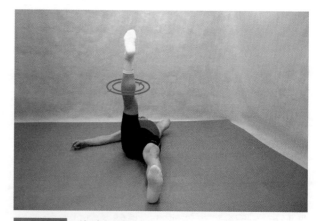

图 5-45　伸膝旋髋法

收缩，同时牵拉伸展髋关节前侧的关节囊、大腿前侧的腹股沟韧带、阔筋膜张肌、股直肌和股间肌等相关的肌肉。当髋关节前屈时，髋关节前侧

的关节囊、韧带、腹股沟韧带、阔筋膜张肌、髂胫束肌和股沟四头肌收缩，同时牵拉伸展髋关节后侧的关节囊、韧带、臀肌和大腿后侧的股二头肌和半腱肌等邻近肌。

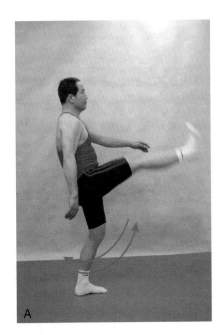

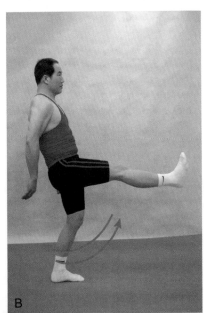

图 5-46　伸膝伸髋屈髋法

8. 臀肌收缩法（图 5-47）　患者可取卧位或立位，双膝关节伸直，患者用力使双腿后侧的臀大肌主动收缩。收缩 1 次，舒张放松 1 次，反复进行。收缩的力量由小逐渐加大，当收缩的肌肉感到有酸沉感时巩固数次结束。每收缩放松为 1 次，每组 10 ～ 40 次，每日 2 ～ 3 组。

臀肌和股四头肌收缩时，肌纤维强度收缩，使肌纤维缩短变粗、变硬，舒张时使肌纤维放松，肌纤维变细、变长。一收一缩撕脱纤维间的粘连，同时消肿疼痛，达到增强肌力、肌肉增长和功能改善和恢复的目的。

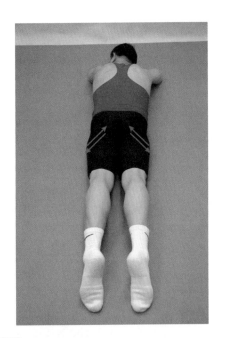

图 5-47　臀肌收缩法

9. 屈髋压腿法（图 5-48）　患者可取坐位或立位。立位时双腿可分别交替进行，患者将患膝关节伸直，足跟部放于相对高度的地方，此时患者躯干向前微屈，动度由小逐渐加大，当达最大限度时结束。坐位时双腿可同时进行。双腿膝关节均需要伸直，而后患者的双手按压膝关节处，而躯干向前做屈曲运动。屈曲的动度由小逐渐加大，反复进行，当达到最大限度时结束。每组 20 ～ 60 次，每日 2 ～ 3 组。

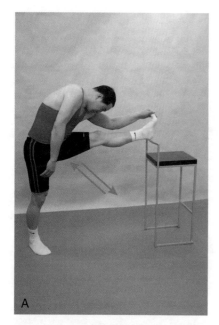

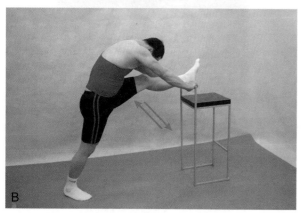

图 5-48　屈髋压腿法

大肌、阔筋膜张肌和髂胫束等肌肉松弛，而右髋关节内侧的关节囊、韧带、内收长短肌和耻骨肌收缩，同时牵拉伸展右髋关节外侧的关节囊、内收长短肌、耻骨肌、股薄肌和右髋关节外侧的关节囊、韧带、臀肌、阔筋膜张肌和髂胫束。当右髋关节内收时，髋关节内侧的关节囊、韧带、内收长短肌、耻骨肌、股薄肌收缩，同时牵拉和伸展左髋关节外侧的关节囊、韧带、臀肌、阔筋膜张肌和髂胫束。

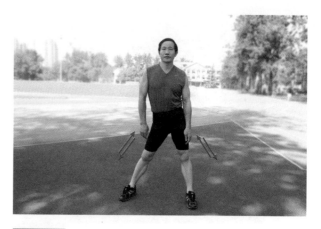

图 5-49　分腿收髋展髋法

11. 提髋降髋法（图 5-50）　患者取立位，双腿立直，双足分开 20～30cm，左膝关节屈曲的同时，左髋关节放松下降，而右髋关节上升，当右膝关节屈曲时，右髋关节放松下降，而左髋关节上升，左右髋关节分别反复进行，当达到最大限度时巩固数次结束。每髋关节升降 30～50 次，每日 2～3 组。

松髋降、升髋关节运动，左髋下降时，左髋及左右腿的肌肉均处于松弛状态，而右髋关节上升时，臀部和大腿部诸肌均处于收缩紧张状态。当右髋关节下降时，右髋关节及周围的诸肌均处于松弛状态，而左髋关节上提时，臀部和大腿周围诸肌均紧张收缩。

此动作为髋关节被动屈曲运动，当躯干前屈时，使髋关节前侧的肌肉收缩，而主要牵拉臀肌、股二头肌、半腱肌和坐骨神经及血管。

10. 分腿收髋展髋法（图 5-49）　患者取立位，双足分开，双手分别按于髂骨外侧，使双髋做内收外展运动。其动度由小逐渐加大，随着反复的进行，双髋关节的紧张、痉挛缓解及疼痛减轻，双足的距离随着运动而增宽，当髋关节内收外展和双足的距离达到本组最大限度时结束。每组 30～60 次，每日 2～3 组。

分腿收髋展髋运动，使髋关节同时向左右做收展运动，运动时左右足不动，躯干向左倾斜。左髋关节内收时，左髋外侧的关节囊、韧带、臀

髋关节是人体的主要关节之一，因此需要有效而合理的运动，加强关节的抵抗能力和局部的血液循环，防止功能障碍。为了提高治疗效率和

巩固治疗后的效果，充分发挥病人的主观能动性，改善和恢复髋关节功能，笔者根据髋关节的生理运动功能的需要，针对髋关节病理变化，总结出有效的髋关节主动运动锻炼方法。根据病情的轻重，时间的长短，肌肉肿胀、肌肉萎缩和关节挛缩轻重而选择适度的运动，做到知病而行，忍痛而动。通过髋关节积极主动的运动，撕脱了髋关节的关节囊、韧带和关节周围上下各组织相互粘连，加大了髋关节各方向的活动范围，扩大了关节囊、韧带、肌肉、肌腱及血管、神经相互间隙，加强了各纤维组织伸展度和弹缩性，加速了髋关节及周围软组织的血液循环和新陈代谢，促使血水肿和炎症的吸收，同时理顺了组织，防止了血水肿和炎症在关节周围的集聚，形成再度机化粘连，使关节囊、韧带和肢体肌肉造成废用性肌萎缩。患者要循序渐进、坚持不懈地锻炼，方能达到消肿止痛、关节和肌肉功能改善和恢复的目的。为整体器官的正常运转，人体整体抵抗能力的增强和健康长寿起到积极的作用，做到局部顺从整体，局部为整体服务，不能因局部功能障碍而影响和破坏整体的功能，甚至导致整体抵抗力下降或各器官功能紊乱，力求达到局部刺激整体，而整体带动和调解局部的一种相辅相成的目的，使整体功能和局部功能恢复。

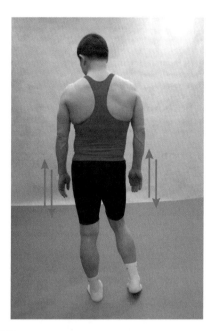

图 5-50 提髋降髋法

## 第三节　股骨干骨折

股骨干骨折在临床上也是常见骨折之一。造成股骨干骨折的外伤史较重，外力极大，骨折的同时对大腿周围肌肉均造成严重的破坏性损伤。股骨干骨折为粗隆（大转子）下 2～3cm 至股骨下端的股骨髁上 2～5cm 骨折。该骨折占全身骨折发病率的 6%。男性多于女性，主要来于工作性质和损伤的机会多于女性。而 10 岁以下的儿童也常见，约占股骨干骨折总数的 50%。无论是儿童、青壮年还是中老年女性和男性，骨折后要根据骨折的轻重、类型的不同选择不同且最理想的治疗方案，方可达到股骨干骨折最满意的治疗效果。

### 一、股骨干骨折的发病原因、病理变化和分类

#### （一）股骨干骨折的发病原因

造成股骨干骨折的病因临床常见有直接暴力、挤压、间接暴力的扭转和杠杆作用所致，骨折的轻重程度取决于各暴力的大小，各骨折的类型决定于致外伤力量的形式。临床上常见骨折有横断、斜面、螺旋、粉碎和青枝型五种骨折。

#### （二）股骨干骨折的病理变化

股骨干因受不同外伤而导致不同类型的骨折，上述五种骨折除了儿童青枝骨折有骨膜和部分骨小梁及骨皮质未断外，其余的各种骨折骨皮质、骨小梁均断裂，因外伤史的大小和轻重的不同，骨折断端的分离、错位也随之不同。骨折断端的移位有两种情况导致，一是外伤较重，外力致使骨折的断端分离，二是骨折后因骨折的类型和骨折远近两端屈肌、伸肌和内收及外展肌的牵拉使骨折移位。此外在股骨干骨折的同时，股骨干骨折周围的肌肉、肌腱、神经和血管均有严重而破坏的损伤，损伤的轻重程度和损伤的性质取决于外伤史和暴力的大小及形式。因此，在治疗

股骨干骨折的同时，不要忽略了对骨折周围软组织治疗，否则它可影响甚至导致骨折的迟缓愈合、不愈合或愈后髋膝关节功能受限或纤维性强直等不良结果。

#### （三）股骨干骨折的分类

1. **横断型骨折**　该类型的骨折多发生在外力直接撞击，重物砸、挤压和捻压伤造成的骨折，为直接暴力所致。

2. **粉碎型骨折**　外伤史同上，但外伤史和外力要大和重于横断型骨折，是造成横断骨折同时，外力继续进行而造成粉碎型骨折。

3. **螺旋型骨折**　该骨折是因股骨干纵向扭转、旋转和肌肉及肌腱的对抗牵拉暴力所致，此种骨折的外伤史为间接暴力。

4. **斜面型股骨干骨折**　该骨折因股骨干纵向的外力作用和反作用的对抗，外力的倾斜及大腿肌肉强度牵拉与收缩所致。

5. **股骨干青枝骨折**　该骨折的外伤史多见于直接外力，间接外力少见，主要外伤史和外力轻而小所致。

### 二、股骨干骨折治疗概述

#### （一）手法复位，夹板外固定治疗

中西医结合手法复位，夹板固定治疗股骨干骨折仅限于横断移位型骨折，横断型骨折无移位者不用手法复位，只用夹板外固定即可。

对股骨干骨折病人复位，一般均采用腰麻，因大腿肌肉较发达，紧张度、痉挛度和对抗牵拉度极强，所以使腰部阻滞麻醉，才能使大腿肌肉松弛，手法复位才能得到满意而顺利的进行。当冰钳分别进入股骨内外髁内时，进行纵向牵引，移位的骨折断端牵开后，医者双手分别位于在移位骨折的远近两端，使其对位，复位后，内垫平坦的脱脂棉，外使绷带包扎，而后按骨折的移位方向，在骨折远近两端及四周垫纸压垫防止再移位，最后用超膝关节夹板外固定。系带固定的适度为上下移动 1cm，1 周内要经常检查固定系带

的松紧度。牵引的重量 4 ~ 8kg，3 ~ 5 周后，解除牵引。待骨折接近骨性愈合和相对稳固时，拆板施用新手法治疗，促使骨折愈合和大肌肉及膝关节功能的恢复。

### （二）手术切开复位，接骨板内固定和石膏外固定治疗

西医对股骨干骨折的治疗原则是：除了横断型裂纹骨折（无移位）采用石膏外固定外，其他类型骨折均采用手术切开复位，内固定和石膏外固定治疗。

患者取仰卧位，可采用硬膜外麻醉。在大腿骨干骨的外侧切纵形口，切口的大小根据骨折的类型和骨折严重程度而定，以便于骨折手术操作为宜。当把皮肤切开后，再将皮下的诸层组织剥离拉开，暴露骨折的断端。用持骨器将骨折断端对位，再将远近两端的骨膜剥离分开，用具 8 孔钢板放于股骨干骨折上下两端的外侧，钢板中央对准骨折线，用固定器固定。手摇钻或电钻钻好孔，将螺丝钉拧入各孔，使骨折固定。固定结束后按骨折局部的各组织的层次由深至浅诸层缝合。拆线后采用新手法治疗，治疗结束后，为了防止外力的撞击，可用石膏外固定。并让患者忍痛做股四头肌收缩运动，促使肿胀消退，防止股四头肌大面积粘连，促进骨折的愈合和大腿肌肉及膝关节功能的恢复。

## 三、股骨干骨折治疗的李培刚新疗法

### （一）前侧治疗

#### 1. 麻醉手法

（1）股外皮神经麻醉（图 5-51）：患者取仰卧位或坐位。医者位于患腿的外侧，拇指位于髂前嵴的内侧，按压和定点按揉通过该处的股外侧皮神经分支。按压和按揉的力量由小逐渐加大，当患者感觉局部及大腿外前侧有酸麻胀感时维持 10 ~ 15s 结束。

（2）股神经麻醉（图 5-31）：患者的体位与医者的位置不变。按压和按揉的部位、手法的力

量的进行、感觉和所达到的目的均与股骨颈骨折治疗股神经麻醉手法相同。

#### 2. 按揉手法

（1）掌面按揉（图 5-52）：患者与医者的体位不变，患膝关节伸直位。医者一手位于患腿的上部或下部的一侧固定，另手掌面分别位于大腿的前侧、外侧和内侧，按着大腿各侧肌肉、肌腱、神经和血管的走行，沿着骨折周围血肿机化的结节、粘连的条索组织和手术切开造成的组织挛缩及松软萎缩的肌肉进行按揉。其顺序由各组织的起点至肌肉的抵止点，双手可轮换进行，由前向外，由前向内反复进行。应用的力量由小逐渐加大，但要根据骨折的时间长短，骨折类型，手术固定方法，以及骨折的愈合程度而进行，不要突猛突大，给骨折和骨折周围的软组织愈合及修复造成不利和新的损伤。因此强调因病而宜，要循序渐进，由浅入深，当上述的条索、机化的结节和瘢痕组织变软、变薄、变小时结束。

（2）拇指按揉（图 5-53）：患者与医者的体位不变。医者双手拇指分别轮换位于患者大腿骨折部位的外侧、前侧和内侧按揉。进行的顺序和按揉的部位与掌面按揉相同，但拇指按揉要突出重点，要着重于骨折附近的异常组织进行治疗。应用的力量要大于掌面按揉，但不要过重而损伤正常的组织或加重已损伤的软组织。因此要求力量适度，由浅逐渐入深，直到大腿及骨折周围机化粘连的结节、条索和手术瘢痕组织挛缩的由大变小、由厚变薄、由粗变细、由硬变软，同时组织间隙变大，肌肉富有一定的弹性时而结束。

（3）前臂按揉（图 5-54）：前臂按揉与掌面按揉接触患处的面积相似，力量要大于掌面按揉。它是在双拇指按揉之后或双拇指施治疲劳的情况下进行的。该手法进行的部位、顺序、力量的大小和所达到的程度及目的与拇指相同，双前臂均交替进行。

以上三种不同的按揉手法，对股骨干骨折的治疗，它们分别作用于各侧不同层次的异常组织和不同的病理变化之处，其治疗作用和所达到的目的是相同的。它可通过不同手法、不同力量，

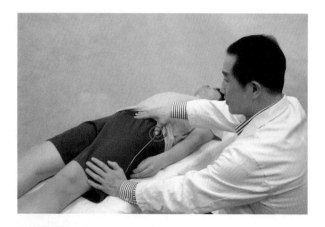

图 5-51　股外皮神经麻醉

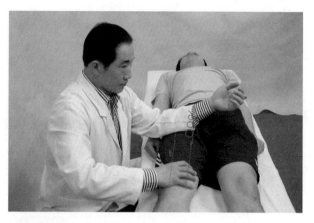

图 5-54　前臂按揉

将大腿股骨干骨折周围的血肿机化的结节软化吸收，使痉挛的肌肉缓解，使浅、深层次间的相互粘连的纤维性条索和软组织剥离分开，使手术和原发性软组织损伤愈合的瘢痕组织、增生肥厚的结缔组织软化随之而吸收，同时扩大浅深层次之间的间隙，解除骨折周围不良因素对血管和神经的弥漫性压迫，因此，促进了大腿股骨干骨折断端的血液循环，加强了新陈代谢和营养的供给，促使了骨折的愈合和骨折因损伤软组织修复及收缩与伸展功能的恢复。

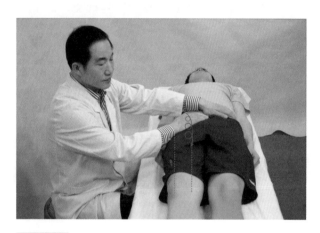

图 5-52　掌面按揉

　　3. 剥离手法（图 5-55）　股骨干骨折术后的剥离手法有拇指剥离和四指剥离手法两种，剥离的部位与按揉的部位相同，进行时摸准骨折各侧异常的结节和粘连的条索，将拇指或四指并列位于机化的结节和粘连条索的中央或一侧，沿着各侧各组织的解剖达到纵向延伸做横向弹剥，自上而下，由内至外。力量由小到大，由浅逐渐入深，当结节及条索由硬变软变细，横向间隙增宽增大时，再使用拇指和四指沿着肌肉等组织达到纵向剥离，使纤维间的纵向粘连剥离分开，反复进行，达到预期目的而结束。

　　以上两种剥离手法作用于大腿骨折周围的不同层次各邻里之间的组织粘连，扩大浅深层次之间、各邻里之间的间隙，解除纤维性压迫，促进了骨折局部及肢体的血液循环，改善了骨折和软组织修复愈合的环境，促使了骨折和肌肉及膝关节的功能恢复。

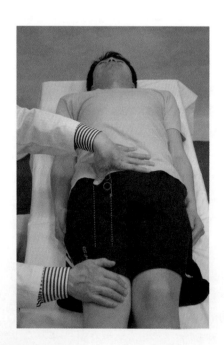

图 5-53　拇指按揉

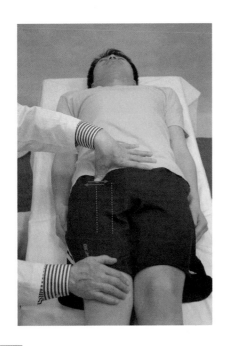

图 5-55 剥离手法

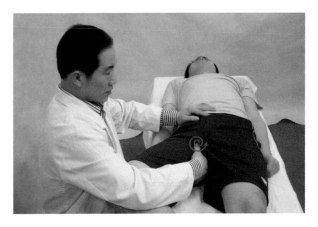

图 5-56 闭孔神经麻醉

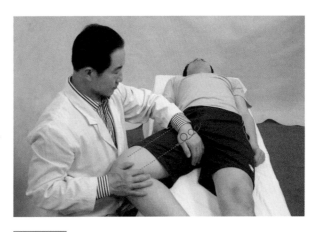

图 5-57 掌面按揉

## （二）内侧治疗

1. 麻醉手法 闭孔神经麻醉（图 5-56）：患者膝关节屈曲，髋关节外展。医者拇指位于患者耻骨联合处的外下缘，用力按压通过和支配大腿内侧肌肉的闭孔神经根支，当局部有酸麻胀感时定点按揉，当局部有酸麻胀感并向下放射时持续10 ～ 15s 结束。

2. 按揉手法

（1）掌面按揉（图 5-57）：患者取仰卧位。医者位于患外侧，按揉大腿前侧时，膝关节伸直，按揉大腿内侧时，髋关节外展膝关节屈曲。医者掌面分别位于患者大腿上端，沿着大腿前侧诸肌的走行，自上而下，由前至内反复进行按揉。应用的力量由小逐渐加大，当局部的肿胀有所消退，紧张和痉挛度缓解，疼痛减轻时结束。

（2）拇指按揉（图 5-58）：患者与医者的体位同上。医者拇指分别位于患者大腿前侧诸肌的上端，沿着损伤肌肉的条索或机化结节的形状，以及肌肉、神经、血管的走行，自上而下，由外至内反复进行按揉。其力度大于前臂按揉手法，要突出重点，由浅入深，当局部的紧张痉挛度缓

解，粘连的条索和机化的结节由硬变软，由粗大变细小，肿胀消退，疼痛明显减轻时结束。

3. 剥离手法 拇指剥离（图 5-59）：患者取仰卧位。医者位于患侧，剥离大腿前侧时，髋膝关节伸直；剥离大腿内侧时，膝关节屈曲，髋关节外展。医者拇指分别位于患者大腿前侧和内侧诸肌的上端，沿着肌肉等组织的走行下移，横向弹剥粘连的条索和机化的结节，自上而下，由外至内。应用的力量由小到大，以患者接受和达到病情需要为宜，并由浅入深反复进行数遍。当局部粘连的组织和机化的结节由大减小，由硬变软，组织间隙相对增大时结束。

### （三）后侧治疗

**1. 麻醉手法**

（1）臀部坐骨神经麻醉（图5-30）：患者取俯卧位。医者位于患侧，双拇指重叠位于患者臀外侧，用力按压通过和支配臀肌和梨状肌的坐骨神经分支。应用的力量由小逐渐加大，当患者局部有酸麻胀感时进行定点按揉，当局部出现向下放射感时持续10～15s结束。

（2）大腿后坐骨神经麻醉（图5-60）：患者取俯卧位，膝关节伸直，足尖内收，使大腿后的坐骨神经干暴露清楚。医者位于患侧，用肘尖或拇指位于患者臀下坐骨结节下缘，用力按压通过和支配大腿后诸肌的坐骨神经根支。当局部有酸、麻、胀感时定点按揉，当局部有酸、麻、胀感并向下放射时持续10～15s结束。

**2. 按揉手法**

（1）掌面按揉（图5-61）：患者取俯卧位，膝关节伸直。医者位于患侧，使掌面分别位于患者大腿后侧诸肌的上端，沿着诸肌、神经和血管及损伤肌肉的走行自上而下反复进行按揉。应用的力量由小逐渐加大，由浅入深。当局部的痉挛缓解，肿胀有所消退，疼痛减轻时结束。

（2）前臂按揉（图5-62）：患者与医者的体位不变。医者肘关节屈曲，前臂位于患者大腿后侧诸肌和神经、血管的上端，沿着肌肉的解剖走行和损伤、痉挛、紧张、粘连的条索及机化结节，自上而下反复进行按揉。其力度大于掌面按揉，由浅入深。当感到紧张痉挛缓解，肿胀消散，粘连机化的结节由硬变软，由厚大变薄小，疼痛明显减轻时结束。

（3）拇指按揉（图5-63）：患者与医者的体位不变。医者拇指位于患者大腿外侧和后侧诸肌和神经及血管的上端，沿着局部组织的走行在损伤局部自上而下反复进行按揉。力度大于前臂按揉手法，由浅入深，突出重点反复进行数遍。当局部的异常改变达到或显著于前臂按揉手法的效果时结束。

（4）大腿按拿（图5-64）：患者的体位与医

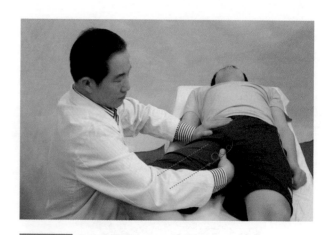

图5-58 拇指按揉

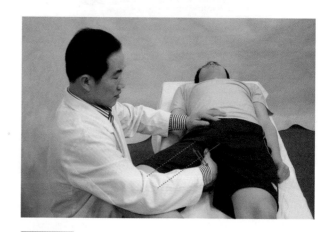

图5-59 拇指剥离

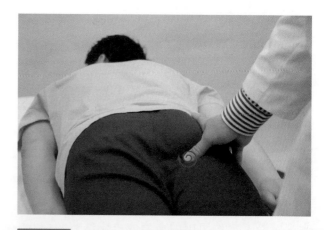

图5-60 大腿后坐骨神经麻醉

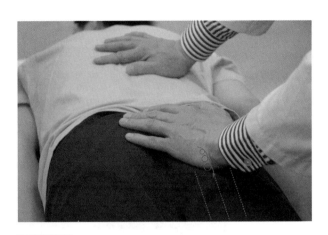

图 5-61 掌面按揉

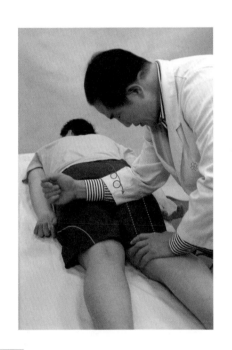

图 5-62 前臂按揉

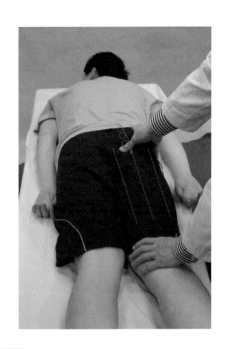

图 5-63 拇指按揉

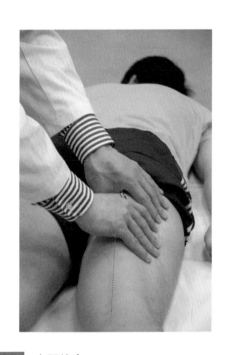

图 5-64 大腿按拿

者的位置同上。医者双手拇指和其余四指同时分别位于患者大腿后侧做按拿，先做下按动作，当下按到一定程度时双手各指将下按的肌肉拿起。下按、拿起的动作要协调，流畅，力量由小逐渐加大，自上而下反复进行数遍结束。

3. 运动治疗手法  股骨干骨折的运动治疗手法与股骨颈骨折术后的运动治疗手法相同。

## 四、科学有效的锻炼方法

1. 股四头肌收缩法（图 5-65）  患者取立位、坐位或仰卧位均可，膝关节伸直，使股四头肌做主动收缩和舒张运动。收缩时的力量由小到大，当收缩到一定程度时维持一瞬间再放松。反复进行，当达到最大限度时结束。一收一舒为1次，每组进行20～40次，每日2～3组。

通过股四头肌的主动收缩，撕脱肌肉间和肌纤维间的粘连，同时加速局部的血液循环，并促进血水肿的吸收，促使损伤组织的修复愈合和功能的恢复。

2. 伸膝屈膝法（图5-66） 患者可取仰卧位或立位，使膝关节伸直，将大腿抬起做直腿屈髋运动。其动度由小逐渐加大，反复进行，当达到最大限度时巩固数次结束。双腿分别进行。每屈伸为1次，每组20～40次，每日2～3组。

屈膝屈髋和伸膝屈髋时，髋关节前侧的关节囊、腹股沟韧带、阔筋膜张肌、髂胫束和股四头肌收缩，同时牵拉和伸展大腿后侧的肱二头肌、半腱肌。当髋关节伸直时，大腿后侧的臀肌、股二头肌和半腱肌收缩，同时牵拉和伸展大腿前侧上述诸肌。伸膝屈髋运动时，肌肉的收缩和牵拉与屈膝屈髋运动方法大致相同，但伸膝屈髋法大腿前后两侧肌肉收缩、牵拉的力度大于屈膝屈髋运动。

3. 屈膝收髋展髋法（图5-42） 患者取仰卧位，双足并拢，双膝屈曲使双髋关节做内收外展运动。收展的动度要由小逐渐加大，当达到最大限度时巩固数次结束。每收展为1次，每组30～60次，每日2～3组。

髋关节内收时，髋关节内侧的关节囊、大腿内侧的内收长短肌、耻骨肌和股薄肌收缩，同时牵拉伸展髋关节外侧的关节囊、韧带、臀肌和髂胫束。当髋关节外展时，髋关节外侧的关节囊、韧带、臀肌、髂胫束和阔筋膜张肌收缩，同时牵拉伸展髋关节内侧的关节囊和上述诸肌。

4. 伸膝收髋展髋法（图5-43） 患者可取立位或仰卧位，将膝关节伸直抬起，使髋关节做内收和外展运动。其动度由小逐渐加大，反复进行，当达到最大限度时巩固数次结束。每收展为1次，每组10～30次，每日2～3组。

伸膝收髋展髋运动与屈膝收髋展髋运动都收缩和牵拉大腿内外侧肌肉，但前者收缩和牵拉的力度要大于屈膝收髋展髋运动，所不同的是股四头肌、阔筋膜张肌和髂胫束始终保持紧张、张力收缩状态，保障髋关节内收外展运动的完成。

5. 俯卧位膝关节屈伸法（图5-67） 患者俯卧位，使患膝关节做屈伸运动。其动度由小逐渐加大，当达到最大限度时巩固数次结束。

该方法与仰卧位的屈膝伸膝相同，作用和屈伸的力度显于仰卧位。

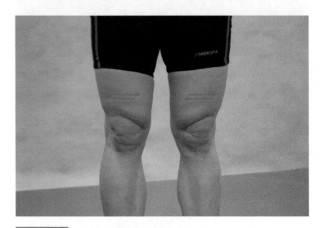

图 5-65　股四头肌收缩法

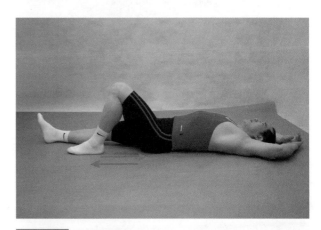

图 5-66　伸膝屈膝法

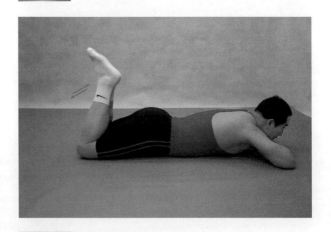

图 5-67　俯卧位膝关节屈伸法

## 第四节 膝部骨折

膝部骨折包括股骨干下端骨折，股骨单、双髁骨折，髌骨骨折，胫骨髁骨折和胫骨结节撕脱性骨折。以上不同部位的骨折均由不同而严重的外伤史和较大的外力所致。骨折的同时对膝关节周围的肌肉、肌腱、韧带和关节内的半月板及韧带均有严重的损伤和破坏。因膝关节结构比较复杂，骨折和关节内外软组织损伤后在治疗上与其他部位骨折相比要相对困难。

上述每一种骨折所造成的软组织损伤、手术治疗后均会给膝关节功能造成不同程度受限、障碍，甚至强直丧失。因此，对上述各种骨折治疗时一定要选择好正确的治疗方案，在手术治疗过程，尽量减轻或避免无谓的损伤，把治疗手术的成功率提到最高，把手术过程中造成的损伤及术后愈合及关节肌肉功能后遗症降到最低限度。同时手术后待骨性愈合后，要选择最好的后期康复治疗手段，促使关节、肌肉、肌腱和内外侧副韧带收缩与伸展功能的恢复，是膝关节骨折手术后的关键所在。否则手术的效果大打折扣，甚至徒劳无功。

骨折手术后，骨折局部及关节周围血肿机化，各软组织增生肥厚，各组织相互粘连，关节挛缩，纤维性关节强直，而影响了手术治疗的效果，骨折的愈合、骨折和膝关节周围软组织损伤的修复和功能恢复。为此，笔者针对膝部骨折后及手术后关节周围软组织的病理变化研究出新的治疗手法，可解除上述不良因素，改善膝关节内外组织的血液循环，软化机化的结节，松解挛缩手术造成的瘢痕组织，剥离分开膝关节周围的不同层次间的粘连，而加速血运，促进骨折愈合及关节周围软组织损伤的修复和功能的恢复，使膝关节骨折手术后功能恢复。

为了避免新手法在膝部骨折手术后治疗手法上的重复性，笔者仅选取了有代表性的膝部骨折手术后的新手法治疗做详细叙述。

## 一、手术切开复位内外固定治疗

### （一）股骨双髁骨折（股骨髁间骨折）

1. **发病机制及骨折类型** 股骨双髁骨折发生的机制与髁上骨折类型，多因由高低处坠落时，足跟触地，作用力与反作用力的对抗，导致股骨髁上骨折。此时外力继续进行，使股骨两髁之间分离，成为"T"或"Y"形骨折，此骨折后均有明显的移位。

2. **手术切开复位内固定和外固定治疗** 采用腰麻或硬膜外麻醉均可。采用髌骨内侧切口，切开股内侧肌及股直肌的腱联合部，暴露股骨下端及内外骨折的两髁。剥开骨折近端和远端一侧的骨膜。骨折断端对位后，将接骨板和螺钉拧紧固定，然后再由深至浅把骨膜、肌肉和皮肤缝合好而包扎结束。最后采用超长关节石膏托外固定。2 周后根据骨折固定稳固程度可采用柔和的手法及适度的力量给予局部治疗。

### （二）髌骨骨折

髌骨是人体骨骼中最大的籽骨。与其他籽骨不同，它不仅能起到保护膝关节、增强股四头肌力量，而且当膝关节伸直和屈曲时它起着滑车的功能。因此，髌骨在膝关节功能上起到不可替代的作用。因此一旦髌骨骨折后，一定要全力治疗和保留。

1. **发病机制及类型** 髌骨骨折在临床上发生的外伤史有直接和间接两种。直接骨折多因髌骨受到突然暴力，如冲击伤、撞伤、砸伤、跪伤等，骨折类型多为粉碎型。骨折后，股四头肌和髌骨两侧肌腱膜和关节囊，一般情况下保持完整，愈后对伸直功能影响不大。间接骨折多因膝关节过度屈曲，股四头肌和髌腱强度牵拉，同时髌骨为着面的预支点，因此，髌骨上肌腱和髌骨下的髌腱强烈对抗牵拉导致髌骨骨折。此种骨折多有髌骨两腱膜和膝关节节破裂。

2. **髌骨骨折的治疗** 髌骨骨折后根据骨折的不同类型，选择以下几种治疗方法。

（1）无移位骨折：对横断和粉碎无移位的髌骨骨折，因膝关节囊和两侧的腱膜等纤维组织未有严重的破坏，仍保持一定的连续性，对此，骨折可采用膝关节伸直石膏托外固定 2～3 周后使股四头肌收缩运动。3～4 周后根据骨折的愈合情况可拆掉外固定。

（2）移位骨折：对髌骨移位的骨折可根据骨折类型和骨折断端及碎块而进行不同的手术切开、复位和内固定。各种手术后采用石膏外固定。2 周后拆线，3～4 周接受新手法治疗。

### （三）胫骨髁上骨折

1. 发病机制和骨折类型　胫骨髁骨折根据外伤史的大小和轻重来决定骨折的类型和严重程度，临床上常见单髁骨折和双髁骨折，其中包括压缩及粉碎骨折。造成胫骨髁上骨折的外力有直接和间接两种。直接包括：外力挤压、外力直接撞击等引起的骨折。间接纵向或倾斜外力造成的骨折为间接骨折。骨折的部位倾向一侧，外力继续传达导致双侧胫骨髁上骨折（髁间），骨折的类型为压缩、粉碎性骨折。胫骨髁骨折，不管单髁骨折还是双髁骨折均对膝关节面有程度不同的破坏和损伤。因此，在单髁和双髁骨折的治疗上，要注意骨折线和关节面的平整。防止后遗症的发生。

2. 胫骨髁上骨折的治疗

（1）无移位骨折的治疗：对裂纹无移位型骨折，首先将膝关节腔内的积血和积液抽出，而后用超长关节石膏外固定。固定期间计病人忍痛做股四头股的收缩运动，动度由小逐渐加大。3～5 周后根据骨折愈合情况可持拐逐渐负重，同时可采用新手法治疗。防止膝关节周围血肿的机化、关节的粘连、纤维性挛缩和纤维性强直的发生。

（2）移位型骨折治疗：对胫骨髁移位的骨折。为了达到解剖复位，骨折线对齐和胫骨平台关节面的完整，防止创伤性关节炎和关节愈后功能障碍的发生，主张手术切开复位和内固定及石膏外固定。2 周拆线后，可根据骨折类型、严重程度、骨折稳固情况，采用最佳手法和适度力量给予局部治疗。

以上简单叙述了股骨单髁、双髁骨折和髌骨骨折、胫骨髁骨折的治疗方法，治疗术后均采用新手法进行治疗。

## 二、膝部骨折治疗的李培刚新疗法

### （一）前侧治疗

1. 麻醉手法

（1）股神经麻醉（图 5-31）：该手法、力量、时间和所达到的程度与股骨干骨折相同。

（2）股外皮神经麻醉（图 5-51）：该手法与股干骨折相同。

以上两种不同的神经麻醉，主要通过按压和按揉手法降低上述各神经的兴奋度，缓解痉挛的组织，起到一时性麻醉镇痛的作用。

2. 按揉手法

（1）掌面按揉（图 5-68）：患者取仰卧位，膝关节伸直位。医者位于患腿的外侧，一手位于大腿下端或膝下固定，另手掌面分别位于大腿下端和膝关节及膝下前侧、外侧和内侧进行按揉。顺序按着大腿下端和膝关节及膝下内侧、前侧和外侧的韧带、肌肉、肌腱的血管及神经纤维解剖走行自上而下，由内至外或由前向外、向内均可，反复进行。双掌在施治中可轮换进行，应用的力量要根据骨折固定稳固、时间长短和愈合情况由小逐渐加大。随着手法的进行，患部痉挛的条索、手术挛缩的组织及机化、粘连、肥厚的组织变软而逐渐深探，以病人能接受为宜，当病人疼痛减轻时结束。

（2）拇指按揉（图 5-69）：患者与医者的体位不变。医者一手位于患者膝关节的一侧固定，另一手拇指分别位于膝关节的一侧进行按揉，无论按膝上、膝部或膝下各侧，均要按着各部的组织解剖走行和结构而进行，双拇指可反复交替轮换进行。拇指按揉时要把骨折的局部及膝关节作为重点，一是因骨折局部的软组织损伤较严重，有大量的血液渗出和血肿形成，血肿机化使邻近的组织机化粘连，影响局部的血液循环和骨折愈

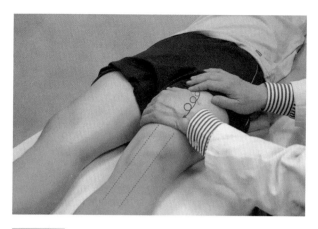

图 5-68　掌面按揉

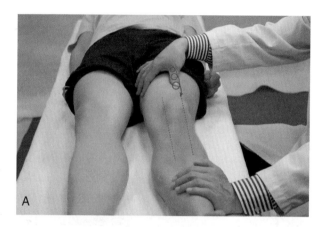

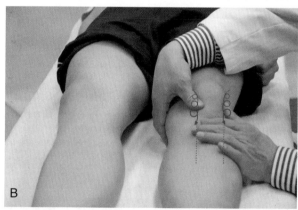

图 5-69　拇指按揉

合；二是膝关节上下为大、小腿肌肉、肌腱的附着点，膝关节内外两侧副韧带、肌腱和其余韧带因损伤后血水肿的机化而相互粘连，因此在治疗时以膝关节肌肉和肌腱的起止点为重点，在膝关节上下和内外反复进行。应用的力量也要根据膝关节骨折及外周软组织损伤的情况而由小逐渐加大，以不加重损伤为原则。当膝关节上部、膝关节前和内外两侧的痉挛挛缩的条索缓解、机化的结节和手术增生肥厚的组织由硬变软，由大变小，由厚变薄，并有一定的弹性时而结束。

以上两种按揉手法，作用于膝关节及关节上下前内和外侧，通过适度的按揉能消除原发性创伤和手术引起的非特异性炎症，缓解膝关节各侧的组织痉挛，软化血肿机化的结节、手术瘢痕组织，促进血水肿的吸收。同时将膝关节上、下及膝关节前、内和外侧各组织层次邻里之间的粘连剥离分开，扩大了膝关节内、前、外组织间隙，理顺了膝关节的组织关系，促进了膝关节骨折断端和局部软组织的血液循环，促使骨折的愈合及膝关节前内和外侧软组织的修复及膝关节功能恢复。

3.剥离手法（图 5-70）　膝关节骨折术后的剥离手法在临床上根据骨折后膝关节上下和内外侧软组织损伤畸形愈合、血肿机化粘连的条索及结节的软硬程度而进行。常用手法有拇指和四指剥离手法两种。

医者四指或拇指位于患者膝关节上、下及关节内、外侧机化粘连的结节及条索处，沿着局部组织的走行和结节条索的形状下移，纵向延伸并横向弹剥粘连的组织。应用的力量由小逐渐加大，由浅入深，自上而下，由前至外，或由前向内，反复进行，双手可交替进行。当膝关节上、下及关节内外侧粘连的组织间隙增大，其条索变软、变细、变薄时结束。

该手法的力量由外向内，使不同层次的邻里组织间隙的粘连剥离分开，扩大邻里组织的间隙，解除局部的压迫，促进邻里组织的血液循环，加速骨折和软组织损伤的愈合和关节功能的恢复。

4.运动治疗手法　患者仰卧位的膝关节的运动手法、动度等一切均与股骨干骨折膝关节运动手法相同。

（二）后侧治疗

1.麻醉手法　坐骨神经麻醉（图 5-30）：患者取俯卧位。医者位于外侧，使拇指或肘尖部位

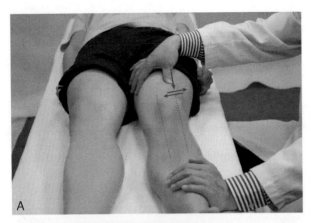

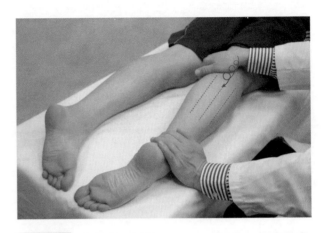

图 5-71　膝后掌面按揉

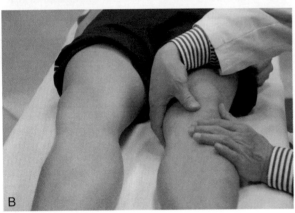

图 5-70　剥离手法

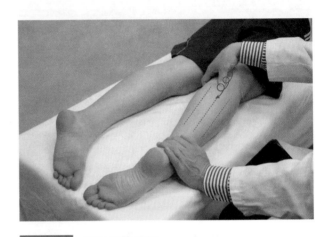

图 5-72　膝后拇指按揉

于患者坐骨结节的下缘，用力按压和定点按揉坐骨神经。当患腿有酸、麻、胀感时维持 10 ～ 15s 结束。

其目的通过手法降低坐骨神经对肌肉的兴奋度，达到麻醉镇痛的目的。

**2. 按揉手法**

（1）掌面按揉（图 5-71）：患者取俯卧位，膝关节伸直。医者位于患者一侧，一手位于其大腿的上下两端固定，另一手掌面在大腿后侧，沿着诸肌、神经及血管的走行，自上而下或由下向上，反复按揉痉挛等异常组织。应用的力量由小到大，由浅入深，双手可交替轮换进行。当感觉大腿后侧、腘窝处及小腿后侧的组织由硬变软，由厚变薄，疼痛减轻时结束。

（2）拇指按揉（图 5-72）：医者与患者的体位不变。拇指按揉的位置同上，但在按揉的过程中力量要大于掌面，按揉点要局限于掌面，同时

由浅入深，对骨折局部和腘窝处不同部位、不同层次的机化结节及粘连的条索等结缔组织进行重点的按揉。其力量由小逐渐加大，以局部损伤组织能接受，同时不加重损伤为原则。反复进行数遍后，当大腿、小腿上端和膝后侧疼痛减轻，痉挛和粘连的条索及结节由硬变软，由大变小而结束。

（3）前臂按揉（图 5-73）：位置同上，按揉的部位、手法、力量和所达到的目的同上。

以上三种按揉手法，所起到的作用和所达到的目的均与膝关节前侧按揉治疗相同。

**3. 剥离手法（图 5-74）**　膝关节骨折术后，膝后侧剥离手法，可采用拇指和肘尖剥离手法。剥离手法进行时沿着大腿后侧、腘窝处各组织的

走行自上而下，由外向内，由浅入深，纵向延伸并横向弹剥粘连的组织，反复进行。当横向的粘连剥脱开时，再沿着各组织走行纵向剥离，使各组织间纵向的粘连剥脱分开，其目的扩大不同层次和不同方向各间隙，解除大腿后侧及腘窝处的压迫，促进了肢体的血液循环，改善了骨折断端及周围软组织损伤，修复愈合的环境，因此促使骨折愈合和膝关节功能的恢复。

医者持握患者小腿使膝关节屈曲，将膝关节做旋转运动。动度由小逐渐加大，当达到最大限度时，再使膝关节向相反方向旋转，动度和范围同上。

以上两种运动治疗手法，主要通过膝关节的被动运动使膝关节的肌肉、肌腱和韧带起到被动收缩和伸展。因此撕脱关节周围粘连的组织，同时促进了膝关节的血液循环，加强了肌肉和其他纤维的增长，促使液体的吸收，防止了再机化、粘连的发生。

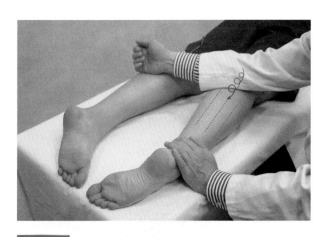

图 5-73　膝后前臂按揉

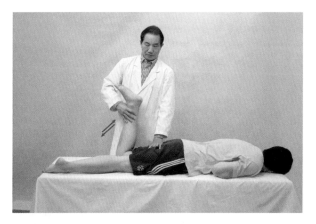

图 5-75　膝关节屈伸法

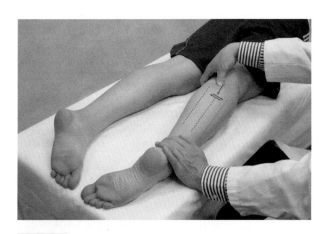

图 5-74　膝后剥离手法

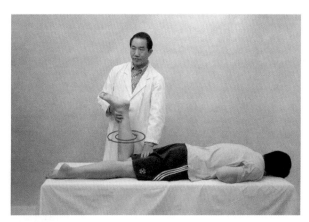

图 5-76　俯卧位膝关节旋转法

4.运动治疗手法

（1）膝关节屈伸法（图 5-75）：患者屈俯卧位。医者一手持握小腿下端，使膝关节屈曲，再使膝关节做屈伸运动。动度由小逐渐加大，反复进行，当达到本次的最大限度而结束。

（2）膝关节旋转法（图 5-76）：患者体位同上。

## 三、科学有效的锻炼方法

1.股四头肌收缩法（图 5-65）　患者取仰卧位或立位，双膝关节伸直，使双股四头肌同时做收缩和舒张（放松）运动。收缩的力量由小逐渐加大，当达到最大限度时结束。每收缩、舒张为1次，每组20～40次以上，每日2～3组。

收缩时股四头肌主动强烈收缩，使肌纤维缩短，撕脱股四头肌静止时肌纤维的粘连；舒张时股四头肌放松和伸展。收缩和舒张，还可加速肢体和局部的血液循环，促使局部血水肿吸收，防止再粘连，同时加强功能，使其早日修复。

2. 屈膝伸膝法（图5-66）　患者取俯卧位、立位或坐位均可。取俯卧位的病人，双膝关节伸直，使双膝关节分别或同时进行屈伸运动；取立位的病人，双膝关节可分别交替抬起做屈伸运动；取坐位时，患者坐在高处，双小腿悬空，使双膝关节做屈伸运动。三种体位的屈膝运动的动度均由小逐渐加大，反复进行，当达到最大限度时巩固数次结束。每屈伸为1次，每组屈伸30～60次或更多，每日2～3组。

患者膝关节屈时，大腿后侧的股二头肌、半腱肌和髂胫束肌及膝关节后侧的韧带、关节囊主动收缩，同时牵拉大腿前侧的股四头肌、膝关节前侧的髌腱和前内外侧的副韧带。当膝关节伸直时，大腿前侧的股四头肌、膝关节髌腱及关节副韧带主动收缩，同时主动牵拉大腿后侧的股二头肌、半腱肌和胫神经、腓总神经及血管。

3. 膝关节旋转法　患者可取俯卧位、坐位和立位三种不同方式分别进行。

（1）俯卧位（图5-77）：患者双膝同时或单膝分别交替进行。

（2）坐位（图5-78）：患者坐在较高床边上，将双足悬空，使双膝关节做旋转运动。

（3）立位（图5-79）：患者双足分开，使膝关节同时做旋转运动。

以上这三种不同体位的膝关节旋转方法，在进行旋转时，其旋转的范围和角度均由小逐渐加大，当达到最大限度时巩固数次后，再向相反方向旋转，其程度和范围同上，每组各种体位均旋转20～40圈或更多，每日2～3组。

4. 蹲起屈膝伸膝法（图5-80）　患者取立位，双足分开，患者根据膝关节肿胀和疼痛及关节功能障碍程度，可采用不同的屈伸锻炼方式。轻者

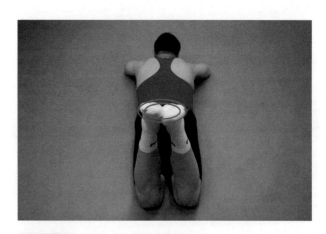

图 5-77　俯卧位膝关节旋转法

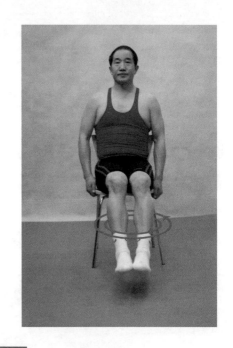

图 5-78　（坐位）膝关节旋转法

可徒手进行膝关节屈伸活动，重者可持物借力进行膝关节屈伸锻炼运动。其动度由小逐渐加大，当达到本组的最大限度时巩固数遍结束。每蹲起为1次，每组10～40次或更多，每日2～3组。

膝关节下蹲的一瞬间和起立的一瞬间，股四头肌、髂胫束肌和股二头肌及有关肌肉收缩。当膝关节蹲下去时，主动牵拉大腿前的诸肌和关节前内、外侧的韧带及大腿后侧的股二头肌；膝关节立起伸直时股二头肌和髂胫束肌及相关的肌肉收缩，同时股四头肌放松。

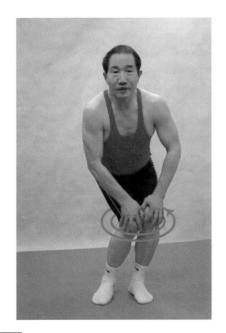

图 5-79 （立位）膝关节旋转法

5.弓步屈膝伸髋屈髋法（图 5-81） 患者取立位，将双足前后分开，左腿在前，膝、髋关节屈曲，右腿在后，膝、髋关节伸直，躯干正直，双手按于左腿的膝关节处，而后做屈髋伸髋运动。其动度由小逐渐加大，当达到最大限度时，再将躯干向相反方向转动，使右腿在前，膝、髋关节屈曲，而左膝、髋关节伸直，按上述屈伸运动进行，其角度和顺序及程度均同上。每个关节屈伸20 ～ 40 次，每日 2 ～ 3 组。

弓步屈膝伸髋屈髋运动，左腿屈膝屈髋时，左髋、膝关节的前侧关节囊、韧带、腹股沟韧带、阔筋膜张肌收缩，同时牵拉股四头肌、髋膝关节后侧的关节囊、韧带、大腿后侧的股二头肌和半腱肌。而后伸展和牵拉右腿的臀肌、股二头肌、半腱肌，同时牵拉着右髋关节前侧的关节囊、腹股沟韧带、阔筋膜张肌、股四头肌和缝匠肌。

6.跑步拉膝拉髋法（图 5-82） 患者取立位，可采取原地跑步和跑动性跑步，原地不动跑步时，患者分别使小腿向后屈，做髋关节后伸运动，小腿后屈的同时用力向后上踢。其动度由小逐渐加大。当达到最大限度时结束。每屈伸为 1 次，每组屈伸30 ～ 60 次，每日 2 ～ 3 组。

屈髋时髋关节前侧的关节囊、腹股沟韧带、

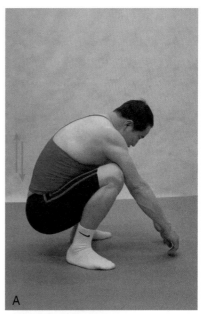

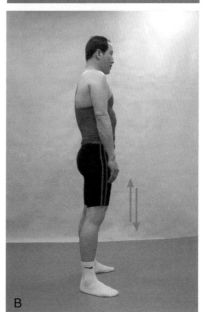

图 5-80 蹲起屈膝伸膝法

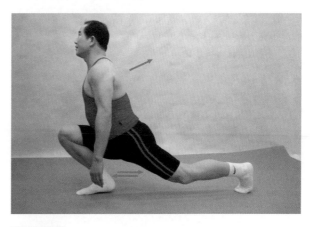

图 5-81 弓步屈膝伸髋屈髋法

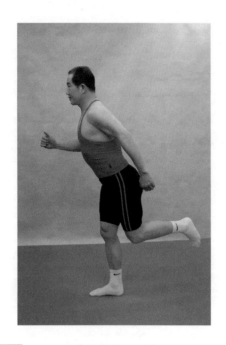

图 5-82　跑步拉膝拉髋法

腰大肌、阔筋膜张肌和髂腰肌收缩，同时牵拉关节后侧的关节囊、韧带、臀肌、股二头肌和半腱肌。当髋关节后伸时，臀肌、股二头肌、髂胫束肌和半腱肌收缩，同时牵拉伸展髋关节的关节囊、韧带和大腿前侧的股四头肌、缝匠肌和腹股沟韧带及神经和血管。

以上六种不同的膝关节主动功能锻炼方法是针对膝关节的肿胀、疼痛、关节功能障碍的程度进行的。治疗后采用膝关节的主动功能锻炼方法，可起到消肿止痛、松解关节各纤维组织的痉挛、巩固治疗效果的作用。通过关节的活动，使肌肉、韧带和关节囊主动收缩、牵拉，撕脱关节周围韧带、肌肉和神经、血管间的相互粘连，扩大关节活动范围，增大关节周围各纤维组织的间隙，同时理顺关节及纤维组织的关系，解除关节及组织间的紊乱，加速了关节及各纤维组织间的血液循环和新陈代谢，促进血水肿和炎症的吸收，防止血水肿和炎症的再度机化粘连，增强膝关节周围韧带和上下肌肉及肌腱纤维的弹缩性，最终达到膝关节功能改善和恢复的目的。

# 第五节　胫、腓骨骨折

胫、腓骨骨折是临床上常见的骨折之一，骨折种类有胫骨单骨折、腓骨单骨折和胫腓骨双骨折。

## 一、发病原因与骨折类型

小腿胫、腓骨骨折均由外伤所致，骨折的类型取决外伤史的形式，骨折的严重程度决定于外伤暴力的大小。临床上造成骨折外伤史有直接、间接两种。

1.直接外伤　重物砸击、撞伤、挤压和踢伤，暴力多作用于小腿的前外侧造成胫、腓骨骨折，其骨折类型为横断、短斜面和粉碎性骨折。

2.间接暴力　造成胫、腓骨骨折的间接暴力来于小腿胫、腓骨的纵向，加之纵向力量的倾斜和扭转致使胫、腓骨的薄弱点骨折，骨折的类型为斜面和螺旋型骨折。

## 二、胫、腓骨骨折治疗概述

### （一）手法复位和夹板外固定治疗

手法复位、小夹板外固定的治疗用于横断型、锯齿型、移位型稳定性骨折，其治疗效果较满意。对螺旋和大斜面型骨折采用手术切开内固定和石膏外固定，治疗效果和后期愈合较好。

对小腿胫、腓骨骨折采用腰麻或局部麻醉方法进行。两助手分别位于患者膝关节及足部用力对抗牵引。将骨折成角纠正后，在维持牵引的情况下，医者位于一侧，双手分别位于在骨折的局部，通过提法、分骨法和摇摆手法使移位的骨折断端复位。而后采用脱脂棉、绷带包扎，将相关纸压垫放到合适的部位，最后把5块夹板分别放到不同的部位，用系布带捆紧。固定4～5周后，根据骨折的愈合和骨折断端稳定程度，可采用新手法治疗。

### （二）手术切开复位，钢板内固定和石膏外固定治疗

对胫、腓骨骨折可采用硬膜外麻醉。患者取仰卧位切开皮肤及皮下组织，同时将切开的各组织向两侧分开，暴露骨折的断端。此时清除骨折局部的积血，用接骨器夹住骨折断端复位，根据骨折的需要打孔，用钢板和螺丝拧紧固定即可。最后按切开各组织的层次由深至浅诸层缝合，然后石膏托外固定。2周后拆去缝合线，采用新手法治疗。

## 三、胫、腓骨骨折治疗的李培刚新疗法

### （一）前外侧治疗

1.麻醉手法

（1）腓总神经麻醉（图5-83）：患者取仰卧位，膝关节微屈，医者位于患腿的外侧固定，另一手拇指位于在腓骨小头外后侧，按压和定点按揉通过该处腓总神经。按压和按揉的力量由小逐渐加大，当患者小腿前外侧有酸麻胀感时维持10～15s结束。

（2）腓深神经麻醉（图5-84）：医者与患者的位置不变，医者使患膝关节微屈，使小腿前侧的诸肌相对放松，医者一手位于膝上固定，另一手四指位于髌骨下缘10cm、胫骨前嵴外1cm处，按压和定点按揉此处的胫深神经分支，应用的力量同上。当小腿前侧有酸、麻、胀感时维持10～15s而结束。

以上两种神经麻醉手法，主要降低腓总神经和胫神经的传导及对肌肉的兴奋度，起到缓解小腿前、外侧肌肉痉挛作用，同时达到一时性镇痛和麻醉的目的。

2.按揉手法

（1）掌面按揉（图5-85）：患者与医者的体位不变，使膝关节微曲，尽量使小腿前外侧肌肉放松。医者双手掌分别交替位于在小腿前、后侧的上端，沿着肌肉、腓总神经及血管的走向自上而下、由前向外反复进行数遍。当小腿前、外侧

的痉挛有所缓解，挛缩、机化、增厚的结节及条索变软而结束。

（2）拇指按揉（图 5-86）：患者与医者的体位不变，医者双拇指分别交替位于在小腿的前外侧上端，沿着小腿前、外各侧组织的走向和异常的结节及条索的形状而由上下，反复进行，应用的力量由小逐渐加大，由浅入深，要突出重点在异常结节、条索和手术瘢痕组织处进行按揉。直到结节和条索由大变小，由厚变薄，由粗变细，由硬变转而结束。

3. 剥离手法（图 5-87） 患者与医者的体位不变，医者双手拇指分别交替位于在小腿前、外侧机化组织的结节及条索处，沿着各侧诸肌的走向和结节及条索形状自上而下，并向各组织走向的相反方向横向弹拨，反复进行数遍。应用的力量由小到大，由浅入深，直到小腿前、外侧的结节及粘连的组织间隙扩大，条索及结节变软而结束。

剥离手法在胫骨和腓骨骨折手术后的作用和所达到的目的与其他剥离手法相同。

4. 运动治疗手法

（1）踝关节屈伸法（图 5-88）：患者与医者的体位不变，医者持握足弓，另手持握双踝上（小腿下端）固定，使踝关节做屈伸运动。其动度由小逐渐加大，当达到最大限度时，维持此运动幅度巩固数次而结束。

踝关节屈曲时小腿前侧肌肉、肌腱被动屈曲，同时使小腿后侧的屈肌、肌腱等组织被动伸展。当踝关节被动背伸时，小腿后侧的肌肉、肌腱和神经及血管被动屈曲，同时小腿前侧的各组织被动伸展。通过反复的被动屈伸撕脱小腿前后两侧肌肉纤维间的粘连，加大伸展和收缩度，同时促进了局部的血液循环，防止小肌肉废用性萎缩和挛缩。同时为主动运动功能的恢复，起到积极作用。

（2）踝关节旋转法（图 5-89）：医者与患者体位同上，医者持握足弓部，使踝关节做旋转运动。旋转的范围由小逐渐加大，当达到最大限度时，再向相反方向进行，其程度及顺序一切同上而结束。旋转的作用和所达到的目的同上。

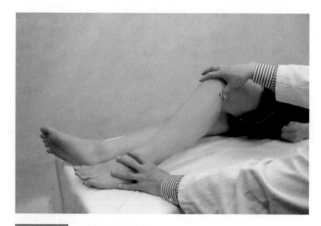

图 5-83　腓总神经麻醉

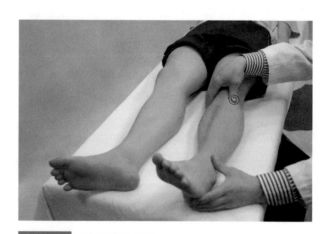

图 5-84　腓深神经麻醉

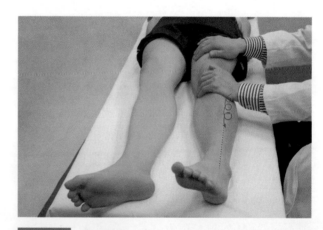

图 5-85　掌面按揉

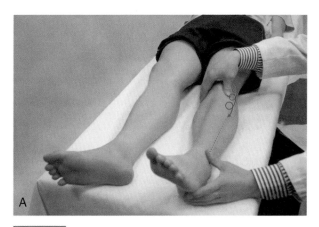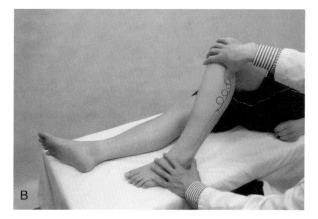

图 5-86  拇指按揉

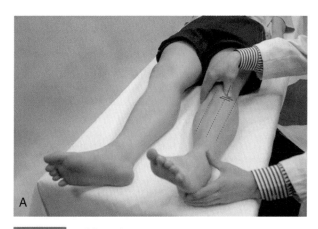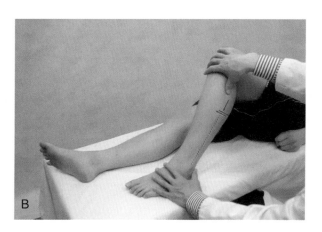

图 5-87  剥离手法

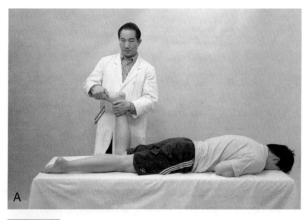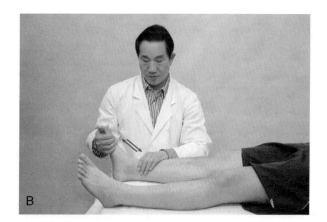

图 5-88  踝关节屈伸法

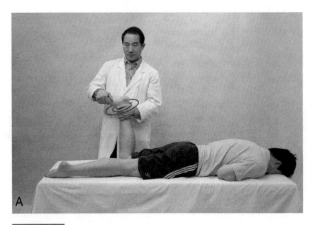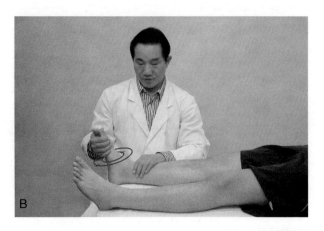

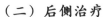 **图 5-89** 踝关节旋转法

## （二）后侧治疗

**1. 麻醉手法** 腘窝处胫神经麻醉（图 5-90）：患者取俯卧位，膝关节伸直或微屈均可。医者位于患腿的外侧，拇指位于在腘窝的正中，按压和定点按揉腘窝处的胫后神经干支。应用的力量由小逐渐加大，当患者感觉膝以下有酸、麻、胀或触电感向下放射时维持 10 ～ 15s 结束。

该手法的主要作用是缓解小腿骨折后引起的后侧肌肉等组织痉挛，同时达到一时阻滞麻醉的目的。

**2. 按揉手法**

（1）掌面按揉（图 5-91）：医者与患者的体位不变，医者双掌面分别位于在患者小腿后侧的上端，沿着小腿后侧诸肌、肌腱、神经和血管的走行，自上而下，由内向外，反复进行。应用的力量由轻到重，由小逐渐加大。随着手法的反复进行和小腿后侧痉挛、机化和粘连条索等异常组织的变化，再由浅入深，反复数遍而结束。

（2）拇指按揉（图 5-92）：医者与患者的体位同上。医者双手拇指分别位于在小腿的后侧沿着诸肌、肌腱和神经及血管的走向，按揉骨折后的血肿和机化、粘连的结节、手术后的瘢痕组织挛缩条索，由上而下、由内至外进行按揉。应用的力量要大于掌面按揉，要由小逐渐加大，在操作中更要突出重点，由浅入深逐层进行，反复进行数遍，当小腿后机化的结节、粘连和手术瘢痕组织增生的异常组织由硬变软、由大变小、由厚变薄，组织层次间隙变大时结束。

（3）前臂按揉（图 5-93）：医者肘关节屈曲，将前臂位于在小腿后侧的上端，按揉指按揉的走向和进行的方式由上而下反复进行，应用的力量由小逐渐加大，当小腿后侧各组织由硬变软、由厚变薄、由大变小时结束。

以上三种不同手法，作用于小腿后侧不同层次间的异常组织处，主要软化小腿后侧机化的结节，促使被手法破坏的不规则组织渗出的血水肿和非特异性炎症的吸收。防止再次粘连和机化。同时软化手术形成的瘢痕组织挛缩。起到小腿后侧不同浅深层次和邻里组织间的剥离作用，理顺不同层次和邻里之间的组织关系，解除了小腿后侧弥漫性压迫，扩大了组织间隙，改善了小腿后侧和骨折局部的血液循环，加强了骨折断端的愈合和软组织损伤的修复及肌肉等收缩与伸展功能的恢复。

**3. 剥离手法**

（1）四指剥离：患者取俯卧位，医者双手四指分别位于在小腿后侧机化的结节粘连和增生肥厚的条索处，沿着诸肌和其他组织的走行下移，并向肌肉和条索形状的相反方向横向弹剥，其顺序由上而下，由浅入深，当感觉到组织邻里间隙增大时，再使四指沿着肌肉等组织的走行方向纵向剥离，由上而下，由浅入深，使不同层次各组织的横向粘连和纵向粘连剥脱分开，反复进行数遍后，小腿机化的结节和粘连的条索由硬变软、由粗变细而结束。

（2）拇指剥离（图 5-94）：患者与医者的体位不变，医者双手拇指分别位于在小腿后机化的结节和粘连的条索及手术瘢痕组织增生肥厚的组织处，对不同层次组织间和不同邻里间的粘连进行剥脱分离。拇指进行的顺序基本上与四指剥离手法相同，所不同的是剥离的重点要突出，力量要相对大于四指剥离手法。反复进行数遍后，小腿后侧机化的结节、粘连的条索和手术后的瘢痕组织及增生肥厚的异常组织由硬变软，间隙均显于四指剥离手法时而结束。

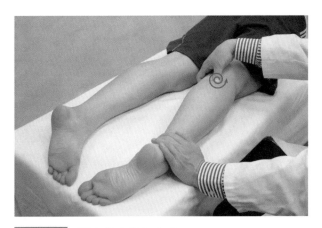

图 5-90　腘窝处胫神经麻醉

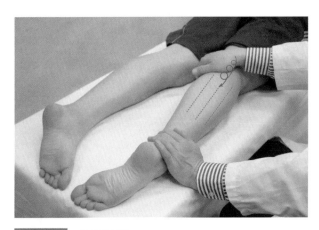

图 5-91　掌面按揉

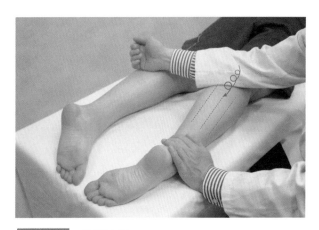

图 5-93　前臂按揉

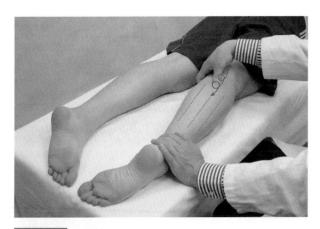

图 5-92　拇指按揉

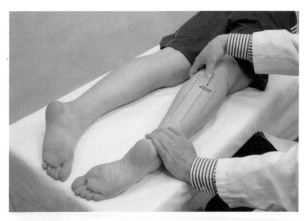

图 5-94　拇指剥离

以上两种不同的剥离手法作用于不同的层次和部位，主要使小腿骨折后手法复位和切开复位造成的血肿、积血机化、手术瘢痕组织增生的组织、各层次和邻里之间的相互粘连剥脱分开，恢复正常的组织关系，解除了小腿后侧不良的压迫因素，改善了小腿后侧层次和邻里之间的血液循环，促使了小腿胫、腓骨骨折断端的愈合、软组织损伤的修复，缩短了骨折的愈合期，防止了骨折延缓愈合和功能障碍的发生。

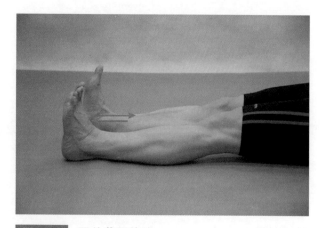

图 5-95　踝关节屈伸法

## 四、科学有效的锻炼方法

1. 踝关节屈伸法（图 5-95）　患者取坐位、立位或仰卧位均可，使踝关节做主动屈伸运动，屈伸的程度要忍痛由小逐渐加大，反复进行，当达到最大限度时巩固数遍结束。每屈伸为 1 次，每组 30 ～ 60 次，每日 2 ～ 3 组。

踝关节背伸时，小腿前侧的胫前肌、蹚长伸肌、腓骨长短肌和踝关节前侧的伸肌上下支持韧带及关节囊主动收缩，同时牵拉小腿后侧的腓肠肌、比目鱼肌、跟腱和踝关节后侧的关节囊及有关韧带。

当踝关节屈曲时，小腿和踝关节后侧的诸肌、肌腱和韧带及关节囊主动收缩，同时牵拉小腿前侧和踝关节前侧的诸肌、肌腱、关节囊和韧带。

2. 踝关节收展法（图 5-96）　患者取坐位、立位或仰卧位，使踝关节做内收外展运动。运动的动度由小逐渐加大，当达到最大限度时巩固数次结束。内收和外展为 1 次，每组 20 ～ 40 次，每日 2 ～ 3 组。

踝关节内收时，小腿内前侧胫前肌、蹚长屈肌和腓肠肌的小头及踝关节内侧的韧带、关节囊主动收缩，同时牵拉小腿和踝关节外侧腓骨长短肌、踝关节韧带和关节囊及神经、血管。当踝关节外展时，胫前肌、趾长伸肌、蹚长伸肌、腓骨长短肌和踝关节外侧的韧带、关节囊及神经、血管主动收缩，同时牵拉小腿内侧腓肠肌内侧头、比目鱼肌、跟腱和踝关节内侧的肌腱、关节囊及韧带等纤维组织。

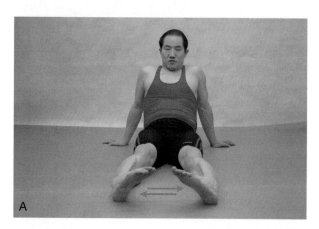

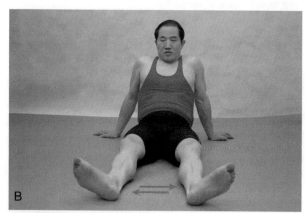

图 5-96　踝关节收展法

3. 踝关节旋转法（图 5-97）　患者取坐位、立位或仰卧位，使踝关节先做内收外旋旋转运动。旋转的动度由小逐渐加大，当达到最大限度时，再使踝关节做外展内旋旋转运动，旋转的范围由

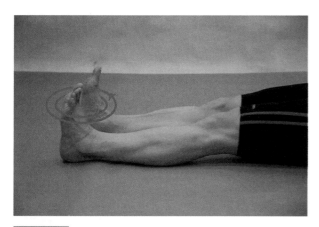

图 5-97 踝关节旋转法

小到大，反复进行。当达到最大限度时巩固数次结束。每组各方向旋转 20 ～ 40 圈或更多，每日 2 ～ 3 组。

踝关节内旋时，胫前肌、趾长屈肌、跗趾屈肌、腓肠肌内侧头和踝关节内侧的韧带及关节囊等组织的收缩，同时牵拉小腿外侧的腓骨长短肌、腓肠肌外侧头和踝关节外后侧的关节囊及韧带。当

踝关节外旋时，小腿前外后侧的胫前肌、趾长伸肌、跗长伸肌、腓骨长短肌和踝关节外侧的关节囊及关节韧带等纤维组织主动收缩，同时牵拉小腿和踝关节内侧的诸肌、肌腱和关节囊及韧带等组织。

以上三种不同的踝关节功能锻炼方法，是根据小腿和踝关节运动生理的需要而进行的，同时针对小腿局部软组织肿胀、肌肉疼痛和关节功能受限或障碍的病理变化而研究总结的。充分利用病人的主观能动性，通过踝关节不同的活动方法和不同程度的收缩及舒张、牵拉，起到巩固治疗效果的作用。同时撕脱连，扩大组织间隙，加速了局部的血液循环，促使血水肿和炎症的吸收，防止了血水肿和炎症的再度机化及粘连的形成，加强了关节周围关节囊、韧带、肌肉、肌腱等纤维组织的弹缩性和关节的稳固性，增加了关节的活动范围，达到了消肿解痛、改善和恢复功能的目的。

## 第六节　踝关节骨折

踝关节骨折是临床上最常见的骨折之一。因为该关节是全身关节负重最大的关节，它长期担负着人体的重量，因此踝关节损伤的机会要多于其他关节。踝关节的主要运动功能是屈伸，同时还有微小的左右移动范围，踝关节在不负任何重量时，可做关节旋转运动。因此踝关节软组织损伤和骨折后要及时果断地治疗，力争达到最佳治疗效果，使功能尽快恢复。否则会留下创伤性关节炎，影响踝关节的功能，使人体的运动、生活及劳动极为不便。对此在治疗方法选择上需要最佳而有效的治疗方法，才能避免后遗症的发生。

### 一、发病原因与骨折分类

踝关节骨折是因外力作用于踝关节的不同部位、方向而造成不同的部位和不同类型的骨折，外伤史和暴力的大小决定了骨折的轻重程度。临床上踝关节骨折的同时，踝关节周围的肌腱、韧带和上下的各纤维组织根据骨折和外伤史的大小及轻重均有程度不同的破坏性损伤。骨折的类型分为外旋型、外翻、内翻、纵向挤压、侧压型、踝关节强屈和强伸七种不同类型的骨折。骨折的部位分为单踝、双踝和三踝骨折。

#### （一）旋转型骨折

该骨折发生在小腿下端双踝不动、距骨内外旋转，或距骨不动而小腿下端双踝旋转而造成单踝或双踝骨折。如外力继续向后进行可导致三踝骨折。

#### （二）内、外翻型骨折

1. 外翻型骨折　患者踝关节强力外翻或小腿外侧下方受直接外力冲击造成内踝、外踝、双踝和三踝骨折，单踝、双踝和三踝骨折直接与外伤史的大小和暴力的轻重有关。

2. 内翻型骨折　踝关节内翻型骨折，发生在小腿纵向重叠和外力与地面所达到的反作用力，致使踝关节突然强度内翻，甚至暴力直接作用于内踝而导致单踝、双踝或三踝骨折。需要注意鉴别内翻和外翻型踝骨折的区别，内踝和外踝两种骨折线是相反的。

#### （三）挤压型骨折

1. 纵向挤压型骨折　患者由高向下，病人的体重和下坠的重量，加之足底着地的反作用力，距骨上顶，小腿下压而导致双踝或三踝骨折，如外力继续进行可合并踝关节脱位。

2. 侧方挤压型骨折　该骨折的外界重物直接作用于踝关节内外两侧，而造成内外踝骨折。

踝关节是由距骨和胫腓骨下端的内外踝形成的。造成踝关节骨折的发病原因和外伤史是不同的，临床上根据外力大小和严重程度可分为单踝、双踝、三踝骨折。在治疗上针对骨折的类型和骨折的稳定情况可采用手法复位、夹板外固定和手术切开复位内固定及石膏外固定。为了促进血液循环，促使骨折早期愈合，避免创伤性关节炎，延缓骨折愈合和关节功能障碍及关节强直的发生，以上两种治疗术后可采用新手法治疗。为了避免重复，下面以双踝骨折为例做全面叙述。

### 二、踝关节骨折治疗概述

#### （一）手法复位和夹板外固定

可采用坐骨神经阻滞麻醉。患者取仰卧位，第一助手一肘屈曲和另于环抱膝关节处，第二助手双手分别位于在背足及足跟部，两者同时用力向相反方向牵引，牵引的力量由小逐渐加大。当将内外踝和三踝畸形移位的骨折牵开时，医者双手分别位于内外踝处扣挤，直到双踝完全复位为止。在维持牵引的情况下，用脱脂棉和绷带缠绕4～5周，内、外踝上各方一个塔形垫，双踝下方各方一个梯形垫，再将踝关节周围的夹板放好，给予布带固定，最后用踝关节背伸活动使夹板固定。

### （二）手术切开复位，内固定和石膏外固定

踝关节骨折的手术均采用硬膜外麻醉。

1. **内踝骨折** 首先把皮肤及皮下组织切开分离，将内踝骨折线暴露，清除局部血肿和积血，使骨折断端复位（解剖）。根据骨折的大小来决定选用克氏针和螺丝钉，块小可用两枚克氏针，块大用一枚螺丝钉即可。最后按切开的层次由深至浅诸层缝合。

2. **外踝骨折** 自外踝上方切 3 ~ 4cm 纵形口，将皮下的各组织剥离拉开，充分暴露骨折断端清除局部的积血，使骨折断端复位整齐，而后用一枚螺丝钉固定。最后再将切开的组织由深至浅诸层缝合。最后踝关节中立位采用石膏托外固定。2 周后拆线即可采用新手法治疗。

## 三、踝关节骨折治疗的李培刚新疗法

踝关节骨折后，不管是外踝骨折、内踝骨折、后踝骨折、前踝骨折，还是距骨骨折，因骨折破坏了踝穴，同时也破坏了踝关节的结构和关节面，所以在治疗上无论是手法复位、夹板外固定，还是手术切开内固定和石膏外固定治疗均力争使骨折线对位和关节面整齐，这样才能保障骨折的良好愈合。许多人认为，愈合后关节面骨折线处的增生，关节面出现程度不同的隆起、不平和不光滑，使踝关节屈伸、内外翻转及旋转受到程度不同的影响，造成创伤性关节炎，天气变化和运动或负重时关节疼痛。

笔者认为踝关节骨折后所造成的关节功能障碍、强直或功能丧失后遗症，不完全是踝关节骨折线愈合和关节面软骨的增生肥厚所致，因关节面软骨有自我修复的能力，同时对关节面突出、增生肥厚的组织可通过踝关节的屈伸、内外翻转和旋转运动摩擦而吸收，使关节面平坦而光滑。引起踝关节疼痛和关节功能障碍的是踝关节骨折后，关节周围的韧带、肌腱、肌肉损伤，血肿、淤血机化粘连，加上长期固定和损伤的软组织畸形愈合以及瘢痕组织挛缩所致。另外，手术切开

复位对皮肤、肌腱、肌肉、血管、神经、韧带和骨骼均有人为的再度损伤。手术过程中对断裂的韧带、肌腱缝合修补，骨折复位和固定后对正常的骨膜、韧带、肌肉及皮肤逐层缝合。因此原发性损伤和手术的损伤，刀口的瘢痕组织挛缩，血肿和淤血的机化，各组织的粘连，关节周围的结缔组织增生、肥厚，使关节上下、周围组织不同部位、不同层次之间、不同邻里之间形成弥漫纤维性挛缩和大面积广泛的压迫，踝关节的肌腱、韧带和肌肉、神经及血管失去固有的收缩与伸展功能，导致关节疼痛和踝关节纤维性强直，而造成踝关节功能受限或障碍，甚至关节强直或功能丧失。

为了巩固手术治疗骨折和手法复位及小夹板外固定治疗骨折的效果，防止骨折后的血肿、淤血的机化，各组织间的相互粘连，和保证关节周围软组织功能的恢复，笔者根据踝关节骨折及骨折手术后软组织的病理变化，总结出相应的治疗手法，保障了踝关节骨折的愈合和踝关节功能的恢复。

### （一）前侧治疗

1. **麻醉手法**

（1）腓总神经麻醉（图 5-83）：该手法的进行和所要达到的目的与小腿骨折麻醉手法相同。

（2）腓深神经麻醉（图 5-84）：该手法与小腿骨折的麻醉手法相同。

（3）腓浅神经麻醉（图 5-98）：患者取仰卧位，膝关节微屈或伸直均可。医者位于患腿的外侧，一手固定，另一手拇指位于小腿下端的外侧，按压和按揉通过和支配踝关节前、外侧组织的腓浅神经干支。应用的力量由小逐渐加大，当患者踝外侧有酸、麻、胀感时维持 10 ~ 15s 结束。

以上三种不同神经干支的麻醉主要缓解双踝周围痉挛的韧带和肌肉，起到麻醉和镇痛的作用。

2. **按揉手法**

（1）掌面按揉（图 5-99）：患者取仰卧位或坐位均可，医者位于患者踝关节的外侧，双手分别位于踝关节的外侧、前侧和内侧，沿着小腿和

踝关节各侧组织走行，自上而下至足背部，双掌可交替轮换进行。应用的力量由小逐渐加大，当外侧、前侧、内侧的肌肉和手术挛缩的条索由硬变软，疼痛减轻时结束。

（2）拇指按揉（图5-100）：医者与患者体位不变，拇指按揉的部位与掌面按揉的相同，但是在治疗过程中要以骨折局部的结节、关节挛缩的韧带、增生肥厚的手术瘢痕组织及粘连的条索为重点。医者双拇指交替轮换分别位于踝关节的前、外和内侧，由上而下，反复进行数遍。应用的力量由小逐渐加大，由浅入深，当关节各侧的结节由硬变软，由厚变薄，由大变小，条索由粗变细时结束。

以上按揉手法的作用和所达到的目的与胫腓骨骨折的按揉手法相同。

3. 剥离手法（图5-101）　踝关节剥离手法在临床施治中可采用拇指和两指剥离手法两种。手法进行的部位和顺序与按揉手法相同，所不同的是，沿着踝关节各组织走行纵向延伸，横剥粘连、挛缩和增生的组织，当踝关节前侧、外侧和内侧粘连的组织间隙扩大时，再使拇指尖或两指沿着各组织的走行，纵向弹剥纵向粘连的组织，进行的一切同上。拇指剥离和两指剥离手法所达到的目的是相同的。

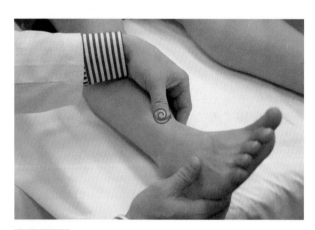

图 5-98　腓浅神经麻醉

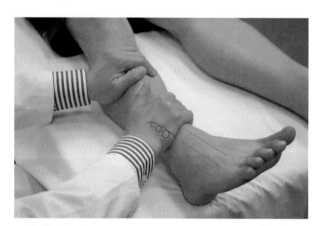

图 5-99　掌面按揉

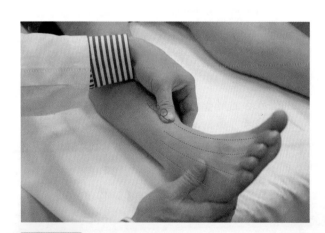

图 5-100　拇指按揉

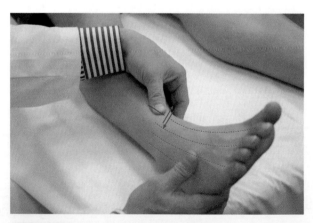

图 5-101　剥离手法（拇指、两指）

**（二）后内侧治疗**

1. **麻醉手法** 小腿胫神经麻醉（图 5-102）：患者取俯卧位，医者位于患腿的外侧，拇指位于小腿中下 1/3 正中，按压和定点按揉通过该处及支配踝后侧组织的胫神经干支，应用的力量由小逐渐加大，当患腿后侧有酸、麻、胀及触电感向下放射时维持 10～15s 结束。

该手法主要起到缓解痉挛，减轻疼痛，达到一时性麻醉的目的。

2. **按揉手法**

（1）掌面按揉（图 5-103）：患者和医者的体位与麻醉手法相同，该手法进行的顺序、力量和所达到的目的及起到的作用与小腿胫腓骨骨折后侧掌面按揉手法相同。

（2）拇指按揉（图 5-104）：患者与医者的位置同上。医者双手拇指分别位于在小腿后侧及踝关节的后侧，按着小腿后侧下端肌肉、肌腱、神经及血管和踝关节后侧跟腱，关节韧带的走行自上而下，由内至外或由外向内，反复按揉痉挛、挛缩的韧带，机化粘连、增生肥厚的结节和条索。按揉的力量由小逐渐加大，由浅入深。随着踝后侧痉挛组织的缓解，结节和条索由硬变软、由厚变薄，及疼痛的减轻而结束。

踝关节骨折后按揉手法的作用与治疗机制与小腿胫腓骨骨折术后按揉手法相同。

3. **剥离手法**（图 5-105） 采用拇指或两指剥离手法。医者拇指或示、中两指分别位于跟腱后侧、内侧和外侧，按跟腱和邻近相关的肌腱内外踝后缘连接的韧带等组织的走行及机化粘连的条索结节形状横向、纵向剥离。所起到的作用和达到的目的与小腿骨折后侧剥离手法相同。

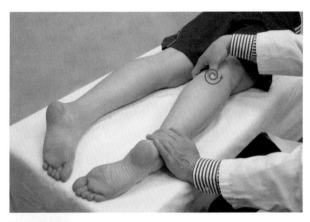

**图 5-102** 小腿胫神经麻醉

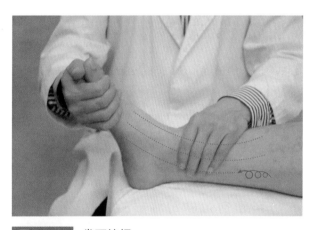

**图 5-103** 掌面按揉

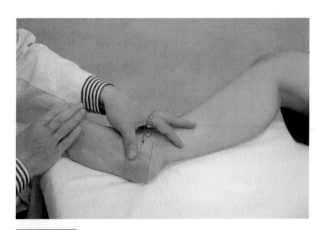

**图 5-104** 拇指按揉

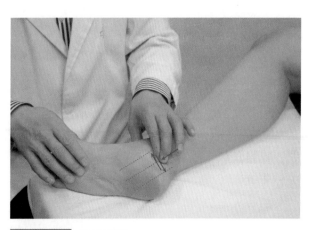

**图 5-105** 剥离手法

4.运动治疗手法

（1）踝关节屈伸法（图5-88）：患者取坐位或仰卧位。医者位于患者的一侧，一手位于小腿下端进行固定，另手握足弓处使踝关节做屈伸运动。屈伸的动度要根据踝关节的病情和条件允许由小逐渐加大，反复进行，当达到最大限度时巩固数遍结束。

（2）踝关节旋转法（图5-89）：患者与医者的体位同上。医者一手位于小腿下端固定，另手持握足弓部使踝关节做内收外旋旋转运动。旋转的动度由小逐渐加大，反复进行，当达到最大限度时，再使踝关节做外展内旋旋转运动，旋转的范围和角度及程度同上。

以上踝关节运动治疗手法，主要通过他人使踝关节做屈伸和旋转运动，促使小腿周围的血水肿吸收，同时通过踝关节的活动，使关节囊、韧带被动收缩和牵拉、伸展，撕脱相互之间的粘连，扩大了软组织和神经及血管之间的间隙，解除了局部的压迫，加速了局部、肢体的血液循环和新陈代谢，并促进了炎症和血水肿的吸收，防止了炎症的刺激和血水肿的机化导致周围各纤维组织间的再粘连，也加强了关节周围的肌肉、肌腱、关节囊、韧带的弹缩性和舒张力，达到了消肿镇痛和促使功能恢复及主动功能锻炼的目的。

## 四、科学有效的锻炼方法

1.踝关节屈伸法（图5-95）　患者取坐位、立位或仰卧位均可，使踝关节做主动屈伸运动，屈伸的程度要忍痛由小逐渐加大，反复进行，当达到最大限度时巩固数遍结束。每屈伸为1次，每组30～60次，每日2～3组。

踝关节背伸时，小腿前侧的胫前肌、踇长伸肌、腓骨长短肌和踝关节前侧的伸肌上下支持韧带及关节囊主动收缩，同时牵拉小腿后侧的腓肠肌、比目鱼肌、跟腱和踝关节后侧的关节囊及有关韧带。

当踝关节屈曲时，小腿和踝关节后侧的诸肌、肌腱和韧带及关节囊主动收缩，同时牵拉小腿前侧和踝关节前侧的诸肌、肌腱、关节囊和韧带。

2.踝关节收展法（图5-96）　患者取坐位、立位或仰卧位，使踝关节做内收外展运动。运动的动度由小逐渐加大，当达到最大限度时巩固数次结束。内收和外展为1次，每组20～40次，每日2～3组。

踝关节内收时，小腿内前侧胫前肌、踇长屈肌和腓肠肌小头及踝关节内侧的韧带、关节囊主动收缩，同时牵拉小腿和踝关节外侧腓骨长短肌、踝关节韧带和关节囊及神经、血管。当踝关节外展时，胫前肌、趾长伸肌、踇长伸肌、腓骨长短肌和踝关节外侧的韧带、关节囊及神经、血管主动收缩，同时牵拉小腿内侧腓肠肌内侧头、比目鱼肌、跟腱和踝关节内侧的肌腱、关节囊及韧带等纤维组织。

3.踝关节旋转法（图5-97）　患者取坐位、立位或仰卧位，使踝关节先做内收外旋旋转运动。旋转的动度由小逐渐加大，当达到最大限度时，再使踝关节做外展内旋运动，旋转的范围由小到大，反复进行。当达到最大限度时巩固数次结束。每组各方向旋转20～40圈，每日2～3组。

踝关节内旋时，胫前肌、趾长屈肌、踇趾屈肌、腓肠肌内侧头和踝关节内侧的韧带及关节囊等组织的收缩，同时牵拉小腿外侧的腓骨长短肌、腓肠肌外侧头和踝关节外后侧的关节囊及韧带。当踝关节外旋时，小腿前外后侧的胫前肌、趾长伸肌、踇长伸肌、腓骨长短肌和踝关节外侧的关节囊及关节韧带等纤维组织主动收缩，同时牵拉小腿和踝关节内侧的诸肌、肌腱和关节囊及韧带等组织。

以上三种不同的踝关节主动功能锻炼方法，是根据小腿和踝关节运动生理的需要而进行的，同时针对小腿局部软组织肿胀、肌肉疼痛和关节功能受限或障碍的病理变化而研究总结的。充分利用病人的主观能动性，通过踝关节不同的活动方法和不同程度的收缩及舒张、牵拉，起到巩固治疗效果的作用，同时撕脱粘连，扩大组织间隙，加速了局部的血液循环，促使血水肿和炎症的吸收，防止了血水肿和炎症的再度机化及粘连的形成，加强了关节周围关节囊、韧带、肌肉、肌腱等纤维组织的弹缩性和关节的稳固性，增加了关节的活动范围，达到了消肿解痛，改善和恢复功能的目的。

## 第七节　足部骨折

足部骨折包括：距骨骨折、跟骨骨折、跗骨骨折、跖骨骨折和趾骨骨折。足部骨关节和韧带连接在全身关节中，结构较为复杂，一旦某一个部位或某一块骨骼发生骨折，而不是局限到某一个部位或局限到哪一块骨骼，它所涉及的范围和面积较大。足部骨折后涉及足背侧的伸趾肌腱、韧带、肌肉、神经和血管，足底侧的屈趾肌腱、肌肉、跖筋膜、神经和血管及趾关节的韧带等纤维性组织。因此，足部骨骨折后一定要引起重视，因为它处于肢体的下端，也是下肢肌肉、肌腱、神经和血管的末端，如果骨折后治疗不及时或治疗方法不得当，将直接影响患足关节的功能和患肢的运动功能，也可间接影响其他器官。所以足部骨折后应全力治疗，避免后遗症的发生。

下面将距骨和趾骨骨折分别叙述如下。

### 一、发病原因与骨折类型

1.**距骨骨折**　该骨折是足部骨折中常见的骨折之一。距骨骨折的原因有扭伤、砸伤、挤压伤。骨折部位有距骨基底部、干部和颈部。造成的骨折类型为横断、斜面或粉碎型。

2.**趾骨骨折**　此种骨折占足部骨折的第2位，引起骨折的外伤史多因直接外力所致。造成的骨折类型为裂纹型、横断斜面型和粉碎型骨折。

### 二、足部骨折治疗概述

#### （一）距骨骨折的治疗

1.**手法复位、夹板外固定治疗**　可采用骨折断端局部麻醉法。手法复位时根据骨折的部位，助手双手握住患者小腿下端或踝关节处，医者一手持握骨折远端的趾关节及趾骨，两者对抗牵引，当将骨折断端牵开时，医者另手拇指或其余四指分别位于患者足背和足底部，复位距骨骨折的移位和背侧及足底的成角。当骨折成角纠正、骨折

复位后用塔垫位于足底部，夹板位于足背部给予绷带固定。3周后可根据骨折愈合稳定程度拆去夹板外固定，而采用新手法治疗。

2.**手法切开复位，内固定及石膏外固定**　可采用硬膜外麻醉和单侧腰麻。患者取仰卧位，由足背切口，将皮下各组织分离牵开后，直接暴露距骨骨折断端，使骨折对位。用克氏针对通过距骨骨折的骨髓腔插入，使骨折断端固定为一体，最后再按切开的程序由深至浅逐渐缝合，而后石膏托外固定。2周后拆掉石膏托，待骨折愈合后把固定的克氏针拔出。最后采用新手法治疗。

#### （二）趾骨骨折的治疗

1.**手法复位，夹板外固定**　可采用局部和坐骨神经麻醉。医者一手握住骨折的近端牵引，另手拇指和其他手指在骨折断端复位。当骨折对位后用木夹板外固定，用铝板固定即可。2周后拆去外固定可采用新手法治疗。

2.**手法切开复位，内固定和石膏外固定**　可采用坐骨神经和骨折局部麻醉。切开皮肤及皮下诸层组织，充分暴露骨折断端，将骨折线对齐后用克氏针固定后再缝合，最后用石膏托外固定。2周后拆线，去掉外固定采用新手法治疗。

### 三、足部骨折治疗的李培刚新疗法

#### （一）足底部治疗

1.**麻醉手法**

（1）踝部胫神经麻醉（图5-106）：患者取俯卧位，医者位于患腿的外侧。医者用拇指或两指位于患者内踝与跟腱之间按压和定点按揉通过和支配足底部的各组织的胫神经干。应用的力量由小逐渐加大，当患者感觉有酸、麻、胀及放射感时维持10～15s结束。

（2）足底内侧神经麻醉（图5-107）：患者与医者的体位不变，医者用拇指位于在足底腱膜、趾外屈肌和小趾展肌之间，按压和定点按揉通过和支配足底内侧各组织的足底内侧神经干支。应用的力量和所达到的目的均同上。

（3）足底外侧神经麻醉（图 5-108）：患者与医者的位置同上。医者用拇指位于患者足底腱膜、趾外屈肌和小趾展肌之间，按压和定点按揉通过支配足底外侧各组织的足底外侧神经干支。应用的力量由小到大。当足底外侧有酸、麻、胀及向下放射感时维持 10 ～ 15s 结束。

以上三种不同部位、不同神经的麻醉手法可起到降低神经的传导兴奋度，缓解痉挛，减轻疼痛的作用，达到一时性麻醉的目的。

**2. 按揉手法**

（1）拇指按揉（图 5-109）：患者与医者位置同上，医者双手拇指分别位于足跟部，按着足底各组织走行，自上而下，由内至外或由外至内反复进行按揉足底部的血肿和积血形成的机化的结节及粘连、增生、肥厚的异常组织。应用的力

量由小逐渐加大，由浅入深，直探到最深层。通过反复进行，使足底的结节由硬变软，由大变小，由厚变薄，疼痛减轻并缓解时结束。如足趾骨骨折在治疗足底部的同时可沿着趾骨骨折的上下进行，由后至趾骨及趾关节的内外两侧，按揉进行的一切与跖底部相同。

（2）肘尖按揉（图 5-110）：该手法主要作用于骨折后期，按揉足底部质硬机化的结节和肥厚的结缔组织，足趾骨骨折禁用此种手法。应用的力量由小到大，由浅入深，反复进行。当足底部增生肥厚的跖肌、跖筋膜机化的结节和粘连的纤维组织由硬变软、变薄、变小，足底部各纤维性组织富有一定弹性时结束。

按揉手法作用于足底及足趾底部的机化粘连的异常组织处，软化血肿、积血形成的结节，缓

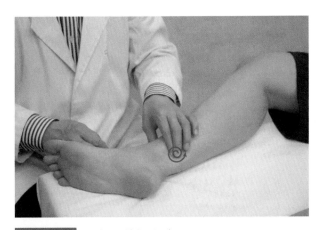
图 5-106 踝部胫神经麻醉

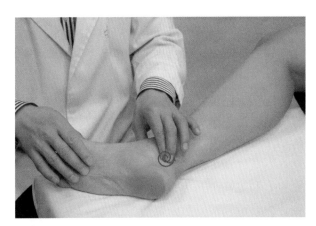
图 5-107 足底内侧神经麻醉

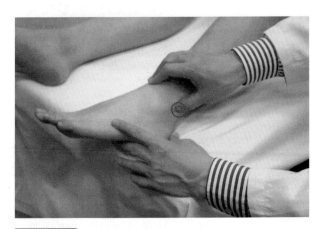
图 5-108 足底外侧神经麻醉

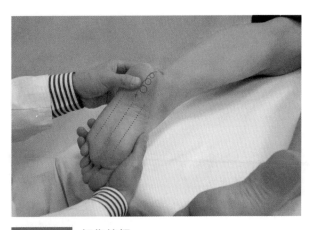
图 5-109 拇指按揉

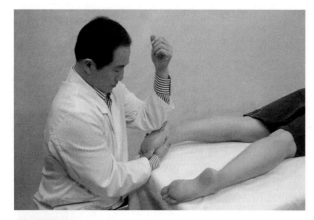

图 5-110　肘尖按揉

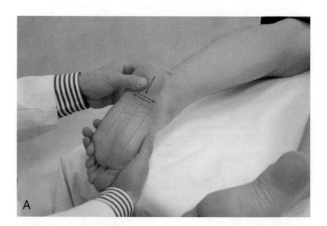

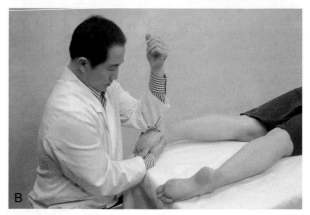

图 5-111　剥离手法

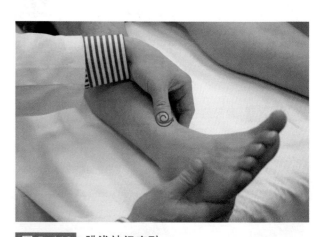

图 5-112　腓浅神经麻醉

解足底部痉挛和挛缩的纤维组织，促进手法在治疗过程中破坏不规则组织的血水渗出的吸收，防止再度机化和粘连。同时通过手法剥离撕脱足底浅深不同层次和邻里之间各纤维间的粘连，解除足底部不同层次和邻里之间的纤维性压迫，理顺各组织间的关系，扩大不同层次和邻里之间的间隙，加强足底部屈肌、肌腱、神经和血管等纤维组织的收缩及伸展度，促进底部血液循环，使肌肉增长，肌腱功能加强，促使跖骨骨折和趾骨骨折的愈合和足底部损伤组织的修复和功能的恢复，因此缩短了骨折的愈合期，防止了骨折的延缓愈合和足底部肌肉、肌腱、韧带的挛缩及机化粘连而影响功能等后遗症的发生。

3. 剥离手法（图 5-111）　足底部剥离手法可采用拇指和肘尖剥离两种方法，而足趾骨折则采用拇指和示中指剥离手法。进行的顺序自上而下，沿着解剖走行和机化粘连的结节及条索的形状下移，横向或纵向弹剥粘连的纤维组织。应用的力量根据部位和机化粘连的程度及质硬情况而由小逐渐加大，直到结节、粘连、条索变软、变细，组织间相对增宽加大，富有一定弹性时而结束。

### （二）足背侧治疗

1. 麻醉手法

（1）腓浅神经麻醉（图 5-112）：患者取仰卧位或坐位均可。医者位于外侧，一手固定患者踝足部或小腿上端，另手拇指位于小腿下前侧，

按压和定点按揉通过的腓浅神经分支。进行的力量由小逐渐加大，当局部及以下有酸、麻、胀和放射感时维持 10 ～ 15s 结束。

（2）足背外侧皮神经麻醉（图 5-113）：患者与医者的体位同上。医者拇指位于患者外踝的外后缘，按压和定点按揉支配足外的皮神经分支。

应用的力量由小到大，所达到的目的和时间同上。

以上对两个不同部位、不同神经的麻醉，起到了镇痛和缓解肌肉痉挛的作用，同时达到了一时性麻醉的目的。

2. 按揉手法

（1）掌面按揉（图 5-114）：患者与医者的体位同上。医者双手掌面大鱼际部分别位于患者踝关节的上部，足背的前侧、外侧和内侧，按着踝关节及足背侧伸趾肌腱、韧带和肌肉等组织的走行自上而下，由外向内，或由内向外，反复进行按揉，应用的力量和程度同上。

（2）拇指按揉（图 5-115）：拇指按揉的部位与掌面按揉的部位相同。拇指按揉踝关节上下均可按小腿前侧和踝关节前侧的肌肉、肌腱、韧带的走行自上而下进行，按揉上述痉挛和增生肥厚、机化粘连的条索及结节，最后要突出重点，在骨折的局部及附近损伤的各软组织处反复进行。应

用的力量随着手法的进行由小逐渐加大，由浅入深，当骨折局部和上下及周围的硬结、条索由硬变软、由厚变薄、由大变小时结束。

足背及足趾骨折时拇指按揉所起到的作用是：软化结节、缓解痉挛和瘢痕组织挛缩，剥离、撕脱骨折周围软组织间的相互粘连，扩大组织间隙，加速足背及足趾的血液循环，增强足背肌肉、肌腱、韧带、血管和神经的收缩及伸展度，促使足背、足趾骨折的愈合和损伤软组织功能的恢复。

3. 剥离手法（图 5-116） 拇指剥离：足背及趾背部剥离手法进行的部位和顺序与按揉手法相同。拇指找准足背、趾背侧机化粘连的条索及结节自上而下横向弹剥，反复进行数遍后再使拇指沿着肌肉、肌腱和粘连条索的形状纵向弹剥，自上而下，反复数遍结束。

剥离手法所起到的作用和达到的目的与踝关节骨折术后剥离手法相同。

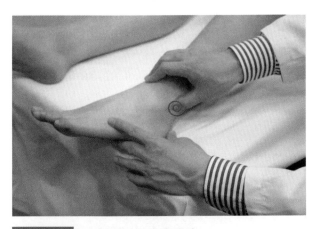

图 5-113　足背外侧皮神经麻醉

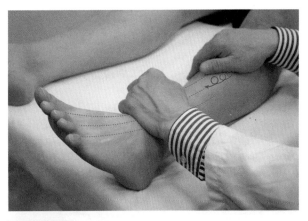

图 5-114　掌面按揉

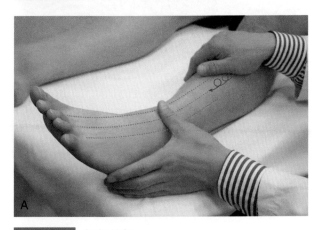

A

图 5-115　拇指按揉

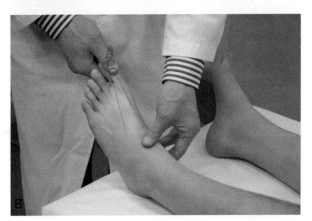

B

4.运动治疗手法

（1）踝关节屈伸法（图5-88）：该手法与踝关节骨折的运动手法相同。

（2）踝关节旋转法（图5-89）：与踝关节骨折的旋转手法相同。

（3）足趾关节屈伸法（图5-117）：医者一手握住关节的近端固定，另手持握骨折足趾的远端，使关节做屈伸运动。动度由小到大，当达到本次最大极限时而结束。

（4）足趾关节旋转法（图5-118）：医者双手分别位于骨折的近远两端，持握远端的手使足趾关节做旋转运动。旋转的范围由小逐渐加大，当达到最大范围时，再向相反方向旋转，其程度同上而结束。

足趾关节运动治疗手法的机制和所起到的作用与踝关节骨折运动治疗手法相同。

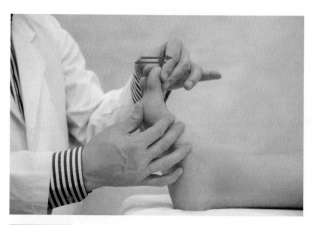

图 5-117　足趾关节屈伸法

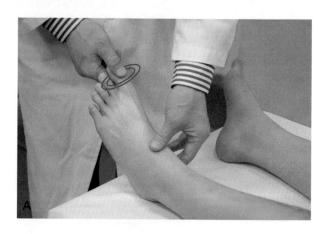

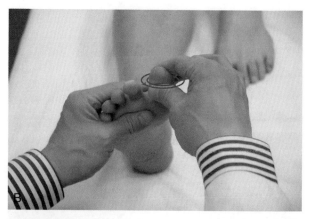

图 5-118　足趾关节旋转法

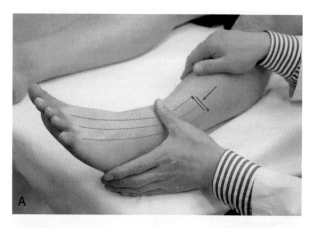

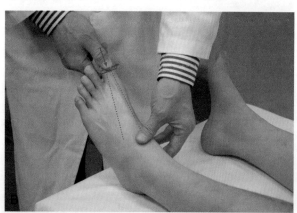

图 5-116　拇指剥离

## 四、科学有效的锻炼方法

足趾屈伸法（图 5-119）：患者取仰卧位或坐位均可，使足趾关节做跖屈和背伸运动，屈伸的动度由小逐渐加大，当达到最大限度时巩固数次后结束。屈伸为 1 次，每组进行 30 ～ 60 次，每日 2 ～ 3 组。

足趾屈曲时，足蹬展肌、蹬长短屈肌、足底腱膜、趾短屈肌、小趾长短屈肌、蚓状肌、关节囊、韧带和伴行分布的神经及血管支随着运动而收缩。同时牵拉足趾背侧的蹬长短伸肌、趾短伸肌、关节囊、韧带和分布伴行的神经及血管。

足趾背伸时，足背侧踝关节前的伸肌上下支持带、蹬长短伸肌、趾短伸肌、肌腱、关节囊、韧带和伴行的神经及血管主动收缩，同时牵拉足底部诸屈肌、关节囊、韧带和神经及血管。

足趾关节主动屈伸活动，是足趾关节和肌肉功能恢复的主要方法之一。它通过足趾关节的屈伸主动运动可撕脱足趾背、底两侧肌肉、肌腱、韧带、神经和血管间的粘连，理顺组织关系，扩大关节活动范围和组织间隙，加速局部血液循环，促使足和趾局部的血水肿及炎症的吸收，同时加强了肌肉、肌腱和关节面的润滑度及光泽感，使肌纤维组织的弹缩性和伸展功能加强，起到消肿镇痛的作用，达到改善和恢复足趾关节功能的目的。

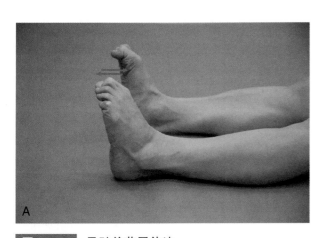
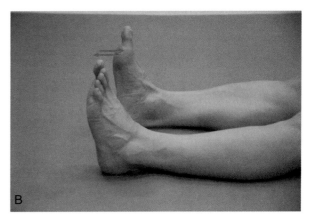

**图 5-119** 足趾关节屈伸法

# 第6章 关节脱位

## 第一节 关节脱位概述

关节是人体运动的枢纽,骨的上下两端和韧带连接在一起构成关节。关节上下两端为关节囊、韧带和关节上下肌肉、肌腱的起始点和抵止点。因此,关节周围均有坚强而韧性极强的肌纤维组织固定,维持关节的稳定和平衡。当关节一旦遇到严重外伤暴力后,首先将关节某一侧的肌肉、肌腱、韧带和关节囊、纤维撕拉破裂损伤后,关节的远端通过关节囊的破口突出关节腔,而造成关节脱位。关节脱位的移位轻重取决于关节周围各软组织损伤的程度和外伤史暴力的大小。无论关节脱位的外伤史大与小,只要导致了关节脱位,就会造成病人关节的剧痛,关节局部严重肿胀和畸形,关节运动功能当即全部丧失。因此需要及时采取有效的治疗措施,使关节功能复位和恢复。

临床上对关节脱位,中西医结合可采用手法复位外固定治疗,对复位不成功者可采用手术切开复位。西医对此均采用手术切开复位和外固定治疗。两种治疗方法在治疗关节脱位上各有其优势和弊端。

## 一、中西医结合手法复位的利与弊

1. 手法复位的优势 关节脱位后,通过 X 线片显示确定关节脱位类型,有无骨折等合并症的发生,在局部和神经阻滞麻醉的情况下进行手法复位。医者和助手在牵引的情况下,使脱位的关节头通过关节囊和韧带的破口进入关节腔归位,而不额外地损伤关节局部的皮肤和浅深诸层组织。

2. 手法复位的弊端 手法复位不像西医手术将皮肤和皮下若干层组织再次损伤后,使脱位的关节一端送入关节腔内。虽然没有手术切开的创伤,但在牵引和手法复位的过程中外力会给关节周围的软组织造成新的损伤,同时对已经损伤的组织再次加重损伤破坏。此时在原发性损伤的基础上,又增添了新的人为的损伤,致使关节囊、韧带、肌肉和血管损伤而渗出的血液进入关节腔,渗透到组织纤维之间。关节复位后要固定 2～3 周,在固定期间禁止活动,而后解除外固定,让病人进行功能运动,此时关节腔内的淤血在关节腔内沉淀,与关节面形成机化粘连,造成关节间隙变窄,关节面不光泽和滑润。手法复位和原发性损伤的软组织、毛细血管的渗出物和血肿因关节固定后静止不动在关节周围或损伤组织纤维间机化,使肌肉之间、肌腱之间、韧带之间、关节囊纤维之间相互粘连而挛缩,影响了关节功能和肌肉等纤维组织收缩与伸展功能。另外关节脱位虽然归送到关节腔内,但关节脱位造成的周围纤维组织撕、拉、断、裂的纤维及关节囊的破口分离不能马上愈合,恢复故有的弹性,只能靠时间的推移,损伤软组织及关节囊的破裂口逐渐地自行修复或畸形愈合。此时造成关节间隙变窄,关节周围组织机化、挛缩和不同层次及邻里之间的大面积粘连,致使关节周围组织关系紊乱,形成一种广泛性的压迫,导致血液循环极差,而影响了关节周围组织修复和关节功能的恢复。

## 二、手术切开复位的利与弊

1. **手术切开复位的优势** 关节脱位后经 X 线检查确定脱位的部位和类型，在关节脱位的部位将皮肤和皮下的各组织切开剥离，使脱位的关节头经裂口送入关节腔内，而后将撕拉、破裂的关节囊、韧带和外层的纤维组织缝合包扎，最后固定。

2. **手术切开复位的弊端** 该方法治疗关节脱位虽然安全可靠，成功率高，但手术对皮肤、皮下各组织均会造成人为的创伤。手术切开和缝合的过程中对关节某部的纤维等组织产生程度不同的损伤。人为地造成血水渗出、非特异性炎症的产生，原发性损伤血水液的渗出，加上手术人为造成的损伤液体积集，瘢痕组织的挛缩增生和炎症的刺激，使关节形成机化、粘连，使关节功能受限或障碍。

以上两种不同的方法治疗关节脱位所造成的不良因素均是为了关节复位的需要而产生的，这是必然的，也是必要的。但关节脱位复位后所造成的关节功能障碍等不良因素如何解决？怎样巩固手法复位和手术切开复位的治疗效果，使两种方法更加完美？笔者针对上述种种不良因素和两种方法的弊端，根据关节脱位后的病理变化进行了临床实践和研究，采用李培刚医学治疗手法治疗防止上述不良因素的产生，软化机化的结节，避免组织间的粘连和瘢痕组织挛缩，促进关节脱位损伤组织的愈合和关节功能的恢复，防止关节功能障碍及后遗症的发生。

## 第二节 颞颌关节脱位

### 一、发病原因

颞颌关节脱位在临床上为常见病，造成颞颌关节脱位的病因有直接外力和间接外力两种，最常见的是后者。间接外力引起的关节脱位多因张口过大，咬肌过度牵拉，使下颌关节面离开髁状突而下移，导致颞颌关节脱位。

### 二、复位方法与固定

临床上对颞颌关节脱位的复位方法有口内和口外两种手法。

1.**面神经麻醉** 患者取坐位，医者位于患者的前方，双拇指位于耳前按压和定点按揉支配下颌和上颌的面神经根支。应用的力量由小逐渐加大，当患者面部有酸、麻、胀感时维持 10～15s 结束。

2.**口内复位手法** 患者取坐位，头后部固定，医者双手拇指垫纱布同时位于患者口内下颌的后方（第三磨牙）下压，其余四指在口外握下颌角，在拇指下按的同时四指使下颌骨向后上方提送即可复位。

3.**口外复位手法** 患者位置同上，医者位于患者的前方，双拇指分别位于下颌关节突处，其余四指握住下颌角处，拇指位于下颌关节的前下方，用力向后上推提髁状突，同时余四指使下颌角向前上方托，此时即可复位。

关节复位后，用十字绷带固定，但不要太紧，适度为张口 1～2cm。固定 2～4d 后，待损伤的关节囊基本愈合，疼痛减轻或消失后解除外固定。防止不固定或运动过早使颞颌关节松弛，张口过大时再脱位，或形成习惯性脱位。

### 三、治疗手法

1.**掌面按揉** 医者与患者的位置不变。医者双手掌面的大鱼际处分别位于颞颌关节及周围，按面部肌肉的走行反复按揉。应用的力量不宜过大，当面部的痉挛和关节疼痛减轻时结束。

2.**拇指按揉** 医者与患者的体位不变。医者双手拇指分别位于颞颌关节及周围，按着局部的组织解剖走行反复进行。应用的力量由小逐渐加大，由浅入深。当关节的结节和痉挛及粘连的条索变软、变小时结束。

该手法主要软化关节脱位损伤后血水肿机化的结节，剥离层次间的组织粘连，使颞颌关节囊和韧带弹性加强，使肌肉恢复原有的收缩和伸展功能。

## 第三节　肩关节脱位

### 一、发病机制与脱位类型

肩关节脱位的发病原因也是因外伤所致，临床上有直接外力和间接外力两种形式。直接外力作用于肱骨头的后部，使肱骨头向前，将肩前方的关节囊冲破而脱位称为前脱位。但此种脱位类型较少见。间接外力时因外力间接的传达到肩关节，身体突然前扑或后仰、双手或单手支撑地面的反作用力的对抗，致使肱骨头向前、向下冲击，撕破肩关节前臂的关节囊而脱位，此种外伤史造成的关节脱位称为喙突下脱位和关节盂下脱位。

### 二、肩关节脱位治疗方法

#### （一）手法复位及外固定

1. 麻醉方法　麻醉方法有关节腔内麻醉和乙醚麻醉两种。

2. 复位手法　患者肩关节局部麻醉或全麻后取仰卧位。医者位于患侧，双手持握患者前臂的下端稍外展位，此时医者将靠近患者的一条腿抬起，臀部依靠在病床上保持稳定，而使足底位于腋下（肩关节的下方）用力向上蹬，双手用力向下牵引，力量由小逐渐加大。当把痉挛和紧张的肌肉拉开时，在维持牵引的情况下，双手使上肢向外旋转，旋转的一瞬间，足外侧靠住胸壁，足弓内侧外顶脱位的肱骨头，从对抗牵拉到复位均要密切配合，动作协调一致，使脱位的肱骨头通过关节囊的破口归纳。最后用绷带和三角巾于胸前固定，1 周后去掉绷带，接受新手法治疗。

#### （二）手术切开复位及外固定

1. 麻醉手法　可采用臂丛神经阻滞麻醉和全麻两种。

2. 切开复位及固定　患者与医者的体位不变。医者在患肩前切口，将皮肤和皮下组织及关节囊切开后，首先清除关节腔内的积血，而后再把脱位的肱骨头归位，由深至浅将诸层组织缝合包扎，最后用绷带和三角巾胸前固定 2 周。拆线后即可采用新手法治疗，以防止关节周围各组织粘连和手术瘢痕组织挛缩，促使关节损伤组织的修复和肩关节功能的恢复。

#### （三）治疗手法

肩关节脱位后，无论采用手法复位还是手术切开复位治疗，术后均有血水肿的机化、组织间的粘连和关节的挛缩及关节功能受限等。因此，采用新手法治疗可以软化机化、剥离粘连，防止关节功能障碍等后遗症的发生。其治疗手法与肩部肱骨外科颈骨折术后治疗手法相同。

## 第四节　肘关节脱位

### 一、发病原因与病理变化

肘关节脱位在临床上较为常见，以青壮年居多，儿童和老年人较少见。该关节脱位由于传达暴力或杠杆作用所致，当病人突然跌倒，肘关节伸直，掌心着地时，因身体体重的惯性和地面的反作用力使肘关节负重，肱骨下端向前冲击，撕拉突破肘前侧关节囊造成肘关节脱位。

### 二、肘关节脱位治疗方法

#### （一）手法复位与固定

1.麻醉方法　可采用臂丛神经麻醉和肘关节局部麻醉。

2.手法与固定

（1）单人复位法：肘关节脱位后，医者一手持握患者前臂下端牵引，另手四指位于在肘前侧按住向前脱位的肱骨下端，同时拇指位于肘后的尺骨鹰嘴处，向前上方推，即可复位。

（2）三人复位法：患者可取坐位或仰卧位。两助手的双手分别在肘关节上下进行牵引，纠正脱位的侧方移位。医者双手四指下按向前脱位的肱骨下端，双手拇指同时向上前方推尺骨鹰嘴处即可复位。最后肘关节屈曲90°，位于腹前三角巾固定。10d后拆掉外固定，而采用新手法治疗，以防止肘关节腔内和关节囊及肌肉等组织损伤的血肿机化，各组织粘连，影响关节功能的恢复。

#### （二）手术切开复位

1.麻醉手法　可采用臂丛神经阻滞麻醉。

2.手术切开复位与固定　切开患者皮肤，将皮下的各组织剥离分开，直接暴露脱位的肱骨下端使之复位。复位后，诸层缝合并固定。2周后采用新手法治疗，以软化局部机化的结节，剥离、撕脱关节周围各软组织的纤维性粘连，防止肘关节手术后的组织挛缩和功能障碍。

#### （三）治疗手法

肘关节脱位术后采用的手法治疗与肘关节骨折术后治疗手法相同。

## 第五节　桡骨小头半脱位

### 一、发病原因与病理变化

肘部桡骨小头半脱位（环状韧带绞锁）主要发生在 8 个月至 7 岁的儿童时期，以 8 个月至 3 岁幼儿最多见，4 岁至 7 岁儿童相对少见。发病原因有间接外伤史，如他人牵拉患儿的前臂、手，或侧方碰撞跌倒挤压均可导致肘关节桡骨小头半脱位。这时发育不完全的环状韧带滑到桡骨小头与肱骨外髁关节之间，因此引起疼痛，影响了前臂的旋转和手指的屈伸功能。该病无软组织损伤，不会造成肿胀，复位后疼痛即可消失，功能即可恢复。

### 二、复位手法

以患儿的右肘关节桡骨小头半脱位为例。医者位于患儿的右前方，右手持握患儿的肘下端，微屈；左手拇指位于肘外侧桡骨小头内侧处，在右手使儿童前臂内旋转的同时，左手拇指向外后方按拨，此时医者感觉到复位的响声。患儿的肘关节疼痛消失，手指和肘关节的屈伸功能即可恢复。复位后不需要进行任何治疗。

# 第六节　手指关节脱位

## 一、发病原因与机制

手指关节脱位包括掌指关节、指间关节脱位。其中第一掌指关节脱位最常见，其余四指关节和指间关节脱位较少见。发病多有严重的外伤史，使手指关节突然背伸或屈，致使关节掌背侧关节囊和韧带撕拉破裂损伤，造成关节脱位，外观畸形，疼痛难忍，肿胀明显，功能丧失。

## 二、复位治疗方法

### （一）手法复位与固定

1. 麻醉方法　可采用局部麻醉。

2. 复位手法及固定　患者取坐位，医者一手固定脱位指关节的近端（上端），另手持握脱位关节的原端（下端），纵向对抗牵拉即可复位。复位后采用木板或铝板固定 1 周，拆板后采用新手法治疗。

### （二）手术复位及固定

1. 麻醉　臂丛神经阻滞麻醉。

2. 切开复位及固定　麻醉后将皮肤及皮下组织切开，直接暴露脱位关节的一端，把脱位的关节端复位，再由深至浅将切开的关节囊、韧带、肌腱、肌肉缝合包扎固定。2 周后可拆线，即可采用新手法治疗。

## 三、治疗手法

手法治疗主要软化掌指关节脱位后软组织损伤的血肿机化结节，手法复位和手术切开损伤的瘢痕组织挛缩，剥离关节周围的关节囊、韧带、肌肉、肌腱、血管和神经纤维的粘连，扩大掌指关节及手指的组织间隙，改善掌指关节及手指的血液循环，促进血肿和非菌性炎症的吸收，促使关节周围损伤组织的修复和掌指及指关节功能的恢复。其治疗手法与手掌、指关节骨折治疗手法相同。

## 第七节 髋关节脱位

### 一、发病原因及病理变化

髋关节脱位在临床上相对少见，多发生在男性青壮年，髋关节脱位均有严重的外伤史和暴力所致，髋关节脱位在临床上分为：前脱位、后脱位和中心型脱位，三者均为间接外力引起，但各有不同的外伤史和暴力方向及不同的角度，因此造成髋关节脱位的位置及类型不相同。

髋关节前脱位，是股骨干高度外展，外力致使股骨头强烈内收，股骨头将髋关节前侧关节囊及韧带撕拉损伤突出，造成髋关节前脱位。

髋关节后脱位，是股骨干及膝关节内收，而髋关节及股骨头因外力强度外展，因此，股骨头使髋关节后侧的关节囊及韧带撕破而实突出，称为髋关节后脱位。

髋关节中心脱位，暴力来于纵向，如患者由高处向下坠落，足底或膝关节及大转子处着地，因身体的重量及惯性与地面的反作用力，使股骨头将髋臼冲破造成髋臼骨折。此种为髋关节中心脱位合并髋臼骨折。

### 二、髋关节脱位治疗方法

#### （一）手法复位及外固定

1. 前脱位的复位及固定

（1）麻醉方法：髋关节前脱位复位需要腰麻，使髋关节周围发达的肌肉麻醉全部放松，复位才能顺利进行。

（2）复位方法：患者取侧卧位，一助手持拉骨盆，另一助手双手持握小腿上端（膝下）给予纵向牵引，在牵引的同时，使髋关节外展、外旋和屈曲，医者位于在患者的健侧，双手拇指或双掌根部，下按向前脱位的股骨头，此时股骨头即可复位。复位后使髋关节和膝关节伸直，髋关节

微外展位，用夹板固定 3 周后，拆去外固定，采用新手法治疗。

2. 后脱位的复位及固定

（1）麻醉手法：后脱位麻醉方法与前脱位相同。

（2）复位方法及固定：患者的体位不变。一助手双手位于膝下侧，使膝关节屈曲 90°，向上方徐徐牵引，医者位于患侧，一手固定健侧髂骨，另一手位于向后脱位的股骨头，用力向前上方推送，使脱位的股骨头归位。固定方法及时间与前脱位相同。

3. 中心脱位合并骨折　不采用手法复位，可采用手术切开复位及固定治疗。

#### （二）手术切开及固定

1. 麻醉方法　采用腰麻或硬膜外麻醉。

2. 手术方法　髋关节后脱位取侧卧位，前脱位取仰卧位，医者根据髋关节脱位的类型，选择不同部位和不同的切口。将皮下的组织切开、分离、拉开，直接暴露脱位的股骨头，使脱位的股骨头归位，而后再将由深到浅的组织逐层缝合、包扎，最后用石膏固定，2 周后拆线后采用新手法治疗。

#### （三）治疗手法

髋关节脱位术后采用按揉、剥离和运动手法，手法治疗主要针对髋关节脱位造成损伤的结缔组织，手法复位和手术切开复位的软组织损伤。因脱位归纳后 2～3 周的外固定，血水肿机化形成的结节，各组织间发生了相互间的粘连和手术切开形成的瘢痕组织挛缩，造成了关节纤维性僵直。通过治疗，软化结节，剥脱组织间粘连和扩大髋关节间隙及关节外周围组织间隙。促使损伤软组织的修复和使髋关节屈伸肌和收展肌肉肌腱功能的恢复。其治疗手法均与髋关节骨折术后治疗手法相同。

# 第八节　髌骨脱位

## 一、病因及病理变化

髌骨脱位是临床上常见病之一，该病有严重的外损伤史，受直接暴力所致，因髌骨位于在膝关节的前面，为膝关节的稳定和关节的屈伸起着决定性作用，因此它是膝关节不可缺少的重要部分。尽管如此，髌骨在膝关节是一个游离骨，它的位置和相对稳定，是在股骨头肌肌腱会总的髌腱和两侧的辅助韧带固定在膝关节前侧，当患者屈膝突然跪下时，因外力垂直向内外倾斜，而使髌骨向外侧或向内侧移动，并将侧方的韧带和肌肉、肌腱和股外肌腱损伤后，造成髌骨侧方脱位。

## 二、髌骨脱位治疗方法

临床上对髌骨脱位方法有手法复位和手术切开复位两种。

### （一）手法复位

1. 麻醉方法　可采用局部麻醉。

2. 复位及固定方法　患者取侧卧位或坐位，一助手双手持握小腿下端徐徐导引，并使膝关节逐渐伸直，医者位于在患者的一侧，双手拇指位于髌骨移位方向的一侧，余指分别于在髌骨的上下及髌骨的另一侧，固定髌骨，此时双拇指在膝关节伸直的瞬间向对侧推送髌骨即可复位。髌骨脱位大多均合并关节侧肌腱或一侧韧带的撕拉断裂损伤，复位后需要夹板或石膏托伸直外固定2～3周，而后采用新手法治疗。

### （二）手术复位及固定

1. 麻醉方法　可采用腰麻方法。

2. 切开复位及固定　患者取仰卧位，从膝前方切开皮肤及皮下各组织，直接暴露脱位的髌骨使其归位，再修补和缝合撕拉断裂的肌腱及韧带，而后再由深到浅将切开的组织逐层缝合、包扎，最后膝关节伸直，石膏托外固定2周，拆线后采用新手法治疗。

### （三）李培刚医学治疗手法治疗

髌骨脱位无论是手法复位、夹板外固定或手术切开复位、石膏外固定，术后均会造成关节挛缩，手术瘢痕挛缩、结缔组织增生肥厚、血肿机化的结节和粘连的形成。因为上述组织的异常改变和形成，而影响了膝关节局部损伤组织血液循环，因此，阻滞了原发性损伤和手术复位及手术切开复位损伤组织的修复和愈合。根据术后上述病理变化，采用不同的手法进行治疗。起到软化结节、缓解痉挛、剥离粘连、解除压迫、扩大间隙、增进血液循环、消肿镇痛、促使膝关节软组织损伤的修复和愈合，达到膝关节和肌肉、肌腱和韧带功能的目的。

其治疗手法请参阅膝关节骨折术后的治疗手法。